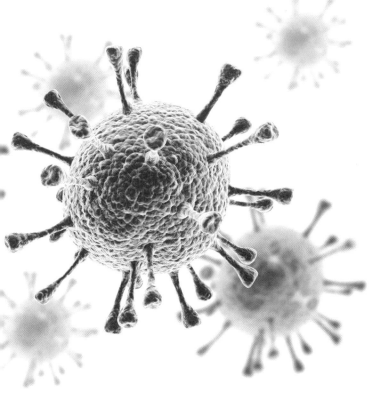

蘿拉·史賓尼Laura Spinney——著

ICU醫生陳志金——審訂導讀　　陳芳智——譯

U0032219

Pale Rider:
The Spanish Flu of 1918 and How It Changed the World

世紀大瘟疫後的變與不變
西班牙流感的歷史借鏡

「令人印象深刻……在全球性感染浩劫背景之下的是個人的生與死,在信件、日記、傳記、以及回憶錄中發現的故事被收集了起來,寫成這本豐富的敘事之作。史賓尼召喚出一幅幅強而有力的影像……她以典範級的研究資料為輔,在敘述之中加滿了令人著迷、獨具一格的細節……在這重大事件百年之期到來之時,與這疫情相關的其他著作肯定會出現。而本書則樹立了極高的標竿。」

——《自然》雜誌(*Nature*)

「長篇的悲劇敘事之作與推理故事……本書不僅僅挖掘了過去,還將過去重新化為影像。隨著書中內容的推進,流感在歷史上的重大時刻,不斷扮演了有如變色龍般突然現身的角色,改變了之前與其沒有關連性的多項事件進程……絲絲入扣,極具說服力。」

——英國《衛報》(*The Guardian*)

「講述西班牙流感的書很容易就會因為與遍野的悲劇交織而成為一本沉悶複雜的病理學。本書卻非如此。我很少津津有味的去閱讀講述有人死亡的書籍。蘿拉・史賓尼這位科學記者非常善於以充滿趣味性的條理文字解釋晦澀難懂的科學性研究。……史賓尼憑藉著高超的調查技巧,以及令人愉悅的輕快文風,對於相對較短的大瘟疫期進行了遠超越其期限的深入分析。大眾對於這個影響人類的悲慘災難了解之貧乏,讓史賓尼覺得非常奇怪。我深有同感。寫第一次世界大戰的書籍成千上萬,但可議的是,對於這個與我們世界更密切相關的流感卻少得可憐。全球性的戰爭,我們希望已成往事,但是,全球性的瘟疫卻猶如禿鷹般盤旋不去。」

——英國《泰晤士報》(*The Times*)

「廣納各地……史賓尼這位撰稿人是帶著一整櫃科學作者的事實證據說故事的。她重新追查了流感在九大洲的死亡人數，試圖將流感的全面性影響展現出來，範圍不僅限於被戰爭撕裂的西方世界，還包括了南非、中國和巴西這些遙遠的社會。本書揭露了人們在應對流感時的絕望與差異，以及流感對於現代世界的沉重影響，範圍從醫學到商業，政治到詩歌的一切。」

——美國《科學》期刊（*Science*）

「流感，和所有病毒一樣，都是寄生的。史賓尼追蹤探索了流感在人類歷史上的長久陰影……史賓尼女士將西班牙流感的致病力與其基因的不規則性加以綑綁，透過流行病學的方式將防堵政策解釋的極好……在歐洲和北美洲，死於第一次世界大戰的人數高於西班牙流感；但在世界的其他地方卻正好相反。即使如此，大多數的敘述重點仍在擺在西方……史賓尼女士的書以某種方式重新平衡了這一點。」

——英國《經濟學人》週報（*The Economist*）

「這份引人入勝的研究把史上最致命的大流行疫情軌跡標繪了出來。」

——英國《星期日泰晤士報》（*The Sunday Times*）

「充滿雄心壯志……史賓尼深入探索全球未曾被披露的悲劇，將目光看向巴西、中國、伊朗、印度和俄國。書中有令人沉迷的細節。」

——英國《旁觀者》週刊（*The Spectator*）

「一份使人痛苦難當的全球性災難報導……令人沉迷其中……史賓尼的重要著作，提供的不是輕鬆的閱讀內容。二十一世紀被預言將發生不少於四次的大流行疫情，而其中至少有一次是以流感的形式出現。注射疫苗價格不斐，這是因為流感病毒不斷產生變異。現在的年度疫苗能提供最佳的保護。英國仍然設有國民保健署。史賓尼這本嚴正著作中持久不變的訊息正可以強調，這項了不起的服務對於一個享有非常特權的國家未來的安全性有多重要。讓我們期待，首相德蕾莎・梅伊（Theresa May）會好好閱讀作者的這本書。」

——英國《觀察家報》（*The Observer*）

「史賓尼的書可讀性極強，它不是一本嚴格按照年份寫作的書，而是圍繞在歷史、流行病學及文化之上，提供這個上世紀最致命的大流行疫情最全面的描述。我們隨時都可能再遇上一個這樣的疫情，而本書正是了解未來該何去何從的絕佳方式。」

——美國紐約《錐子網》（*The Awl*）

「對於現代瘟疫可能的起源、擴散以及在文化上產生的後果掌握度強大的敘事之作。」

——英國《地理》雜誌（*Geographical*）

謹獻給 RSJF 以及失落的世代

目錄 CONTENTS

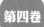

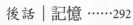

西班牙流感（第二波1928年末）全球擴散圖

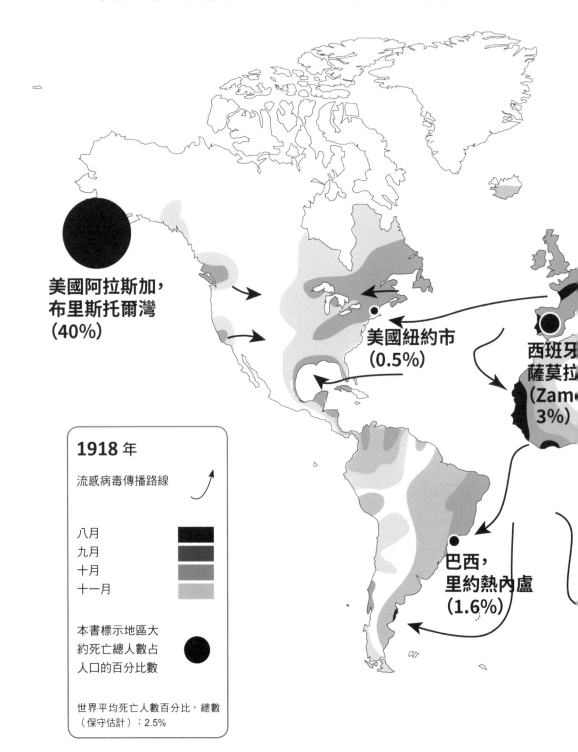

美國阿拉斯加，
布里斯托爾灣
（40%）

美國紐約市
（0.5%）

西班牙
薩莫拉
（Zam...
3%）

巴西，
里約熱內盧
（1.6%）

1918 年

流感病毒傳播路線

八月
九月
十月
十一月

本書標示地區大
約死亡總人數占
人口的百分比數

世界平均死亡人數百分比，總數
（保守估計）：2.5%

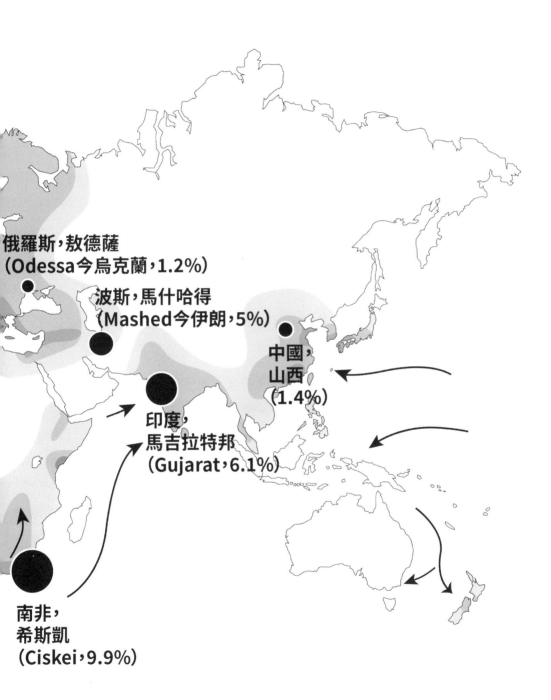

俄羅斯,敖德薩
(Odessa今烏克蘭,1.2%)

波斯,馬什哈得
(Mashed今伊朗,5%)

中國,
山西
(1.4%)

印度,
馬吉拉特邦
(Gujarat,6.1%)

南非,
希斯凱
(Ciskei,9.9%)

何時最適合看西班牙流感？
就是現在！

文／ ICU 醫生陳志金

「我們現在遇到的防疫問題，竟然在一百年前就發生過了⋯⋯」

歷史能知古鑑今，如果你能親身經歷兩個不同年代的類似事件，你就更能體會，我們是否真的有從歷史事件中學到教訓。

我們經歷了 SARS，因此當 2020 年 COVID-19 來臨時，能夠及早做一些因應。但是，就大流行的規模來說，SARS 還是差太遠了。如果要比較的話，大家都會用 1918 年的西班牙流感來做比較。你或許有聽過 1918 這事件，但是，可能沒有太深入的瞭解，一方面是因為不夠切身、另一方面可能是會害怕有些專業醫學內容不太好瞭解。那麼，現在會是一個最好的時機，讓我們回頭看看這場世紀之疫。

如果有人在 2020 年初告訴你說，COVID-19 會造成全球大流行、感染人

數會超過一億五千萬人、死亡人數會超過三百萬人、疫情持續會超過一年，你一定無法相信！2020 年三月六日，在全球確診個案也才不過十萬例之際（中國就占了八萬例），原水出版社的總編輯說想要翻譯這本有關 1918 年西班牙流感大流行的書，問我的意見如何？我說，COVID-19 和 SARS 不一樣，它會造成全球大流行，規模可能不亞於一百年前的西班牙流感，瞭解一百年前和一百年後，人類面對世紀瘟疫的做法有何不同，將會是一個很有意思的比較。

西班牙流感大流行，在兩年之內，席捲了全球三分之一的人口，感染總數高達五億人！死亡人數估計是五千萬到一億人，占全球人口的 2.5~5%！不只是流行病學家、病毒學家和醫學歷史家，就連經濟學家、社會學家以及心理學家都對它感到興趣，本書嘗試將這些不同視角的觀點集結在一起，讓讀者可以用更多元的角度去看這個世紀大流行。

作者以更宏觀的角度，看人類從過去一萬兩千年裡，如何和流感共存、互動、共同進化，而非只有講述 1918 年的流感。為什麼會扯到一萬兩千年前呢？因為人類在一萬兩千年前開始群居，拉近了彼此的「社交距離」，進而讓仰賴飛沫傳染的病毒，找到了絕佳的機會造成「群聚感染」。而原本只出現在豬禽類身上的病毒，又因為牲畜的豢養，有機會傳到人類身上，進行突變。**從流感成為人類疾病的那一刻起，它就開始塑造人類的歷史了。我們必須從哲學、社會學、經濟學、歷史學、氣候、甚至是心理學去看流感，而不是只有醫學。**

我非常的訝異，我們現在遇到的防疫問題，竟然在一百年前就發生過了：
・輪船、咖啡廳、酒吧、學校的傳播風險；
・民眾的恐慌、搶奪民生物資與食物的戲碼；

- 疾病命名的爭論與互相「甩鍋」；
- 貧窮國家、外來移民的醫療資源分配問題；
- 過早的解除隔離、解封與慶祝所造成的疫情復燃；
- 疫情因為時間過長而使人們降低戒心或是疲乏，進而造成疫情一波接著一波發生；
- 政治和宗教聚會、人民集結的自由、學校停課、經濟活動與防疫的拉鋸；
- 島國憑著天然屏障優勢，執行入境的隔離管控，相對的受疫情的衝擊較小；
- 封城、保持社交距離、管制交通、邊境管控、病房設有隔離區、打噴嚏時要用手帕遮掩、要勤加洗手等防疫措施；
- 有些國家人民對戴口罩、保持社交距離的抗拒；
- 路人突然倒下、嗅覺喪失、意識混亂這些似曾相識的症狀。

然而，大多數人在危機之中還是心存善念的，常常能讓人感到溫暖，無論一百年前還是一百年後，醫療人員依然沒有臨陣脫逃。

比較不同的是：

- 那時候的檢疫隔離（Quarantine）時間更長，指的是隔離 40 天；
- 現在有著更為頻繁的交通與交流，比較不利防疫；
- 但是我們現在沒有戰爭；
- 沉寂的死城、滿街的屍體沒那麼誇張；
- 那個年代沒有抗病毒藥、沒有抗生素、不僅病毒沒辦法定序、也沒有核酸檢驗、就連致病微生物是病毒也不知道，當然也不可能在一年不到的時間內研發出疫苗，進行大規模施打；

- 我們現在的媒體不會封鎖疫情消息，大部分國家都有一個能夠跨部會整合的疫情指揮中心。

書中提到，南非總統塔博‧姆貝基（Thabo Mbeki）拒絕承認愛滋病是由病毒所引起，他還規定公衛部長要建議民眾用大蒜、甜菜根和檸檬汁去治療。此次的 COVID-19 疫情，類似的事件，也發生在坦尚尼亞總統身上，他鼓吹不戴口罩、反對打疫苗，呼籲民眾只靠薰蒸療法、多吃薑、蒜、西瓜、橘子和檸檬就能增強免疫力。從一百年前的疫情反應來看，對於某些國家的政府和人民在 2020 年的反應，我們也就不會感到太過訝異了。

1918 年的西班牙流感對文化、替代療法興起、文學產生了鉅大的影響，也促使了歐洲公醫制度的出現。COVID-19 又會對人類的醫療、經濟、社會、帶來什麼影響呢？這是現在進行式，值得我們好好觀察。此次，我們似乎能夠更快的因應這個全球疫情，但是，在許多方面，我們卻又好像在重蹈覆轍。

1918 年西班牙流感，給我們上了最寶貴的一課，我認為是**疫情公開透明這方面**：新聞審查是沒有用的，只有將準確的資訊，用客觀、即時的方式傳遞出去才有效。**唯有民眾自發性的配合防疫措施，效果才會好**；不過，要這麼做一定得告知民眾疾病的本質，以及可能產生的風險。這是為什麼作者覺得，把西班牙流感的故事告訴大家會如此重要。**如果在大流行到來時，政府與民間沒有信任感，那麼，就算流通的資訊再好，大家可能還是不會去在意。**

即使你不是醫療相關的從業人員，經過一整年，從指揮中心的記者會、從傳統媒體或社群媒體，不斷的討論和介紹，我相信你已經具備了「病毒大流行、呼吸道疾病的基礎知識」來看 1918 年的這個歷史事件。你如果要問我何時最適合看這本書，那就是現在！

房中的大象

1918 年西班牙流感短暫的大流行給當時的醫師帶來大問題……
也給歷史學家帶來前所未有的大問題。

——特倫斯・蘭格（Terence Ranger），
《1918-19 西班牙流感大流行》（2003）[1]

德意志皇帝威廉二世（Kaiser Wilhelm）在 1918 年十一月九日退位，當時巴黎的市街上歡聲雷動。巴黎民眾大聲吶喊著：「*À mort Guillaume!*」「*À bas Guillaume!*」威廉去死！威廉垮台！於此同時，在該城市第七區的高處，詩人紀堯姆・阿波利奈爾（Guillaume Apollinaire）正躺在床上奄奄一息。身為法國先鋒派運動（或稱前衛派）靈魂人物的他創造出「超現實主義者」（surrealist）一詞，並啟發了像巴勃羅・畢卡索（Pablo Picasso）以及馬塞爾・杜象（Marcel Duchamp）這樣的人物。他在 1914 年自願參戰，後來頭部中彈，頭顱骨被打穿了一個洞後依然活了下來，不過卻死於西班牙流感，時年只有三十八歲，他的死亡被稱作「法國之死（*mort pour la France*）」。

喪禮在四天後，也就是第一次世界大戰停戰協議簽署後的兩天舉行。悼念者離開聖多瑪斯・阿奎那教堂（Church of St Thomas Aquinas）一路往東，朝市

區最大的拉雪茲神父公墓（Père Lachaise Cemetery）出發。「不過當遺體到達聖日耳曼區角落時，」阿波利奈爾的友人暨同派詩人布萊斯·桑德拉爾（Blaise Cendrars）回憶道，「出殯隊伍被一群慶祝停戰的喧鬧群眾困住了，這群男男女女揮舞著雙手，唱歌跳舞、彼此親吻，發狂似的大叫著戰爭結束時的名句：『不，你不必走，威廉。不，你不必走……』（No, you don't have to go, Guillaume. No you don't have to go……）」這個名句是對戰敗者威廉皇帝的諷刺，但對阿波利奈爾的友人而言，這句話何嘗不是帶著滿滿的悲痛？ **2**

詩人之死是我們對於二十世紀最大屠殺集體遺忘的暗喻。在地球上，每三人中就有一人感染西班牙流感，總人數高達五億。從 1918 年三月四日被記錄的第一例起，到 1920 年三月左右最後一例的期間，一共有五千萬到一億人死於該病，大約是全球人口的百分之二點五至五之間，數字範圍之大反應出對於依然圍繞在此病周遭的不確定性。以引起重大死亡的單一事件來看，它超過了第一次世界大戰（死亡人數一千七百萬）、第二次世界大戰（死亡人數六千萬）的人數，或許還高於兩者合併後的總和。西班牙流感是繼黑死病之後最大的一波死亡潮，或許也是全人類史上最大的一波。

不過，當我們打開二十世紀之卷時，看到了什麼？兩次的世界大戰、共產主義的起起落落，或許還有一些去殖民化時壯麗的篇章。其中最驚心動魄的一個事件雖然就擺在眼前，但是我們卻看不見。被問及二十世紀最大的災難是什麼，幾乎沒人會回答是西班牙流感。大家被流感的相關數據震懾了。在稍微一愣後，有些人開始回想，想起在 1918 年某位曾祖叔公曾經死於該病、某位父母皆逝的堂兄弟不見了蹤跡、家族裡某個支系整個消失不見。世上歷史超過百年的墓地，裡面很少有未曾埋葬 1918 年秋天後成堆出現的墓穴的。那年秋天席捲而來的是第二波（也是最嚴重的一波）大流行，而大家的記憶

也證實了這點，但倫敦、莫斯科或華盛頓特區裡並沒有衣冠塚，也沒有紀念碑。西班牙流感是以個人的方式被記憶的，它不是集體記憶；它不是以一個歷史性的災難方式，而是千千萬萬個分別的、個人的悲劇方式被記憶。

或許這和它的型態有關。第一次世界大戰已經拖了四年之久，雖說名為世界大戰，但其實主要行動都集中在歐洲和中東的舞台上。世界其他地區雖能感受到這股被吸入漩渦中的炙熱焚風，但卻能置身事外，在某些地方，戰爭似乎是非常遙遠的事。換句話說，這場戰爭有其地理上的集中性，和以時間鋪展開來的敘事方式。而相對之下，西班牙流感則在一瞬間就席捲了全球。大部分的死亡病例發生在 1918 年九月中到十二月中之間的十三個禮拜裡，和地域狹窄、深入的戰爭相比，範圍寬廣，時間極短。

非洲歷史學家特倫斯・蘭格（Terence Ranger）在 2000 年初期曾指出這種密集的事件需要一種不同的訴說方式來表達。線性的敘述是不管用的；它需要的是，類似於南非婦女討論她們社群生活中某個重要事件的方法。「先對事件本身進行描述，然後圍繞著事件闡述，」蘭格寫道，「再不斷的回到事件本身，將它拓展出去，把過去的記憶和未來的分析帶入。」[3] 猶太文獻《塔木德》（Talmud）也是用類似的方式組織而成。在每一頁上面都會出現一欄被多則評論所包圍的古文，接著對評論加以評論，圓圈一圈圈往外不斷增加，直到中心思想被空間和時間織就，變成公共記憶的織布（fabric）。（蘭格之所以提出西班牙流感的女性化歷史還有另外一個理由：照護疾病的通常是女性。她們是記錄病房景象和聲音的人，她們為死者入殮，接手照顧孤兒；她們是個人與群體之間的連結。）

每個大流行的根本都是會致病的微生物與人類的一次相遇，但是這個相遇，除了導致事情發生的諸多事件以及因其衍生的事件外，還由無數其他同時發生的事件一起形成，像是麵包價格、對於微生物的觀念、白種人與鎮尼

（jinns，^{譯註1}），有時候，甚至是氣候。這是個社會現象，也是個生物上的現象；無法從歷史、地理和文化的層次被分隔出來。就算事件本身在歷史上的衝擊上只是一個瞬息，但非洲婆婆媽媽們詳細敘述事件的方式，也能給前後的關聯添加極大的豐富性。本書的立意也在做出相同的事。

現在的時機正好。之前，在大流行後的數十年間，除了保險公司聘用的精算師之外，研究它的人只有流行病學家、病毒學家和醫學歷史家。不過，從 1990 年晚期開始，西班牙流感的編史工作開始爆紅，這一波突然出現許多關注，是基於其多領域的本質。現在經濟學家、社會學家以及心理學家都對它感到興趣，一起表現出興致的還有「主流」的歷史學家。他們各自將目光對準不同的方向，也改變了我們對它的了解。雖說他們的結論經常被埋藏在專業的期刊之中，不過本書嘗試將這些不同視角的結論總結在一起；把所有紛亂的線索編織成一張更清晰緊密的野獸圖像，展露出它多面的光華，或者說，恐怖。

今日能夠取得的資訊，不僅在學術性上有其多樣性，在地域性上也是，範圍遍及這災難在全球的資訊。直至今日，西班牙流感的報告書大多針對歐洲或北美，之所以如此，是因為很長一段時間，只有這些地區曾經有系統的去收集資料。1998 年，來自全世界的西班牙流感專家在南非的開普敦碰面，舉行八十週年紀念，並公開揭示來自世界上很大一個在當時事發時，無人知曉內情的區域——這些地區包括了南美洲、中東、俄羅斯、東南亞和中國內陸。不過，以歐洲和北美為中心的報告因為兩個理由扭曲了這個圖像。首先，這些大陸提出的報告是最低死亡率，而且還是平均值，所以他們的經驗被視

譯註 1：鎮尼（jinns），或譯為精靈。伊斯蘭教的超自然存在，有善有惡。

為非典型。其二，在 1918 年之前，這兩個大陸在可能會將歐洲摧毀的戰爭中都受到了嚴重影響。戰爭無疑是歐洲大陸最重大的事件：法國死於戰爭的人數是流感死亡人數的六倍，德國四倍，英國三倍，義大利則是兩倍。可能除了兩種災難都未曾侵襲的南極洲之外，在其他大陸上，死於流感的人數都高於戰爭。本書寫作之時，是開普敦高峰會議後快二十年，正好接近這個大災難的百年紀念日，可能也是時候，可以開始重新還原這災難當時在其他地區造成的情況了。

本書將以不同的方式來敘述這場流感，從史前時代到 1918 年、從地球到人類、從病毒到它捲土重來的觀念說起。而故事的重心會擺在西班牙流感如何出現、橫掃地球後消退，讓人類改變。但我有時會暫停下來，審視一下是什麼原因讓社群在經歷這種病時，變得分崩離析，以及又是什麼原因讓他們團結起來。1918 年，紐約義大利裔美國人、阿拉斯加的尤皮克人以及波斯聖城馬什哈德（Mashed）除了病毒之外，幾乎沒有什麼共同點，而且每個地方的文化和其他因素都形成了他們與病毒不同的相遇模式。因此當這災難在全球各個不同地方展開時，一系列的眾生百態圖就被記錄了下來，彰顯出大流行極度的社會本質（social nature）。

這些百態圖為地圖上原本黑暗的地區照入了一道光，指出西班牙流感在流行之時，世界上其他地方經歷了什麼事，而 1918 年是流感之年，不是戰爭結束之年。附帶提醒，這些圖並不齊全，因為成千上萬的故事還未為人所知。里約熱內盧在流感後的放縱享樂導致了一波出生率的高峰；俄羅斯的敖德薩，民眾舉辦了古老的宗教儀式來祛除瘟疫；這些不是單一發生的現象。印度人短暫越過社會階級的藩籬，彼此幫助；南非某個膚色的人責怪其他膚色的人種；這些也不是單一現象。天主教的主教在遏制西班牙國內的疾病上或許徒

勞無功，殊不知傳教士們可能是把心靈紓解帶到遙遠的中國土地上唯一的一群人。在這些說法中有一個主導一切的限制，而且和之前一樣，敘事者是歐洲人。

在本書中，敘述西班牙流感的故事在第二到第六卷裡。不過整個故事則被涵蓋在一個更大的故事之中，這個大故事告訴大家，在過去一萬兩千年裡，人類是如何和流感共同生存、共同進化的，所以，第一卷「沒有牆的城市」，講述的是從遠古時代到 1918 年間的事，而第七卷「流感後的世界」則在探索今日仍和我們一起生活的西班牙流感蹤影。既然人類還在與流感一起進化，第八卷「洛斯可的遺產」看的則是未來的戰爭，也就是下一個流感的大流行，期待我們未來可以運用的新武器，了解我們可能的弱點在哪裡。這些故事綜合起來將可以構成一部流感傳記——一個關於人類的故事，而其中聯繫的線（fil conducteur）就是流感。而在後記中點出來的就是記憶的問題了，我們不禁要問，為什麼當流感的影響如此之深遠，我們卻還能以「被遺忘」來形容它？

大家常說第一次世界大戰殺死的是浪漫主義以及逐漸形成中的信心，不過如果科學以戰爭的形式助長了大規模的屠殺，那麼它也未能預防大型殺戮以西班牙流感的形式進行。這場流感以自黑死病以來，從未有過的速度急遽重塑了人口數量，它影響了第一次世界大戰的進程，雖說有爭議，但多少助長了第二次世界大戰的發生。它促使印度更接近於獨立狀態，南非幾近於採取種族隔離，瑞士瀕臨內戰狀態。它開啟了全面性的健康照護及另類醫療，我們對於新鮮空氣的熱愛及對運動的熱情，或許還應該至少為二十世紀藝術家們的偏執，以人類身體可能會無法負荷的謎樣方式創作，負些責任。談論到西班牙流感時，「仍有爭議」和「或許」兩詞是不可或缺的修飾語，因為

在 1918 年時，流行性感冒是無法診斷的，因此便無法確定流感就是流感——能確診的程度不比我們了解十四世紀引起黑死病的是否為腺鼠疫（或是變種之一，人類肺炎性鼠疫〔pneumonic plague〕）來得高。然而無可爭議的是，1918 年的大流行加速了二十世紀上半葉的改變，幫助了現代化世界的形成。

如果上面的表述是真，那我們怎麼還會認為西班牙流感是第一次世界大戰的一個註腳而已？我們真的把它遺忘了嗎？特倫斯・蘭格認為我們是忘記了，不過如果他依然健在，在重述該項聲明之前可能會猶豫一下。如果真的如此，那麼功勞一定得歸功於大家集體的辛勤努力。談起西班牙流感已經少不了歷史學家和科學家的貢獻，其中包括了社會科學家。用科學述說故事可達到歷史的臨界點，跨越史前廣袤的大地，那土地看似空曠，實際上覆滿了肉眼無法看見的潦草塗鴉，而那塗鴉在 1918 年造成的事件就和隨後到來的一樣多。歷史將塗鴉拾起，梳理成能夠辨識的文字，而科學則從現代照射了一些光回到過去。再過另外一個百年時光，科學和歷史本身也將會轉變，甚至可能產生一門歷史科學，在那門科學中，與過去相關的諸種理論可能會經過數位化的歷史大數據資料庫進行驗證。[4]

那種方式很可能會對我們了解如大流行這樣複雜現象的方式，產生革命性的變化，但是這種方式仍在襁褓時期。不過**有一件事我們能斬釘截鐵的說，無論如何，等到 1918 年西班牙流感大流行的二百週年紀念時，歷史學家肯定已經將更多空白填滿，而照入的科學之光也會更加明亮。**

第一卷：

沒有牆的
城市

咳嗽打噴嚏

西元前 412 年的冬至左右，希臘北部馬爾馬拉海（Sea of Marmara）邊的一座海港城市波令色斯（Perinthus）裡，一陣咳嗽擊潰了城裡的人。波令色斯人還報告了其他症狀：喉嚨痛、疼痛、吞嚥困難、下肢麻木、夜晚無法視物。一位叫做希波克拉底（Hippocrates）的醫師把這些全都記下來，而「波令色斯之咳」就成為（或許是）流感的第一份書面描述。

之所以說「或許」，是因為這些症狀有些似乎與流感不符：像是夜視能力受損、肢體麻木。這些症狀讓醫藥歷史學家們感到困擾，直到發覺希波克拉底對「流行病」（epidemic）的定義與我們今日的不同。事實上，希波克拉底是第一位以醫學觀念使用「流行」（epidemic）這個詞彙的人，其字面意義是「在人身上」。在他之前，這個詞可以用來表示任何流行、傳播於某個國家裡的東西，從塵霧、謠言到內戰都適用，希波克拉底特別將其應用於疾病上，重新定義了疾病。

古代的希臘人認為疾病起源於精神，是對諸神任何形式的不敬所得的懲罰。醫師既是神職人員也是魔法師，要靠祈禱、咒語與獻祭來紓緩憤怒的神威，那是他們扮演的角色。希波克拉底主張疾病的起源在於身體，可以透過

觀察病人的症狀來辨識。他和弟子們提出了一套疾病分類的系統，他診斷治療的觀念至今仍是今日醫學的基礎架構，這正是為何我們今日尊稱他為西方醫學之父的原因。他還留給我們一套醫學倫理——希波克拉底誓約，現今剛獲得醫師資格的醫師在宣示時都要依照此誓約，承諾「不傷害他人」。

希波克拉底認為疾病之所以產生，是人體內四「體液」（humours）或稱「液體循環」——黑膽汁、黃膽汁、黏液、和血液失去平衡所導致。例如如果你嗜睡，一定是黏液太多，治療方式就是吃柑橘類水果。生在希波克拉底之後約五百年後的另外一位希臘醫師蓋倫（Galen）將這模式發揚光大，建議人應該依照性情脾氣，也就是主宰體內的體液來分類。黑色的膽汁與憂鬱類型有關，黃膽汁是急躁易怒的人，黏液多的人個性懶散，血液充沛的人充滿希望。我們保留了這些形容詞，但是並不了解產生這些解析與身體機能關連的理論是什麼。不過，蓋倫在醫藥上的觀念主宰了歐洲一千五百多年，而他對於「瘴氣」或毒氣可能導致體內體液不平衡的說法，直到二十世紀在世界上的某些地區仍然受到歡迎。

希波克拉底對於流行病的定義也沒能存留下來。對他來說，流行病就是某個地方的人在某段期間內所經歷過的全部症狀，在那段期間內那裡的人都得了病。在那樣的環境中，他並未對個別的疾病進行區別。之後，流行病一詞與某種疾病產生了連結，然後是一種微生物，接著是另外一種微生物種類，但這個精細化的過程一直到中世紀才開始發生，當時瘟疫的大流行強迫人們再度去思考。因此用現代的說法來看，波令色斯的人可能同時得了流感、白喉、和百日咳，或許連維生素 A 不足也來尬一腳。

那我們為什麼要關心二千四百年前希臘的流感爆發呢？因為我們想知道流感成為人類疾病的時間有多久，以及一開始導致流感的原因是什麼。對起

源多幾分了解能幫助我們準確的指出流感爆發的時間點、規模和嚴重程度，或許有助於我們了解 1918 年發生的事，並對未來的流行進行預測。

波令色斯之咳或許不是第一次的流感流行。雖說在西元前 412 年之前，這個議題的歷史紀錄付之闕如，但並不代表在更早的年代就無事可提。和人類一樣，流感本身的起源自帶訊息，兩者本身都是過去進化活生生的紀錄。其中一個例子就是人類的尾椎骨（或稱尾骨），這是我們樹居老祖先留下來的痕跡。當尾巴的功用愈來愈少，那些在胎兒形成時期，在尾巴還沒長成以前，就把促使脊椎延長生長的化學訊號關閉的個體，在物競天擇之下將會被留下。有極少數的例外，訊號在及時關閉前出了一點差錯，醫學文章中有大約五十例報導寶寶在出生時帶著尾巴，這是我們所有人曾經是樹居靈長類的一個閃影。

流感病毒沒有尾巴，不過它的起源卻是有跡可循的。它是一個寄生體，意思是，它只能活在另外一個活的有機體，或稱「宿主」體內。它本身無法自行繁殖，必須侵入宿主的細胞，劫取該細胞的繁殖裝置。該病毒的後代屆時必須離開宿主，感染新的對象，如果不能，那麼病毒就會跟隨原宿主死亡，而流感也就結束了。就像我們老祖宗靠著在樹間晃盪的能力存活下來一樣，流感的存活也必須依靠它跳躍到另外一個宿主的能力來決定。這正是流感故事變得有趣的點，不過即使是一個寄生體，它的存活還是得靠它自身的行為與宿主的行為。雖說在過去很長一段時間裡，科學家們對流感的過去只能黑暗中摸索，不過他們卻知道在西元前 412 年之前，人類所做的一些事情。

流感是以被感染的黏液飛沫方式從一個人傳染到另一個人身上的，這飛沫顆粒極小，透過咳嗽和打噴嚏的方式從空氣中拋擲過去。鼻涕是相當有效率的飛彈，因為它本來就是專為風洞軌道（wind tunnel）而設計的，不過它

飛再遠也多不過幾公尺，因此流感要傳播，人與人之間必須相當靠近才行。這是相當重要的一個見解，因為人未必會一直很靠近的生活在一起。過去大部分人類的生活型態都是狩獵採集，彼此分隔得遠遠的。不過，在一萬兩千年前，一切都改變了——當某個獵人在遼闊的歐亞大陸某處，在一對野山羊的四周豎起圍籬之後，畜牧就發明了。植物也被人工培植，變成了作物。而這兩項發展意味著土地能夠支持更密集的人口，而人們也可以聚在一起共同競爭、合作，並展示人類社會一切獨創的特質。獵人的創舉，被稱作農耕革命，開啟了一個嶄新的紀元。

農耕所支持的新集體引起了新的疾病，也就是所謂的「群聚疾病」，例如麻疹、天花、肺結核和流感等。人類向來容易遭受傳染病感染——痲瘋病、霍亂早在農耕革命出現之前就已造成諸多苦難，但是這些傳染病過去只適應並存在於小群、分散的人口中。而它們之所以如此做，訣竅在於它們不提供完全的免疫力給已經康復的宿主，如此一來，他們就能再次受到感染，以及在人類已經稀缺之時，撤退到另外一個宿主，也就是所謂的「動物保蟲宿主」（animal reservoir）身上；兩種策略都是為了確保它們擁有數量夠多的易感宿主（susceptible host）。

而群聚疾病則不同。這些疾病在農耕人口火速竄燒，要不是把受害者殺死，就是讓他們產生免疫力，免於再次被感染。這些病可能會感染其他動物，但是比不上對人類的感染力，而其中有些病則是在人類身上適應得太好了，所以人類就成為他們專屬的宿主。它們的存續需要成千，甚至上萬的潛在受害者來維持，因此才獲得「群」聚疾病這個名稱。這些疾病在農耕革命之前是無法存續下來的，但在那之後，它們在進化上的成功與人口的成長有著連帶性的關係。

但如果它們不是從農耕時期之前存活下來的，又是從哪裡來的呢？線索就在動物保蟲宿主身上。我們知道有些會致病的微生物只感染動物，舉例來說，有些形式的瘧疾，只會感染禽類和爬蟲類，並不會傳播到人身上；我們知道有些微生物會同時感染動物和人類，例如流感就屬於這一類；也知道有些只會感染人類，舉例來說，麻疹、腮腺炎和德國麻疹就屬於這類。根據現在的思維，這些不同類別的感染性疾病，代表了由動物專屬疾病變成人類專屬疾病這條演化之路上不同的階段。更確切地說，科學家認為致病的微生物要經歷並且完成這種轉換有五個步驟，[1] 有些疾病（例如麻疹）已經一路經歷到底了；有些則卡在路途的中間點。不過，我們不應該認為這個過程是一成不變的。它是高度動態變化的，就如伊波拉病毒症（Ebola）。

伊波拉病毒症最初只是一種在動物身上的疾病。它的天然宿主被認為是棲息在非洲森林裡的果蝠，不過也會感染被人類視為叢林野味的其他森林動物（人類也吃蝙蝠）。直到不久之前，伊波拉病毒都被認為不太會感染人類：例如，它可經由叢林野味的接觸而傳染，但經由該途徑而被感染的人，在「爆發」消退之前，最多也只能再感染幾個人。但是這一切在2014年完全改變了，當年西非發生的大流行，顯示伊波拉病毒已經獲得能夠輕易人傳人的能力。

病毒要跳過物種障礙不是一件容易的事。事實上，「跳」這個字是完全錯誤的，如果要比喻，把它想成「滲出」會比較有幫助。在不同的宿主身上，細胞建構的方式是不同的，要侵入不同的細胞需要不同的工具。在變成人類疾病途上的每一步路都必需伴隨特定的一組分子改變，不過取得這些改變是非常需要運氣的一件事。病毒很可能必須經過很多、很多輪的繁殖過程才能出現一個突變，產生有用的變化。不過一旦某種突變結果可以讓病毒的演化適合度提高，例如經由對人類感染力的提升，可以自行製造更多的病毒，那

麼物競天擇就會偏好留下這種改變（如果某種突變沒有讓演化適合度提高，它就不會被留下來）。其他的改變可能會繼續隨之而來，而這些改變所累積的效果，則是讓病毒在進化的路途上又邁進了一步。

流感的天然宿主一般認為是禽類，尤其是水鳥，某些特定物種扮演某種病原宿主角色的附贈禮物就是不會得病。這兩者一起進化的時間是如此之久，因此病毒本身可以設法完成它的生命週期，而不會對宿主造成太大的傷害，也不會激起免疫反應。舉例來說，鴨子就可能嚴重感染流感，卻不會出現任何病徵。在農耕革命之後，鴨子是人類馴化並帶入村莊的動物之一。豬也是，而豬被視為禽類疾病轉化為人類疾病過程中可能的中間階段，因為豬的細胞擁有和人類與禽類細胞共同的特徵。千年以來，這三者緊挨著彼此生活，提供病毒最理想的實驗室，得以進行物種間移動的實驗。流感會感染人類，一開始或許不是很容易，但隨著時間過去，它累積了要形成高度傳染性所需的分子工具，等到某一天爆發出來，便配上了「流行」之名。

這裡所謂的「流行（epidemic）」是以現代觀點來說的，也就是在某些人口中某種疾病的罹患人數增加，而且通常都是突然之間增加的。相對之下，「地方性流行（endemic）」疾病，在該人口之中一直能夠被發現。群聚疾病如果一直存在於某個地區，但偶而有爆發的情形出現，那麼是能夠以「地方性流行」與「流行」狀況並存的，這正是兩個名詞的定義產生一點混淆的地方，而定義也依照有疑問的疾病而有變化。舉例來說，我們或許可以說季節性流感的爆發相對和緩，我們每年冬天都看到這種疾病以「地方性流行」的形態出現，而「流行」這個詞則保留到，當有新的病毒株出現並帶來更嚴重的流感時才使用。不過，這個區別方式或許無法取得大家一致的同意。

對於第一次大群聚疾病的流行，並沒有書面記錄存留下來，但死亡情況

可能很慘重（大家目睹過 2014 年伊波拉病毒感染的流行，然而該次流行可能還攆不上「群聚疾病」之名）。舉例來說，我們知道群聚疾病中死亡人數最多的疾病之一有天花，而天花至少在三千年前的埃及就出現過了，我們之所以知道是因為曾在木乃伊的臉上發現過麻子。話雖如此，（或許是）天花流行的第一份書面報告卻一直到西元前 430 年才出現，也就是希波克拉底、修昔底德（Thucydides）的時代，報告中描述，雅典神廟中的屍體堆積如山。

那麼流感第一次流行是什麼時候呢？我們幾乎可以確定，在過去一萬兩千年中一定出現過，而且很可能是在五千年前。當時第一批城市剛開始出現，為病毒的散播製造了良好的條件。那時的情況一定也很可怕，我們現在會覺得難以置信，是因為一般來說，今日的感冒不太容易致死。但即使是今日，有一小部分人每當流感季節還是過得很糟糕。這些運氣不佳的人會出現急性呼吸窘迫症候群（Acute respiratory distress syndrome，簡稱 ARDS）：他們的呼吸急促、血壓下降、臉色發青，如果不趕快送醫很可能就會死亡。少數案例的肺部還甚至會出血，血液從鼻子和嘴巴流出來。急性呼吸窘迫症候群是第一次流感流行發生時，大屠殺現場的一個浮光掠影。

現在我們手上沒有記錄（最古老的書寫系統直到四千五百年前才發展起來），所以不清楚發生的時間和地點，不過烏魯克（Uruk），也就是現在伊拉克所在地區，倒可能是個不錯的候選地。烏魯克被認為是五千年前世界最大的城市，居民大約有八萬人，住在用牆圍出來的六公里見方空間裡，這是倫敦金融心臟——倫敦市區的兩倍大。沒有人有免疫力。沒有人能幫助其他人。很多人都死了。其他的流感一定也在之後流行過，但或許溫和一點：雖說致病的病毒株跟原先的不同，但是彼此之間的相似性應該足以讓存活者逐漸取得一些免疫力。雖說當初付出了許許多多的人命當代價，但流感逐漸變

得像是今日我們所認識的疾病。

「在對抗其他事情時，還可能可以取得一些安全感，」希臘哲學家伊比鳩魯（Epicurus）在西元前三世紀寫道，「但是當對抗的是死亡時，我們人類就全都是活在沒有牆的城市裡。」[2] 從流感成為人類疾病的那一刻起，它就開始塑造人類的歷史了，雖說我們得等到希波克拉底寫出（可能是）第一份描述流感的文章。即使在希波克拉底之後，就我們所知，也很難確定被描述的疾病到底是不是我們今日所知道的流感。關於流感，改變的不僅僅是流行與疾病的觀念，連疾病本身的名稱都大不相同，這是為了反映出對於病因想法上的變化。此外，流感很容易與其他呼吸道疾病搞混，最明顯的是一般的感冒，但其他較嚴重的疾病，如斑疹傷寒和登革熱，一開始出現的也是類似感冒的症狀。在踏著謹慎的步伐，了解那時穿插在文字之間的陷阱之後，歷史學家們還是推測出在西元前 212 年摧毀羅馬和西西里敘古拉（Syracuse）軍隊的就是流感。「死亡和喪禮是日常景象」，古羅馬歷史學家里維（Livy）在他的著作《羅馬歷史》（*History of Rome*）中寫道。來自四面八方，日以繼夜為死者而發的哭泣之聲不絕於耳。[3] 在西元九世紀，襲捲查理曼大帝軍隊的是呼吸道疾病，那場是稱為「義大利熱」（febris Italica）的疾病。在歐洲有可能是流感疫情被訴諸文字記載是十二世紀的事，不過第一份真正可靠的描述一直到十六世紀才出現。1557 年，女王瑪麗一世在英國王位上的短暫期間，一場流感的流行消滅了她大約百分之六的子民，殺死的新教徒人數比她獲得「血腥瑪麗」之名所燒死的人數還多。

十六世紀之前，大航海時代（the age of discovery，或稱地理大發現）已經完全展開了。歐洲人透過船隻的航行抵達了新世界，一起帶去的還有當地人完全沒有免疫力的嶄新疾病。當地人之所以沒有免疫力是因為不曾經歷過那些一

樣起源於動物，可怕但程度上比較和緩的流行週期。新世界的動物比舊大陸的動物不易馴化，而且部分當地居民還在過著狩獵採集的生活方式。流感應該是跟隨克里斯多福·哥倫布（Christopher Columbus）於 1493 年第二次到新世界的航行進入新大陸的，在他短暫停留於荷屬安地列斯（Antilles）後，流感便摧毀了該地區大部分的美洲原住民人口。該年，加勒比海也經歷了好幾千年前，歐亞城市烏魯克發生過的事，只是這一次留下來的只有一個群組：西班牙征服者（conquistadors，譯註1）。

很長一段時間，歷史學家一直忽視傳染性疾病在歷史上的角色，也不去懷疑這種失衡對於不同人口的影響。直到二十世紀，歐洲歷史學家才重新去審視埃爾南·科爾特斯（Spaniard Hernán Cortés'）那場征服墨西哥阿茲特克帝國驚人的大衛與歌利亞之戰（David-and-Goliath conquest，譯註2），發現大家都不知道幫他打大部分戰爭的是一場天花的流行。[4] 對他們來說，流感只是一種溫和的麻煩東西，在數月黑暗之中要承擔的十字架。他們並沒有抓住深入美洲、澳洲或太平洋島民心中的極度恐懼，也不知道這些人是如何把這恐懼與白人的到來緊密的連結在一起的。「當地居民堅信，由於白人曾經到訪，所以後來他們流感流行次數比之前多得多，而且要人命。」十九世紀一位去過萬那杜（Vanuatu）群島中的塔那島（Tanna）拜訪過的訪客寫道，「這種印象不僅限於塔那島，如果我沒弄錯，整個太平洋上都有這種共同想法。」當歷史學家發現了自己的錯誤，有些人就開始用「帝國之病」這個不同的名稱來稱呼群聚疾病。[5]

把那樣的錯誤帶回給歷史學家是古氣候學家的工作。古氣候學家嘗試了

譯註1：西班牙征服者（conquistadors），指十六世紀前往美洲並占領墨西哥和秘魯的西班牙人。

譯註2：大衛與歌利亞之戰（David-and-Goliath conquest），比喻以小勝大。

解地球在過去的氣候如何，以及為什麼會那樣，他們透過沉積物、化石和樹木的年輪來進行研究。例如，發現世界在羅馬紀元後期變得比較涼冷之後，他們就表示可能是查士丁尼瘟疫（Plague of Justinian），也就是腺鼠疫的一場大流行，在第六世紀的歐洲和亞洲殺死了大約兩千五百萬人，使得農地被大量荒廢，森林重新復甦長大。樹木從大氣層吸收了二氧化碳，而這場森林的復林化使得許多氣體被林木扣住（sequestered），地球也就冷卻下來了（和我們今日所見的溫室效應正好相反）。

相同的道理，十六世紀科爾特斯、法蘭西斯克・皮薩羅（Francisco Pizarro，征服秘魯印加帝國的人）以及賀南多・德・索托（Hernando de Soto，帶領第一支歐洲遠征隊進入今天美國的人）等人在美洲引爆的大量死亡潮導致人口銳減，開啟了一個小冰河期。[6] 這效應直到十九世紀更多歐洲人抵達，再度開始清理土地，才被反轉過來。不過話說回來，小冰河期或許是上一次人類疾病對全球氣候造成的影響。雖說後來還是有一些其他的大流行，但是農耕逐漸發生的機制，再加上世界人口呈現指數型的快速增長，意味著即使死了數千萬農民，對氣候也產生不了什麼傷害，至少古氣候學家還沒有偵測出來。

第一次專家群同意稱作的流感「大流行」（意思是，同時在多個國家或大陸流行）是 1580 年從亞洲開始，擴散到非洲、歐洲、可能還有美洲的。不過，在這裡我們必須做出提醒。正如我們將會看到的，要認定流感大流行的起源和方向路徑不是件容易的事，這意味著對於歷史性流感大流行的每個分類陳述都應該以半信半疑的態度來檢視。這一點至少從十九世紀開始就特別真實，因為從前曾把致死疾病帶往新世界的歐洲人很快就看到每一種新的瘟疫在中國，或是歐亞草原上的寂靜空間中爆發。

現在的報告顯示，這第一次流感的大流行是在六個月之內從北歐擴散到

南歐，跨越整個歐洲的。羅馬記錄八千人死亡，已經到達「大量死亡」的程度，比例上，大約是十個羅馬人就有一個死亡。西班牙的某些城市也遭受了相同的命運。[7] 西元 1700 至 1800 年間有兩次流感的大流行，在第二次的最高點 1781 年間，聖彼得堡一天就有三萬人染病。在那之前，大部分人都用「流感」來稱呼這種疾病。這個名字的由來最初是由一些十四世紀的義大利人創造出來的，他們將這種病歸因於星星的拉引（pull）或影響（influence），但這說法卻在好幾個世紀之後才流行起來。我們今天還保留著「influenza」這個用字，就像「melancholy（黑膽汁，在古代醫學的體液學說裡四種氣質之一，對應抑鬱體質）」和「phlegmatic（黏液質，對應的是安靜沉著）」這類的形容詞仍然被保留下來，不過相關的觀念基礎早已經被洗刷掉了。（審訂註1）

　　十九世紀是群聚疾病成功達到進化高峰的時候，這病也主宰了全球。當時是工業革命的年代，伴隨出現的還有在世界許多地區快速擴張出現的城市。這些城市成了滋養群聚疾病的溫床，由於都會人口不足以支撐城市的發展，城市便需要從鄉間固定納入健康的農民以補充因感染而失去性命的人口數。戰爭也是這樣，戰爭之後隨之而來的就是群聚疾病的流行。戰事讓人們既飢餓又焦慮；讓他們失去了根，將他們塞進了環境不衛生的軍營，並徵召了他們的醫師。這讓他們變得很容易受到感染，之後又讓大批人口流動，將感染帶到了新的地方。在十八和十九世紀的每一場戰爭之後，因疾病而死去的生命一直比戰場上受傷死亡的還多。

審訂註1：四種氣質學說（Four temperaments theory），源自於古希臘的性格分類，根據體液學說所提出，認為人體由四種液體組成——sanguine 血液（對應多血質）、phlegmatic 黏液（對應黏液質）、choleric 黃膽汁（對應膽汁質）和 melancholic 黑膽汁（對應抑鬱質）。這四種液體平衡發展時，會形成各種人體功能；當體液不均衡時則會造成疾病。人的不同情緒也被認為與體液有關，根據每個人先天不同的體液比例，會形成不同的性格。

十九世紀，我們見到了兩場流感大流行。第一次爆發於 1830 年，和西班牙流感相比，雖說規模不如，但是嚴重程度有過之而無不及。第二次就是所謂的「俄羅斯」流感，起於 1889 年，被認為起源於烏茲別克的布哈拉（Bokhara）。這是第一場被進行計量的流感（至少在某些範圍裡），因為直到那時，科學家們才發現統計數字在對抗疾病時是多麼強大的武器。感謝這些早期流行病學家的努力，我們因而得知俄羅斯流感據稱在該區奪去了百萬條人命，而且在世界來回襲捲了三波。溫和的第一波示警之後就是嚴重的第二波，第三波比第一波還緩和。許多病例發展成肺炎，這通常是致死的原因，這次的流感不僅如正常流感一樣感染了老人和年紀極小的幼兒，還會感染三、四十歲的青壯年。醫師因為觀察到許多在第一波攻擊下存活下來的病人後續出現了神經上的併發症而感到不安，其中包括了憂鬱症。挪威的藝術家愛德華‧孟克（Edvard Munch）可能就是其中之一，有些人還認為他著名的畫作《吶喊》（The Scream）靈感來自於他因為流感而變得暗黑的思緒。「一天傍晚，我沿著一條步道散步，城市在我的一邊，而底下是峽灣，」他之後寫道，「我覺得自己又累又病。我停下了腳步，俯視著峽灣——夕陽正要西沉，晚霞轉為血紅。我感到有一聲吶喊穿越大自然而來；而我似乎聽到了那聲吶喊。」[8] 在孟克寫下這段文字之前，大流行已經結束，而人與流感那千年之久的艱苦拼搏也是。在下一個世紀，二十世紀，科學將會征服群聚疾病，一勞永逸。

萊布尼茲的單子（monads）*

　　對於一個生活在百年前被愛滋病大流行籠罩的世界的人來說，科學能一勞永逸克服傳染病這種想法似乎很荒謬。但在二十世紀到來之後，很多人相信了這個想法，至少西方的世界是這麼相信的。他們之所以如此樂觀是因為病菌說（germ theory），了解到細菌會致病。人類認識細菌已經有兩三個世紀，從荷蘭一位研磨顯微鏡片的安東尼・范・雷文霍克（Antony van Leeuwenhoek）開始，他透過一個能產生放大效果的玻璃來觀察池塘中的一滴水，看到裡面充滿了生命，但這些東西被視為一種無害的「外質」（ectoplasm），沒有人懷疑過他們會讓人生病。1850 年代開始，德國的羅伯特・柯霍（Robert Koch）和法國的路易斯・巴斯德（Louis Pasteur）接續研究，這兩位專家的發現多到無法一一列舉，但兩人之中，柯霍指出了肺結核，也就是詩人和藝術家的「浪漫」疾病，並非是由當時大家都廣為採信的透過遺傳得來，引起這種病的是一種細菌，而巴斯德對於「活的有機體可以自發性的從無生命物質（inanimate matter）中產生」這個觀念並不贊同。在綜合了稍早關於個人和環境衛生一些較老舊的想法後，病菌說開始扭轉對於群聚疾病的觀念。一些淨化飲用水和提倡清潔的活動開始展開。疫苗的計畫被提出，卻也遭受了一些阻力，不過這倒不令人驚訝，因為大家對於把會讓人生病的東西打進體內以保護自己免於得病的想法，還是蠻排

斥的。不過這些努力最終還是獲得了具體的成效。如果在前幾個世紀的戰爭中，大多數死亡是來自於疾病而非戰爭本身，那麼現在趨勢就反過來了。武器變得更致命，不過，軍醫們也更能夠把感染控制好。把這些稱作成功雖說理由似乎有點奇怪，不過軍醫們倒成為第一批將病菌說付諸實踐的人，而他們的專業技術則一點一滴的帶給了非軍職的同行們。在二十世紀之初，城市人口至少能自行維持了。

因此，在該世紀開始的數十年間，大眾對於科學和理性主義是信心滿滿的。對於發現了細菌與疾病間的關聯興奮之情還未減退，又紛紛想去找出能為各種病痛負責的細菌。俄羅斯狂野的「科學惡魔」埃黎耶・梅契尼可夫（Ilya Mechnikov），被巴斯德找進了他在巴黎的研究院，他甚至還罵他們是老古板。梅契尼可夫在 1908 年因為發現了細胞的「吞噬作用」（phagocytosis）得到一座諾貝爾獎，吞噬作用的機制是人類血液中的免疫細胞把有害的細菌吞噬掉、摧毀掉。他也懷疑人類腸道中的細菌會釋放出毒素，使冠狀動脈硬化，導致身體的老化，不過這個信念讓他招來了不少嘲笑。之後他迷上了保加利亞的一些村落，那裡的人以擁有超過百歲的高齡而聞名遐邇，他們長壽的祕密得歸功於所喝的酸奶，尤其是讓它發酸的「益菌」。在梅契尼可夫人生的最後幾年，也就是在 1916 年以七十一歲之齡辭世之前，[1] 他喝了大量的酸奶。（近年，在我們腸道中的菌一般都被認為不是無害，就是對我們有益。）

病毒在那時候還是個謎。在拉丁文中，virus 這個字的意思是「像毒藥的東西」，或是「效果強烈的樹汁」，在二十世紀剛開始時，這正是大家對它的了解。巴西作家阿祿系歐・阿澤維多（Aluísio Azevedo）在他 1890 年的小說《貧民窟》（O Cortiço, The Slum）中寫道，「巴西，陰森恐怖的地方，那裡每一朵含苞的花和每一隻嗡嗡作響的綠頭蒼蠅裡都含有淫蕩好色的病毒。」他心裡想的可能是

有毒的分泌物。不過，科學家們開始質疑這個定義。病毒是毒素，或是有機體？是液體或是粒子？是活的還是死的？第一隻病毒在 1892 年被發現，那時俄羅斯的植物學家德密特里‧伊凡諾夫斯基（Dmitri Ivanovsky）認定了病毒是菸草植物上一種疾病的起因。他並沒有看到病毒，他發現的是，該病症是由一種感染媒介所引起，大小比所有已知的細菌還小，小到看不見。

　　1892 年，俄羅斯流感橫掃整個歐洲，同一年，伊凡諾夫斯基發現柯霍的一個學生理查‧菲佛（Richard Pfeiffer）辨識出引起流感的細菌。這一點是沒錯的，bacterium（細菌）該為流感負責。菲佛的病菌（也被稱為流感嗜血桿菌〔Haemophilus influenzae〕）是真的存在，而且也會致病，但是它不會引起流感（菲佛錯在命名，就像是對科學家們的警告，或者說，歷史的笑話）。沒有人懷疑流感可能是病毒的傑作，這種尚無法被分類的東西真的存在於某處，只是受限於檢視的能力，無法被看到，而且直到 1918 年之前都沒人去懷疑它。事實上，在 1918 年，病毒只占據了超自然宇宙的小小一角。當時病毒無法被看見，也未被檢測。這兩件事實對於了解西班牙流感造成的影響非常重要。很多事情在大流行爆發後改變了，不過需要時間，本書稍後將會解釋。當詹姆斯‧喬伊斯（James Joyce）撰寫他的現代小說《尤利西斯》（*Ulysses*，1922 年）時，他寫道：「足與口病。被稱為柯霍的製劑。血清與病毒。」他所認為的病毒或許和阿澤維多類似。[2]（譯註 1）

　　巴斯德和柯霍的弟子們把病菌說傳播得又遠又廣，因此漸漸的取代了古希臘醫師蓋倫對疾病的觀念。這種心理轉變所要求的和兩千年前希波克拉底引起的麻煩與困擾一樣多，大眾接受的速度很慢。十九世紀中，當兩波霍亂席

譯註 1：《尤利西斯》是現代主義的重要代表作之一，以許多細節和意識流手法構建了一個時空凌亂的行文方式。

捲倫敦時，當地居民開始責怪是骯髒的泰晤士河所升起的瘴氣導致。在經過一連串有章法的偵測，作法包括在地圖上標示出該病致死的案例後，一位名叫約翰・斯諾（John Snow）的人追蹤到有個爆發點的來源和城市裡某個特定的水幫浦有關，經過推斷證實了霍亂是透過水，而非空氣散播的。他在 1854 年將結論整理發表，但一直到 1858 年倫敦的「大惡臭」（Great Stink）發生之後，也就是當時在炎熱天氣的助虐下，泰晤士河兩岸未整治的汙穢發出了強烈的氣味，當地政府才終於委任了一位名叫約瑟夫・巴澤爾傑特（Joseph Bazalgette）的工程師為倫敦設計了一套適當的下水道系統。他們的理由是，消滅了瘴氣，霍亂也會被消滅。

病菌說對於疾病發生時，個人責任的觀念也有深入的提示。對於這一點，希波克拉底倒是有些令人意外的現代觀念。他相信，如果大家不選擇能幫助自己養生健體的生活方式，那麼就應該為自己的患病負責，遺傳性疾病倒是不能被責怪的。不過，即使是遺傳疾病，大家還是有選擇的。他以乳酪為例，表示當有人知道自己遺傳了某種體質後，那麼要不要吃乳酪就是個人的選擇了。「乳酪，」他寫道，「並不會對所有人造成傷害，有些人可以大吃特吃，不會產生任何問題，因此對適合的人來說，很能加強體力。不過有些人吃了就會出現糟糕的情況。」[3]

中世紀之前，人們把所有患病的責任怪到眾神或是上帝身上，這種宿命論持續了許多世紀，直到科學興起。1839 年，法國女作家喬治・桑（George Sand）帶著她患有肺結核的愛人鋼琴家菲德列克・蕭邦（Frédéric Chopin）到西班牙的馬略卡島（Majorca）去養病，希望地中海的氣候能舒緩她「可憐又憂愁的天使」的病情。她沒期望他的病能被治癒，因為在她心中，肺結核是治不好的。只是她也沒想到自己會被他傳染。不過在那之前，關於肺結核病因的

想法已經開始不斷的改變，當這對情侶抵達島上的帕爾馬港（Palma）時，他們發現當地居民希望跟他們不要有任何牽扯。喬治・桑大怒，寫信給一位朋友，提到他們被要求離開，肺結核「在那些緯度的地方是極為罕見的疾病，而且被認為是有傳染性的！」**4**

在十九世紀，疾病的流行依然被視為是天災（神的行為），跟地震一樣。病菌說強迫大眾去思考流行病是可能獲得控制的，而這個新揭露的想法帶來了另外一套新的理念：查爾斯・達爾文（Charles Darwin）在他《物種的起源》（*On the Origin of Species*，1859 年）一書中提出的進化論。當達爾文談到物競天擇說時，並沒想到把這些想法套用到人類社會，不過和他同時期的人卻這麼做了，並因而產生了人種優生學（Eugenicists）這樣的「科學」。人種優生學者相信人類是由不同的「人種」所構成，要互相競爭以求生存。就定義上來說，強者生存，而「劣質」人種則要生活在貧窮與骯髒之中，因為他們缺乏驅策力以及自制力。這一思考路線在隱隱之中與病菌說銜接了起來：如果貧窮的勞動階級染上斑疹傷寒、霍亂和其他致死的疾病高出正常比例，那麼就是他們自己的錯，因為巴斯德曾經教過，那樣的疾病是可以避免的。

十九世紀晚期，人種優生學說被用於世界各地的移民與公共衛生政策上。德國的人類學家忙著將他們在非洲殖民地的人進行「類型」的分類，而在美國的某些州，被判斷有精神問題的人會被強迫進行絕育手術。諷刺的是，美國人種優生學視日本人種為次等，想方設法要把他們趕出去，不過人種優生學在日本也很盛行，在日本，日本人種當然被視為優等人種。**5** 人種優生學在今日是禁忌，不過在 1918 年卻是主流，它強烈的造成了大家對於西班牙流感的反應。

「不同世代的心靈每一個都是無法穿透的個體，就如同萊布尼茲

（Leibniz）的單子（monad，^{作者註}）一樣，」法國作家安德烈・莫洛亞（André Maurois）說道，不過我們至少能點出 1918 年和現在之間明顯的差異。世界當時正發生戰爭，從 1914 年就已經開始。戰場主要在歐洲，原因是位於歐洲大陸的大帝國勢力正處於劍拔弩張的緊張狀態。發現新大陸的大航海時代在 1914 年之前開花結果了，當時地球上被歐洲殖民的情況比任何一個時期都多。從殖民高峰之後，一段漫長的去殖民化動作使得帝國分崩離析，殖民地獲得了解放。不過 1918 年，最後一輪殖民地戰爭中最後戰役的其中一場——美國印第安之戰，北美洲的歐洲拓荒者和原住民發生了戰爭，最後歐洲拓荒者打敗了原住民。

未來政界領導者羅馬尼亞的尼古拉・齊奧塞斯庫（Nicolae Ceauşescu）和南非的尼爾遜・曼德拉（Nelson Mandela）生於 1918 年，和未來俄國批評政府的作家亞歷山大・索忍尼辛（Aleksandr Solzhenitsyn）、瑞典電影導演英格瑪・柏格曼（Ingmar Bergman）以及美國的女演員麗塔・海華斯（Rita Hayworth）一樣。當年德國的馬克斯・普朗克（Max Planck）以量子力學理論獲得了諾貝爾物理獎，而弗里茨・哈伯（Fritz Haber）則以發明了製造氨氣的方式獲得諾貝爾化學獎，這對製造化學肥料和炸藥非常重要（諾貝爾遴選委員會決定該年不頒發醫學、文學和和平獎）。英國作曲家古斯塔夫・霍爾斯特（Gustav Holst）的《行星》組曲（*The Planets*）在倫敦首演，而西班牙胡安・米羅（Joan Miró）的作品則在巴賽隆納舉行第一次個展。

電影是默片，電話很稀奇珍貴。遠距離通訊主要靠電報，在中國的某些地區則還靠信鴿。商用飛機還沒出現，但是有潛水艇了，蒸汽船以平均十二

作者註：根據德國哲學家哥特佛萊德・萊布尼茲（Gottfried Leibniz，1646–1716 年）的說法，單子（monad）是最基礎的單位，或是簡單物質，是一種無法分割的東西。

節（約每小時二十公里）以下的速度往返於海洋之上。[6] 許多國家的鐵路已經建設得很好，但是仍有許多還有待開發。波斯，面積一度是法國三倍大的國家，鐵軌長十二公里，它的公路總長度也只有三百公里，全國只有一輛車，是君王沙阿（shah）的。福特（Ford）已經推出民眾買得起的 Model T，不過車輛還是一種奢侈品，即使在美國亦然；最常見的交通工具是騾車。那是一個我們既熟悉，又十分陌生的世界。除了病菌說入侵外，人口的健康程度和今日相去甚遠，甚至在已經工業化的世界裡，讓健康出現問題的壓倒性主因，還是傳染性疾病，而不是今日導致大多數死亡的慢性病或退化性疾病。美國在 1917 年參戰後，對所徵召的陸軍進行他們歷史上第一次全國性的大規模體檢，而體檢結果後來被稱為「最糟糕的例子」：三百七十萬個受檢男性中，大約有五十五萬人因不合格而被拒絕入伍，而剩下的幾乎有一半被發現有身體上的殘疾，通常是可以避免或是治療的那種。

「瘟疫」（plague，或稱瘟病）對我們來說意思非常明確：腺鼠疫（鼠疫）與它的變異種肺炎性鼠疫（pneumonic plague）和敗血性鼠疫（septicaemic plague）一樣，全都是由鼠疫桿菌（Yersinia pestis）這種細菌引起的。不過 1918 年，「瘟疫」這個詞可以泛指任何像暴風驟雨般襲擊而來的危險疾病。這同時，「真正的」瘟疫，也就是以別名「黑死病」毀滅中世紀歐洲的疾病，仍然存在於大陸之上。看起來似乎很不平常，但是在英格蘭，它最後一次爆發剛好跟西班牙流感同時。[7] 而那時「中年」的意思也跟今日不同：在歐洲和美國出生的預期壽命不會超過五十歲，而在全球大多數的地方還會短得多。例如，印度和波斯的人到了三十歲就要感到很幸運的歡慶自己的生日了。

即使在富裕的國家，大多數的嬰兒出生都是在家裡，浴缸是保留給富人的，而相當數量的少數民族是目不識丁的。一般人有感染這種觀念，但並不

了解其機制，你或許會覺得這聽起來很意外，因為在那之前，細菌學說已經流傳大約半個世紀了，但你可以想想同時發生的事情：1953 年發現的 DNA 架構催生了分子遺傳學（molecular genetics），又再次急遽改變了我們對於健康和疾病的認識。不過半世紀後的 2004 年，一個對一般美國民眾進行的普查揭露了普羅大眾對於所謂的基因到底是什麼，還是感到很困惑。[8]

雖說從 1910 年起，亞伯拉罕・弗萊克斯納（Abraham Flexner）已經在美國開始從事嚴格、標準化的醫療課程教育，但醫師的訓練還是片片斷斷湊合出來的。健康保險幾乎是聞所未聞的事，而且一般的健康照護都是由個人付錢，或是慈善單位提供的。那時，抗生素還沒有發明，如果是年紀很小的孩子生了病，能做的實在很少。就算在巴黎和柏林，疾病還是充斥在人類的生活裡，潛伏在報紙報導戰爭的篇幅之後。它是天地間的黑暗之事，如此親近而熟悉，卻無法被提出談論。它會引起驚慌，隨後就是聽天由命的態度。宗教是主要的慰藉來源，父母親習慣了「至少要保住幾個孩子」的態度。人們以非常不同的方式來看待死亡，對他們而言死亡是常客，他們並不那麼害怕。

接著，就是西班牙流感爆發時的世界了：一個知道汽車，但是覺得騾子更讓人感到舒適的世界；一個同時相信量子理論與巫術的世界；一個橫跨在現代化與現代化之前的世界，所以有些人活在摩天高樓中用著電話，而有些人則活在和他們中世紀祖宗們幾乎一樣的世界裡。不過，將要在他們身上發生的疫情倒是不分現代不現代的；它徹頭徹尾就是個古代的東西。從第一次死亡災難發生後，全球大約十八億的人彷彿就像被送回幾千年之前，像烏克魯這樣的城市中。

第二卷：

解析
大流行

池塘上的漣漪

1918 年三月四日早上，美國堪薩斯州的美軍訓練基地豐斯頓營區（Camp Funston），一個伙夫艾伯特・吉契爾（Albert Gitchell）跟醫務室報告他喉嚨痛、發燒、頭痛。到了午飯前，醫務室已經處理了一百例以上的類似病例，在後來的好幾個禮拜裡，前來報告生病的人實在太多，營區的主任醫官要求設一間棚庫安置所有得病的人。

吉契爾可能不是第一個得到「西班牙」流感的人。從 1918 年年初開始，一直到最近，大家都在推測西班牙大流感到底是從哪裡開始的。不過，現在我們知道，他的病例是最早被官方記錄的其中一個，所以為了方便起見，大家一致同意把這個病例定為那場大流行的起始點。用比喻法來說，艾柏特之後另外還有五億個人前去跟醫療院所報告同樣的事。

美國在 1917 年四月加入第一次世界大戰，那年秋天，主要從該國鄉下徵召的年輕人開始聚集到軍營報到入伍，進行美國遠征軍（American Expeditionary Forces, AEF）的訓練，這支部隊將由「黑傑克」約翰・潘興（John 'Black Jack' Pershing）將軍帶領進入歐洲。豐斯頓營區就是一個這樣的軍營，它為其他美國軍營補充士兵，也直接派員到法國。在 1918 年四月之前，流

感已經在美國的中西部一帶、軍人登船的東岸海港城市，以及下船的法國港口流行。到了四月中之前，則侵襲到西方戰線的戰地壕溝了。那個月，西歐的天氣異常炎熱，但德國軍隊很快就抱怨說有「Blitzkatarrh」，也就是德文「流感」的俗稱，這毫無疑問引起德國陸軍第二軍團衛生指揮官理查‧菲佛（Richard Pfeiffer）的重視，菲佛這個姓氏曾經一度借給流感嗜血桿菌使用（舊稱 Pfeiffer's bacillus）。流感很快的從前線擴散到整個法國，再傳到英國、義大利和西班牙。到了五月底，在馬德里的西班牙國王阿方索十三世（Alfonso XIII）覺得自己生病了，發生同樣情況的還有他的首相以及內閣閣員。[1]

同樣也是在五月，流感被上報到位於布雷斯勞（Breslau），也就是現在波蘭的樂斯拉夫（Wrocław，在平時是菲佛職掌他衛生職位的地方），以及俄羅斯的敖德薩港（Odessa），離東邊一千三百公里的地方。在俄羅斯的布爾什維克黨（Bolshevik，[譯註1]）政府在三月和同盟國簽署布列斯特—立陶夫斯克條約（Treaty of Brest-Litovsk），退出戰爭後，德國開始釋放俄國的戰俘。在人力短缺的德國，他們最初拘留了身強體壯的人，不過在幾個紅十字會奔走保護下，他們以每天幾千人的速度開始釋放傷病的士兵，可能就是這些「還能走路的死亡之士」把流感帶到了俄國。[2]

北非是在五月淪陷的，疫情似乎是繞著非洲到達印度孟買的，當時五月還沒過完。流感從印度一路往東，不過在某些地方，它應該是遇上回訪的疫情，因為在四月，東南亞就有病例報告了。[3] 很快的，流感到達了中國。六月一日《紐約時報》（New York Times）報導，「詭異的疫情正橫掃中國北方，」那時候紐約人還事不關己的啜飲著他們的早餐咖啡，他們得知中國北方的城

譯註 1：布爾什維克黨（Bolshevik），後改名為蘇聯共產黨。

市天津已經有兩萬個正式病例，而北京則多了「好幾千」例。「首都的銀行和絲綢店大規模的關閉了幾天，警察無法執勤。」日本是在五月底爆發的，七月流感抵達了澳洲。之後，似乎就開始消退。

這是大流行的第一波，算是相對溫和的。就像季節性流感，有破壞力，但是不致於太令人感到驚慌。不過，流感卻在歐洲的戰爭舞台上製造了大騷動，嚴重的干擾了戰事的進行。布列斯特條約簽訂後的結果是東方戰線停止，德國戰爭資源的主導人埃里希・魯登道夫（Erich Ludendorff），試圖在美軍到達之前，先在剩餘的主戰線，也就是西方戰線發動攻勢。他把這場皇帝會戰（德文為 Kaiserschlacht，英文是 Kaiser's Battle）視為德國取得勝利的最後機會。他進行佈署，把剛從東方戰線空出來的部隊調過來。除了最初的幾場得勝外，這場攻勢最後以失敗告終，兩方都因流感而戰力變弱。那年春天，四分之三的法軍染病，英軍則在半數以上。全部的單位都癱瘓了，用粗帆布臨時搭建的戰地醫院突然大量冒了出來。戰地的情況相當悲慘，「我們躺在戶外，只有一條鋪在地上的蓆子和高燒，」英國一位存活下來的士兵唐納・霍奇（Donald Hodge）回憶道。而在德軍方面，有九十萬人失去了行動力。

協約國的宣傳人員試圖利用這情勢扭轉優勢。宣傳單灑遍了德軍的據點，告訴他們，如果他們自己的軍方無法紓解病情，英國樂於伸出援手。宣傳單也飛遍了德國的城市。當英國記者理查・科利爾（Richard Collier）在 1970 年代初期請求親眼見證大流行的情況時，他收到一封信署名為弗里茲・羅斯（Fritz Roth）德國人的來信，他說記得當時他是個學童，曾經在科隆撿過一張宣傳單。當時德國一般的老百姓從 1916 至 1917 年的「蕪菁之冬」（turnip winter）後，處在瀕臨餓死的邊緣，馬鈴薯作物欠收讓被協約國海軍封鎖下的艱辛日子更加難過。據羅斯回憶，宣傳單上的文字翻譯起來大致是這樣的：「好好的用你

們的話去念『我們在天上的父』（譯註2），因為再兩個月的時間，你們就成為我們的了；之後，你們會獲得好肉和培根，然後流感就會離你而去。」

那年夏天，整體來說，流感雖然不是完全的從歐洲消失，倒是真的離他們而去了。七月底，一位叫做穆斯塔法・凱末爾（Mustafa Kemal）的土耳其陸軍軍官在回君士坦丁堡（伊斯坦堡的舊稱）的路上，在維也納因為流感被攔了下來。他不斷的檢視德軍在西方戰線上的路線，但對於所見印象實在不深。在與他德軍的同盟戰友，德意志皇帝（the kaiser，即威廉二世，末代德意志皇帝）見面後，他直接了當的告訴對方，他希望同盟國戰敗。（這位土耳其軍官後來康復了，之後成為土耳其共和國首位領導人，得到阿塔圖爾克〔Atatürk〕這個姓氏，意思是「土耳其之父」。）

到了八月，流感變異後捲土重來。這是第二波，大流行中最致命的一波。和之前一樣，經過大家的共識，這波流感被描述為在八月下旬於大西洋周邊的三個地點紛紛爆發：西非獅子山共和國的弗里敦（Freetown）、美國的波士頓、以及法國的布列斯特（Brest）。流感彷彿是一直被放在海洋中孕育一樣（或許是在百慕達三角），但是，當然不是！一艘英國海軍的船艦把它帶到了弗里敦，另一艘船艦噴著蒸汽從歐洲出發，把它帶到了波士頓；而布列斯特的流感來源如果不是來自陸續補充上來的美國遠征軍，就是來自從法國入伍，抵達該城進行海軍訓練的新兵。事實上，那時候很多法國人認為這第二波流感是從瑞士進入法國的。而瑞士當時則認為，不論他們花了多少力氣在邊界佈下防疫隔離措施，流感都是從鄰近的德國和奧地利進入他們國家的。雖說瑞士在戰爭時保持中立，不過在與交戰國的協議中，它會固定接收傷病

譯註2：祈禱文的前幾個字。

戰俘，安置在阿爾卑斯山的戰俘收容營裡。

四十三歲的心理治療師卡爾・古斯塔夫・榮格（Carl Gustav Jung）在風景如畫的山間小村莊厄堡（Château d'Œx）裡幫實習的英國軍官管轄這類營區。在戰爭快結束的幾個月，營區紀律鬆散，被拘留的人允許有訪客探視。榮格的一位傳記作者記起這麼一段可能是杜撰的故事：有一天，榮格跟來訪的英國軍官太太在聊天。在談話的過程中她告訴榮格，在她自己的夢境中，蛇一直意味著疾病，而她就夢到了一隻體型龐大的海蛇。稍後，當流感在營區爆發，榮格便認為那證明了夢有可能是預言之夢。[4] 流感在六月首次出現於榮格的營區。到了八月二日，從瑞士收容營回家的法國士兵便出現了流感的死亡案例報告。[5]

第二波流感從波士頓、弗里敦以及布列斯特往外擴散，軍隊的移動也助長了傳播。在九月初，時任海軍助理祕書的年輕人法蘭克林・迪蘭諾・羅斯福（Franklin Delano Roosevelt）從法國搭乘部隊運輸艦「利維坦號」（SS Leviathan）返回紐約，他出現了症狀，必須被人用擔架抬到岸上。接下來的兩個月，流感從美國東北部海岸散播到整個北美，再透過中美洲傳到南美洲，南美也從海上接收到一些病毒（加勒比海狀況也相同；南美洲的馬提尼克島〔Martinique〕直到十一月底才感染疫情，途徑也和常見的情況一樣，是透過郵務船）。南美洲並未經歷春季波的感染，它的首例是在英國郵務船「德麥拉拉號」（SS Demerara，或稱「蔗糖號」）九月十六日停泊在巴西北部的城市勒西菲（Recife）後，船上所帶來的感染造成的。

從弗里敦開始，流感沿著西非海岸一路擴散，而內陸則是透過河流以及殖民地的鐵路網。從內部的鐵道終點，透過自行車、獨木舟、駱駝或步行讓感染者將流感傳送到最遙遠的地區。南非大大的曝露在疾病之下，因為它港

口多，鐵路網也建設得很好。九月，流感就到達了開普敦，登上了兩艘之前從弗里敦被傳召過來的運輸艦上。這兩艘船艦，「雅羅斯拉夫號」（Jaroslav）和「維羅那號」（Veronej）將兩萬一千名曾在法國服役的南非本地臨時勞工帶回了一千三百名。當船隻抵達時，曾採取了基本防範措施隔離受感染的人，但並非所有的病例都被檢查出來，所以有些人接受了解除警示的錯誤指示，坐上火車回家了。流感迅速的從南非擴散，經過非洲南部，北達贊比西河（Zambezi River）以及之後的區域。非洲之角（Horn of Africa）在十一月受到流感感染，阿比西尼亞（Abyssinia，^{譯註3}）的攝政王海爾塞拉西一世（Haile Selassie I）公開報告疫情在首都阿迪斯阿貝巴（Addis Ababa）奪走了一萬條人命，「但我在重病一場之後，倒是蒙神眷顧，逃過死劫。」[6]

　　九月五日，謝爾蓋・達基列夫（Sergei Diaghilev）的俄羅斯芭蕾舞蹈團在倫敦的科利瑟姆劇院（Coliseum Theatre）進行《埃及豔后》（Cleopatra）的演出。偉大的舞者暨編舞家利昂尼德・馬辛（Léonide Massine）十分害怕自己會得到流感。「我除了一張獅子毛皮，什麼也沒穿，」他在之後回憶道，「在我『死』了以後，必須直直躺在冰冷的舞台上好幾分鐘，當冷冽的感覺鑽入我的骨頭裡……我覺得沒什麼比這更糟糕的了。不過第二天，我得知一直站在戲院門口的警察，一個笨重的大塊頭居然死於流感。」[7]

　　到了九月底，流感傳遍歐洲大部分地區，讓戰事又暫時停止。患有肺結核的法蘭茲・卡夫卡（Franz Kafka）十月十四日在布拉格被感染，他被困在病床上，從窗戶裡目睹奧匈帝國的崩塌。「就在卡夫卡得到流感的第一個早晨，」一位傳記撰寫員這樣寫著，「他們全家被一陣不尋常的聲音吵醒，那是武器錚

譯註3：阿比西尼亞（Abyssinia）為衣索比亞的舊名。

錚作響的聲音以及呼喝的命令聲。」他們拉開窗簾，令人警戒的情況出現在眼前：整排整排的部隊從街道暗沉沉的一邊出現，以完整的行軍順序列隊，並開始有系統的封鎖布拉格廣場。」[8] 軍隊被動員起來，以防止在面對悲慘的供應情況與進行移動時，來自革命的真實威脅；這樣做可以聚集力量，宣布捷克的獨立。

波蘭的現代史在經歷西班牙流感時，發現了一個令人遺憾的回響。在 1918 年之前，這個國家就被他強大的鄰居——德國、奧匈帝國和俄國瓜分，從地圖上完全抹去。波蘭現在的國土接收第二波流感的地區是從三個國家分割出來的，而這疾病的前線在華沙的維斯瓦河（River Vistula）聚合，也就是該國當年重建後，國家的地理中心。[9] 在華沙的心臟，臨時政府的領導人楊‧斯特茲科瓦斯基（Jan Steczkowski）病倒了；他這個臨時政府是在德國和奧匈帝國的許可下，在被占領的波蘭領土上設置的。

這一波秋天的感染潮以寬廣的對角方式，從西南掃到東北，橫跨俄國，間接顯示了這些回國的戰俘仍然是感染的來源，不過流感或許是在幾天或是幾個禮拜的時間內，從俄國邊界四周不同的點進入廣袤的俄國領土的。倫敦《泰晤士報》（Times）報導，流感早在八月就出現於列寧格勒（聖彼得堡）了，一起出現的還有斑疹傷寒、天花、腦膜炎以及一波的「瘋病」。美國歷史學家阿爾弗雷德‧克羅斯比（Alfred Crosby）注意到，當美國遠征軍在九月四日抵達位於北方，白海邊的阿兒昌格爾港（Archangel），去支援反布爾什維克黨的軍力時，感染了該地。[10] 還沒出九月，剛在莫斯科成立的蘇聯衛生部就收到來自全國各地的流感報告。

俄國的內戰、穿越西伯利亞的鐵路，以及與英國對於波斯控制權的相爭——也就是所謂的「大博弈」（Great Game），都助長了流感橫跨北亞的

散播。流感也經由幾個路徑進入倒楣的波斯；不過就擴散來說，其中最有效率的，當屬東北亞路徑，透過聖城馬什哈德進入的。流感在九月抵達印度，到了十月之前就回到了中國。在該月的最後幾天，它讓當時的日本首相原敬（Hara Takashi）不得不取消對天皇的拜謁儀式（他活了下來，只是三年後被暗殺）。

十一月五日，紐約宣布了流感的流行，不過這場流行在被戰爭撕裂的歐洲遲遲不見退去，而食物和燃料的短缺也讓它拖延了很久。當天氣轉冷，法國駐米蘭的領事注意到，被迫在冰冷薄霧中群聚排隊買牛奶的羸弱家庭主婦們，特別容易染疫。[11] 愛爾蘭愛國主義者以及婦女參政運動支持者茉德・岡（Maud Gonne）從英國監獄被釋放後，返回都柏林去拿回她租給詩人葉慈（W. B. Yeats）的房子。葉慈大腹便便的妻子那時因為感染流感而生病，他拒絕了她的要求。這個女人曾是他長久以來的繆斯女神，他為她寫下了詩句，「輕柔的踩呀，因為你踩的是我的夢！（Tread softly because you tread on my dreams）」，而現在她卻拿充滿恨意的信來轟炸他，岡的女兒記得兩人之間曾在都柏林市區的聖史蒂芬綠地公園（Stephen's Green）裡，在很多保母和嬰兒車之間有過可怕的對峙。[12]

奇怪的是，那年秋天的流感至少救了一條性命，那是一個名叫里歐・西拉德（Leo Szilard）的匈牙利年輕物理學家。當他和他的軍團在奧地利的庫夫斯坦因（Kufstein）進行訓練時，他病倒了，因此獲准離開，返回他位在布達佩斯的家，之後，他被推進醫院病房，那裡「就像個洗衣房」，床與床之間就掛著濕床單。[13] 這種濕度治療法看起來對他後來的痊癒沒什麼貢獻，不過當他還在醫院時，收到了一封來自於他指揮官的信，通知他，和他同團的其他袍澤已經全部都死於義大利戰線中的維托里歐・威尼托戰役（Battle of

Vittorio Veneto）。之後，西拉德搬去了美國，進行核分裂的研究，成為了原子彈幕後的人物之一。

十一月九日，德國皇帝退位。十一日簽署了停戰協議，世界各地紛紛瘋狂慶祝，製造出適合「群聚疾病」傳播的理想狀況。成千上萬的人湧入秘魯利馬市（Lima）的街道，隨後幾天之內就爆發了流感。一場由紅十字會在奈洛比（Nairobi）舉辦的停戰舞會在肯亞造成了類似的效果。而在倫敦，詩人艾茲拉・龐德（Ezra Pound）在雨中的街道上漫步，「要觀察停戰對一般民眾造成的影響，」沒想到卻被自己最初以為是感冒的東西擊倒了。[14]

到了1918年十二月，世界大多數的地方又再度沒有了流感的蹤跡。之前，地球上幾乎沒有什麼地方能逃過這殺人秋波肆虐；只是，再怎麼少，也還舉得出幾個例子：南極洲、南大西洋的聖海倫娜小島群（St Helena）、位於亞馬遜河河口的瑪拉荷（Marajó），以及澳洲較大的離島；在人類能採取的自保作為很少的普遍原則下，這幾個地方就是原則外的閃亮例外，海洋這個嚴格的防疫隔離，將流感阻隔於外。

澳洲當局在 1919 年初期就取消了隔離作法，從結果來看這個取消施行得太早，因為那時第三波流感攻擊過來了。就毒性來看，這一波病毒的強度介於其他兩波之間。當病毒終於取得立足之地後，澳洲有超過一萬兩千人死於1918 至 1919 年的南半球夏天，但是他們並不是唯一一群降低戒備的人。第三波病毒在世界各地仍在第二波疫情中沉沉浮浮時降臨。一月的最後一週，第三波疫情在紐約達到頂峰。當它抵達巴黎時，和平協商已經開始進行，從不少國家過來的代表紛紛染病，證明（如果需要證明的話）流感病毒是可以跨越政治版圖界線的。

一些人認為第四波疫情在 1919 至 1920 年冬天攻擊了北方的國家，奪去

了德國政治科學家馬克思・韋伯（Max Weber），以及在英國的加拿大內科醫生威廉・奧斯勒（William Osler）的性命，後者就是幫肺炎創造出「老人之友」這個名詞的人。不過，這一波通常被排除在正式的大流行之外。大多數人認為第三波，也就是大流行，在 1919 年五月就在北半球結束了。然而，南半球還有好幾個月的苦難要過，因為流感大流行是以北半球的時間觀點來分階段的。

巴西只經歷了一波流感，也就是 1918 年秋天那波，不過第二波流感卻在整整一年之後侵襲了智利，而這時最致命的一波正在秘魯首都肆虐，他們的是第三波，時間是 1920 年初。伊基托斯（Iquitos）城坐落在秘魯亞馬遜叢林的深處，即使是今日也只能靠河流和空中交通方式抵達。這樣的隔絕方式意味著它只遭受到一波流感的侵襲，時間在 1918 年尾。但是同樣的隔離，卻因為醫療照護的貧乏，註定了它毀滅性的命運。身為當時亞馬遜橡膠交易中心的伊基托斯，死亡率是首都利馬記錄的兩倍。[15]

這最後一波死亡潮也鏡射到太平洋的另一面，日本。日本人稱呼它為「晚期流行」（為的是和 1918 年的「早期流行」區分），起於 1919 年尾，一直延續到 1920 年。1920 年的三月十八日，在東京北方五百公里之遙的山形縣鶴岡庄內（Shonai），一個農夫在他的日記中這樣寫著，「慶四郎感冒咳嗽了，所以讓他去觀音寺村的止咳神明那裡拜一拜，祈禱咳嗽早日結束。」[16] 這段文字可能代表這位農夫的家人慶四郎得到了西班牙流感。如果真是這樣，那麼他一定是最後一批病例中的其中一人，因為在那之前，流感的大流行已經結束了。

宛如暗夜之賊

　　大多數得到西班牙流感的人，經歷的症狀和一般的流感相比，也沒特別多了什麼——就是喉嚨痛、頭痛、發燒。和一般流感一樣，在 1918 年春天得病的人大多康復了，有極少數的例子會轉成重症，其中一些不幸死亡，雖說這一點令人感到悲傷，卻也不是不能預期的。同樣的事情，每年冬天都會發生。

　　不過，當這疾病在八月份捲土重來後，情況可就沒那麼尋常了。以一般流感狀況開始出現的病情，很快就逐漸凶險了起來。流感本身比較嚴重，也較易併發肺炎，事實上，導致大多數死亡的原因就是細菌性肺炎。病人很快就發生呼吸困難的問題，顴骨上出現兩個赤褐色的斑點，幾個鐘頭之內，這樣的顏色就會紅遍全臉，從一邊耳朵到另外一邊耳朵。一個美國陸軍的軍醫寫道，「直到難以辨認，病人原來的膚色是白色還是其他顏色。」[1]

　　醫師們把這種令人不寒而慄的發作情形稱為「向日散狀發紺（heliotrope cyanosis）」。就像許多波爾多的紅酒商人一樣，醫師們努力想出精確的詞語來描述顏色，相信顏色上的絲微變化，對於病人的診病結果可能可以提供更多訊息。根據某位醫師的說法，「就像滿佈著厚厚灰塵的紅色李子」。只要

顏色中主要還保持紅色，病情就還有樂觀的空間。但是只要病人臉色在紅中夾入了一些青紫色、薰衣草紫、或是淺灰藍，實際上病情就嚴峻了。[2]

藍色轉深變黑。黑色首先出現在末梢，也就是手腳，包括指甲，漸漸往上蔓延到四肢，最終再注入腹部和軀幹。只要病人還有知覺，就能看到死亡從指尖滲入，將人填滿。十一月八日，當瑞士出生的法國作家布萊斯‧桑德拉爾（Blaise Cendrars）到巴黎聖日耳曼德佩大街二〇二號叫門時，門房通知他阿波利奈爾先生和太太都病了。他重述了當時的情況：他蹦到樓梯上，捶著門，有人開門讓他進去，「阿波利奈爾面朝上躺著，」他回憶道，「整個人完全黑掉了。」[3]

阿波利奈爾在隔天早上死掉了。一旦露出黑色，死亡在幾天或幾個鐘頭內便會降臨。死者家屬因為遺體的模樣而更加哀痛：不僅僅是臉和手都黑掉，胸部更是膨脹得可怕。「身體非常快就腐敗了，而胸部差不多是整個膨起來，所以我們必須把我可憐的兄弟往下壓兩次，」一位倖存者寫道。「棺材必須立刻封緊，」[4] 在解剖時，病理專家發現胸腔裡的肺又紅又腫，充滿了大量的出血，表面則覆滿了水狀的粉紅泡沫。流感的受害者被浸泡在自己的體液之中，溺斃而亡。

孕婦如果得到流感，導致流產或早產的比例高得驚人。血液會同時從口鼻流出。當時世界上最大的船艦之一，名如其實的船艦「利維坦號」（Leviathan，[譯註1]），1918 年九月二十九日從紐澤西州的霍博肯港（Hoboken）出發前往法國，船上載了九千名官兵以及水手。疫情在船一出港後就爆發了，一週後，當船到達法國的布列斯特，船上有兩千人染疫，大約九十人死亡。

譯註 1：「利維坦號」的英文名 SS Leviathan，意譯是「大海怪」。

船上乘客在航行間目睹的景象是沉重悲痛的，就像但丁的地獄之旅。部隊船艙的鋪位之間，空間非常狹窄，醫護人員在照料病人時免不了會碰到他們的血跡。由於病人用不了高一點的鋪位，因此意識不清的病人只好被放在甲板上，地板表面很快就因為血跡加上嘔吐物，變得很濕滑。「這種慘狀在夜間的情形如果不是親眼目睹，是無法想像的，」一個熬過來的美國大兵寫道，「被嚇壞了的人呻吟著、哭喊著，這種聲音中夾雜著要求治療的呼喊聲，讓情況更加混亂。」[5]

　　染疫過後，身體的體質發生改變。大家說西班牙流感有味道，像是發霉的稻草。「在那之前或是以後，我都沒再聞過那種味道，」一位護士回憶道，「太恐怖了，因為病毒裡面有毒。」牙齒脫落，頭髮掉落。有些人甚至沒有出現任何症狀，站著站著就直接倒下去了。精神錯亂是很常見的。「病人變得非常激動不安，」柏林的一位醫師寫道，「必須把他們綁在床上，才能避免他們在激動時自殘。」巴黎的另一位醫師也觀察到，一旦發燒了，精神錯亂的情況似乎會自行惡化、違反他們的直覺意識。他形容自己病人因焦慮引發情緒，感覺世界末日即將來臨，而屬於他們的生命篇章正在大聲哭泣。[6]有自殺的病例被報導出來：病人從醫院的窗戶一躍而下，兒童也死於悲慘的環境裡，成人跳樓還被形容成「跳」，兒童就是「跌落」了。在靠近瑞士盧加諾（Lugano）的地方，一個叫拉吉（Laghi）的律師用刮鬍刀割斷了自己的喉嚨，一位在倫敦市區工作的職員有一天沒去上班，他搭上了往英格蘭南部海岸威茅斯（Weymouth）的火車，然後自己跳海。[7]

　　民眾報告有昏眩、失眠、聽力或嗅覺喪失、視力模糊的情況。流感有可能導致視覺神經發炎，而色彩視覺受損則有明文記載。很多病人表示，在重新恢復意識之後，世界似乎變得黯淡無比、褪了顏色，就好像那些一度發紺的臉，

顏色全都被抽離了。「坐在一張靠窗的長椅上，看著失去顏色的陽光灑落在雪上，天空的蔚藍早已被抽乾，然而能坐在這裡本身就是一種令人憂傷的奇蹟。」美國一位倖存者凱薩琳‧安‧波特（Katherine Anne Porter）在她自傳式的短篇故事《蒼白的馬，蒼白騎士》（*Pale Horse, Pale Rider*）中寫道。[8]

不過，在這所有的一切中，最令人恐懼的是事情降臨的方式：靜悄悄，沒有一點警示。這是流感各種症狀顯現之前的高傳染期間典型的情況。即使已經受到感染，有傳染力了，但至少一天，有時候更長，患者可能還是好好的。在 1918 年，如果你聽到鄰居或親戚咳嗽，或見到他們在你面前倒下，你就知道，你自己也很有可能已經中標得病了。引用孟買一位衛生部官員的話來形容，西班牙流感來臨的時候，「就像暗夜裡的賊，發動迅速，潛伏而行。」[9]

愛在流感蔓延時

當佩德羅‧納瓦（Pedro Nava）在 1918 年八月抵達里約熱內盧時，他十五歲。他是去跟表伯父安東尼‧恩內思‧德蘇沙（Antonio Ennes de Souza）一起生活的，伯父住在位在城市北部的蒂尤卡（Tijuca）區，街區相當漂亮。安東尼‧恩內思‧德蘇沙事實上是納瓦爸爸荷西（José）的嫡親表兄弟，但荷西在 1911 年過世，讓他們的家境變得窘迫，不得不離開城市。當納瓦長大到要正經讀書的時候，母親送他回里約，接受表伯父安東尼‧恩內思‧德蘇沙的照拂。

他立刻被他優雅又活潑的里約親戚們吸引，特別是一位到這家來拜訪的客人——表伯母歐金妮雅的甥女，名字叫娜宜兒（Nair Cardoso Sales Rodrigues）。事隔半個多世紀，當佩德羅形容亮麗的娜宜兒時，他把她與

米羅的維納斯女神相提並論——她的肌膚光彩照人，嘴唇有如紅艷的花瓣，頭髮秀麗迷人。在回憶時，他也清清楚楚的記得那晚兩人都聽到了被稱為 *espanhola*（譯註2）的流感正在流行的消息。**10**

當時是九月底，一如往常，在德蘇沙家裡，全家人在晚餐桌上大聲讀著報紙。新聞報導，在由里約航往歐洲的「拉普拉塔號」（La Plata）船上，有一百五十六人死亡，船上有巴西籍的醫療神職人員。疫情在船隻由非洲西岸的達卡爾港（Dakar）出發後兩天就爆發了。不過，非洲是如此的遙不可及，而且船在繼續航行，他們有什麼好擔心的？或許因為是潛意識中的抑制，又或是報社認為新聞趣味性不夠，那天晚上沒有被報導的是，一艘曾在達卡爾港停泊過的英國郵務船「德麥拉拉號」（SS Demerara）正開往巴西。十月十六日，船抵達巴西北部的城市勒西菲（Recife），船上已經有幾個流感病例，而船則繼續往南駛向里約。

晚餐之後，納瓦和伯母一起坐到開啟的窗邊，愉快的幫她抓背。娜宜兒跟他們同坐，注視著這熱帶的夜晚，而納瓦也仔細的觀察了她。當午夜鐘聲響起，他們關上了窗，離開房間，不過娜宜兒止住了步伐，問他們是否該為「西班牙」病擔心。多年之後，納瓦回憶起此情此景，「我們三個人都站著，站在兩邊鑲有威尼斯式鏡子的走廊上，鏡中我們重重疊疊的身影消失在往外無限延伸的兩個隧道裡。」歐金妮雅告訴她，沒什麼好擔心，接著他們就道晚安分開。

「德麥拉拉號」在十月的第一個禮拜駛進了里約港，沒有遭遇任何抵制。這或許不是第一艘受到感染後進入首都的船隻，不過就在它抵達之後，

譯註2：espanhola 是葡萄牙文，意思是「西班牙」。

流感便開始在城中比較窮困的區域傳開。十月十二日禮拜六，迪阿洛斯俱樂部（Club dos Diàrios），這個里約嗜喝咖啡的權貴們喜歡流連的場所舉辦了一場舞會。接下來的一個禮拜，許多富貴客人們紛紛臥床不起。納瓦大多數的同窗們也一樣，當他禮拜一早上現身在學院時，和他同年級的四十六個學生只有十一個出席。到了當天結束之前，學校就無限期的停課了。納瓦被告知直接回家，不要在街上逗留，當他回到表伯父位於艾薇拉大街十六號（16 Rua Major Ávila）的家時，發現家裡三個成員從早上開始就病了。

對於這一波疾病的來襲，整個城市完全措手不及，而現在疫情突然襲捲了全城。醫師們筋疲力竭，而回家後卻發現還有更多病人等著他們。「阿格諾・波爾托（Agenor Porto）告訴我，為了要能稍事喘息，他得躲在自己的蘭道烈特（Landaulet）車子裡躺著，蓋上棉麻的布袋。」食物短缺，特別是牛奶和蛋。被稱為「卡里奧卡」（Carioca）的里約市民驚慌不已，新聞報導城裡的情況正在惡化中。「貪婪、瘂瘓中但還不斷咳嗽的竊盜暴民攻擊了烘焙店、大型零售店和酒吧⋯⋯專為上流階層和政府人員等特權階級保留的塞著雞的菠蘿蜜果，在守衛的保護下，從一雙雙睜亮著眼睛、流著口水的民眾前運送過去。」

飢餓襲擊了位在艾薇拉大街的家庭。「我得認識一下那個讓人興奮不起來的同伴，」納瓦寫道。「在過了一天靠著變得黏稠的魚湯、一天啤酒、紅酒、烈酒外加橄欖油渣過活的日子後，我還能清楚記得第三天天破曉時的情況。我們沒有早餐、沒有一點可以吃或喝的東西。」七十一歲的德蘇沙（Ennes de Souza）戴上了寬緣的帽子，拎著一支防衛用的木棒，手提柳條籃子，由他正在復原中的外甥恩尼斯托（Ernesto）陪著出了門。「他臉色蒼白，鬍子亂七八糟，」他要出門去看看能為挨餓的家人取得什麼食物。「好幾個鐘頭

之後，他們回來了。恩尼斯托帶回了一袋滿滿的馬利餅（Marie biscuit）、一些培根肉以及一罐魚子醬，他的伯父帶著十罐濃縮牛奶。「這些寶貴的物資由伯母歐金妮雅執行嚴格的分配應用，」彷彿艾薇拉大街上的房子是畫家傑利柯（Géricault）筆下，法軍巡防艦「梅杜薩號」（Medusa）在遭遇船難後，生還者在海上求生筏上的情景。

一個不速之客出現在他們屋前：納瓦的外公。據他說，他是穿越隔壁的米納斯吉拉斯州（Minas Gerais）過來的，那裡的流感正剛剛開始流行。萬萬沒想到，外公居然要求納瓦帶他去看風景：里約市的地標紅海灘（Praia Vermelha）和糖麵包山（Sugarloaf Mountain）。當外孫的勉強答應了下來，不過在看到共和廣場（Praça da República），里約市中心寬廣的公共空間居然一如月球般空曠清冷，他驚訝得愣了一下。「那樣的情景我後來又見到了一次，是在四十六年後，1964 年的四月一日，不過那時候是因為發生了革命。」

納瓦記得當時抬頭望了天空，看到灰撲撲的穹蒼之中，太陽宛如一顆骯髒的黃色汗點。「陽光有如入眼的沙子，會刺痛眼睛。我們呼吸的空氣很乾燥。」他的腸子發出咕嚕咕嚕的聲音，頭痛不已。在返家的電車上，納瓦睡著了，做了個惡夢，夢見他站在樓梯上，但腳下的樓梯卻消失了。他醒來時全身發抖，額頭熱燙如火。他外公帶他回去，一回去納瓦就病倒了。「我不斷的從那些樓梯上滾下去……出現幻覺、出汗和失禁的日子開始了。」

在納瓦病倒的時候，里約還是一個年輕共和國的首都。一場軍事政變在1889 年終結了佩德羅二世（Dom Pedro II）皇帝的王朝，而之前一年，巴西才施行奴隸廢除制，有大量恢復自由的黑奴和黑白混血奴隸進入該城。最窮困的移居到了城市中的科爾蒂蘇什（cortiços），也就是貧民區。Cortiços 這個

字是葡萄牙文的「蜂窩」之意，通常缺乏流動的水、下水道，以及適當的通風。生活狀況比住在 *subúrbios*，也就是城市四周郊區簡陋搭建成的小城鎮好一些，不過科爾蒂蘇什的能見度比較高。白皮膚、中產階級的里約市民視他們為城市的寄生蟲。阿路易西歐（Aluísio Azevedo）透過小說《噢，科爾蒂蘇什》（*O Cortiço*）來傳達這種被挑起來的恐懼感：

> 兩年了，貧民區日復一日的壯大，不斷取得力量，吸引著新的外來客。就在隔壁門裡，米蘭達的警戒心也日日升高，他被那血腥又熾烈的世界嚇得膽顫心驚，頑強的熱帶林木在他窗下生長著，根愈來愈粗大，比毒蛇還凶險，不顧一切往下鑽挖，威脅著要穿破院子裡的土，撼動他房子最深的根基。

當佛朗西斯科・德・保拉・羅德里格斯・阿爾維斯（Francisco de Paula Rodrigues Alves）總統在 1902 年開始掌權後，推行了一套充滿雄心壯志的市區更新計畫，目標是把里約轉變成一個現代化的共和文明展示櫃。在他的願景裡，偉大之城 *cidade maravilhosa*（審訂註1）裡面沒有地方可以容納疾病之巢科爾蒂蘇什，那裡面住著的是被生物學所定罪的居民，他們被「鎖在營養不良與疾病感染的邪惡輪迴裡」。[11] 於是這些地方被拆除，居民被迫遷離。為了要讓道給寬廣漂亮的布蘭科大道（Avenida Rio Branco），六百個家庭被摧毀，所以當美國旅遊作家哈麗特・查爾默斯・亞當斯 (Harriet Chalmers Adams) 在 1920 年描述這座城市時，她寫道：「當微風從水濱掃過寬闊的大道，吹到另一側水濱時，城市的這個區域是前所未有的冷清。」[12] 曾幾何時，一

審訂註 1：*cidade maravilhosa* 是葡萄牙文，偉大城市的意思，是一首進行曲的歌名，也是里約市之歌。

度曾讓里約不同階層能輕易融合的城市特色，也就是齊聚歡樂（尤其是在參與與音樂和舞蹈相關的活動時）已經一去不復返。現在已經沒有能讓里約居民可以不分貧富、沒有鴻溝相隔而歡聚一起的生活圈了。

總統也開始著手擺脫城市的傳染病，在這方面，他有奧斯瓦爾多・克魯茲（Oswaldo Cruz）醫師的協助。這位醫師是公共衛生總局的局長，在1904年曾下令進行強制性的疫苗接種，以預防天花。當時，巴西大部分的國民完全沒有病菌說的概念，許多人都是第一次接觸公共衛生，因此遇上覺得不尋常的東西時，貧窮的卡里奧卡暴動了。這個事件稱為「疫苗之亂」（Vaccine Revolt），不過，程度上不僅僅是大家認為的侵犯而已。這是社會上一個廣大階層表達的抗爭，對抗本應服務他們（指巴西民眾或歐洲菁英）的城市政府。**13**（^{譯註3}）

十年之後，大多數的巴西市民接受了疫苗，不過克魯茲雖在1917年逝世，他不受人歡迎的名聲還是留了下來，這個後遺症造成里約市民後來對1918年出現的新病症產生不信任的反應。十月十四日，當流感在迪阿洛斯俱樂部高貴的客人身上傳播開來的那一天，當地的辛諷雜誌《怪臉》（Careta）表達了他們的不安之意，不知當局是否會把這僅是「limpavelhos」，也就是「老人殺手」的危險加以誇大，以符合他們強制推行「科學化獨裁」的作法，侵犯人民的公民權。新聞界將公共衛生的指揮官卡羅斯・西達爾（Carlos Seidl）形容成猶豫不決的官僚，而政客把他關於微生物透過空氣傳播致病的說法當成垃圾，堅持「從西非達卡爾港來的灰塵也能飛這麼遠呢！」這場流感的流行甚至還被謔稱為「西達爾的邪惡」。到了十月底，當里約有五十萬

譯註3：當時政府在未經宣傳的情況下，由公共衛生人員與警員強行進入民宅施打疫苗，引發一連串的暴動事件。

人，也就是超過一半以上的人口都染上病時，當地還有一些輿論製造者在懷疑這病到底是不是流感。[14]

在那之前，城中還有許多屍體尚未埋葬，於是大家才開始害怕，他們是不是置身於衛生的風險之中。「在我們那條街上，」一個里約市民回憶道，「你從窗戶望出去，就能看到一片屍海。人們會把死者的腳架在窗檯上，這樣公家的協助單位才會來把屍體帶走。不過這項服務速度很慢，空氣汙濁了起來，而屍體開始發脹腐敗。很多人開始把屍體丟到大街上去。」[15]

「就在警察局長瀕臨絕望邊緣時，知名的嘉年華狂歡人士賈曼塔（Jamanta）想出了一個解決辦法，」納瓦寫道。白天，賈曼塔的名字是荷西・路易士・寇迪易羅（José Luís Cordeiro），在一家頗有影響力的報社《郵政日報》（Correio de Manhā）擔任新聞記者。這家報社對嘉年華倒是傾向於不贊同的立場。晚上，他化身成一個喜歡遊戲人間的人，「他去學開市區的電軌車只為了好玩，因為感覺蠻適合一個不受社會習俗約束的波西米亞夜貓子，就像他自己。」

當巴西郵政運務（Correio）因太多員工生病而無法在一般的期限內完成工作而道歉時，賈曼塔展現了本事。「他請老闆支援一輛運送行李的電軌車，以及兩輛二級的載客電軌車，把城市從北掃到南。」他的恐怖貨車駛向了暗黑、空寂的聖三番哈維爾公墓（São Francisco Xavier Cemetery），墓地位於里約北區的卡如（Cajú），他在那裡將他的厄運貨車卸載，就像「幽靈火車或是吸血鬼之船一樣」，然後又開始另外一輪的載運，「即使太陽已經升起」。

卡如公墓門口的鈴聲不斷的響著，讓附近的居民幾近瘋狂。掘墓人的速度趕不上，上千具屍體就放在一旁等待埋葬。為了要節省時間，他們挖的是淺穴。「有時候，坑挖得太淺了，一隻腳就突然從土中露了出來。」巴西作

家尼爾遜・羅得力吉（Nelson Rodrigues）回憶道。[16] 業餘的掘墓人被人用較高的價格聘來幫忙。」之後，「囚犯也來了，」納瓦寫道：「一片混亂呀！」被判有罪的人全被徵召去清除堆積如山的工作。令人驚恐的話到處流竄：手指和耳垂被傷，因為要上面的珠寶；年輕女子的裙子被翻開；屍體被姦汙；有人還活著就被埋掉。在醫院裡流傳著這樣的話：每晚固定的時間，「午夜之茶」會被奉給已經救治無望的人，助他們早日登上極樂世界——這是棺材商人隱晦的在墓地裡提及的。

這些謠言到底是真實的，還是集體的幻想？又或是整個城市的想像力已經因為恐懼而失控至此？到了最後，納瓦是這樣總結的：這些都無關緊要了，因為衝擊是一樣的。驚恐改變了這個城市，而城市則走向了後世界末日的方向。足球員在空空蕩蕩的球場踢球。布蘭科大道被遺棄了，所有的夜生活也停止了。如果你在街上瞥見了人影，那也是行跡匆匆，瞬間就消失了。大家總是在跑著，黑色的剪影映在血紅的天色之下，臉龐就如何孟克的畫作《吶喊》那樣扭曲。「那些走過這些日子活過來的人，記憶就是這樣沒有任何色彩的。」納瓦寫道，他在病後也經歷過這種奇怪的色彩知覺扭曲，就跟其他病人報告的一樣。「清晨的色澤、天空中的蔚藍光影、星星閃爍的輝彩或是月光的銀白都無跡可尋。所有的事物似乎都籠罩在一層有如灰塵般的灰色或是腐敗的紅色之中，而記憶中湧現的總是雨水、喪禮的儀式、黏液與鼻咽濃稠的黏膜。」

當納瓦撐著消瘦又虛弱的身子從病床上起身，走到靠近街邊的窗旁坐下：「短短三個鐘頭裡，我就看到三場零零落落的喪禮隊伍沿著德馬士奎特男爵大街（Barão de Mesquita）一路走下去。」僕人告訴他，他視為偶像的女孩娜宜兒病得很重。他掙扎著走上樓梯，從她的門外往裡瞄，看見的情景卻讓他

無比震驚。那個光彩照人、肌膚光滑柔細的女孩消失了。她的嘴唇龜裂發青，頭髮黯淡無光、頰骨突出面容凹陷。「她彷彿完全變成另外一個人，被某種惡魔纏住了身。」

娜宜兒在十一月一日，天主教的諸聖日（All Saints' Day）死去；在那之前，流感疫情已經逐漸退去，里約的生活正在漸漸回歸正常。那日下著傾盆大雨，蓋著白色簾子的棺木在滂沱大雨中消失，「彷彿在一個玻璃魚缸裡」，恩尼斯托隨伴在側。那晚他回來後告訴其他人，棺材被放進一個泡著水的墓穴裡。五年之後，當歐金妮雅伯母去幫娜宜兒撿骨時，發現她「完全沒有腐壞，只是像木乃伊一樣變黑。」據挖墓人解釋，她的身體被保存在一個潮溼、厭菌的環境裡。

娜宜兒被重新下葬，埋入土中。兩年之後，她乾淨的骨頭被移到家族墓裡。在納瓦的心中，她的形象一直是一個「像大理石雕像般的新娘」，穿著白色的洋裝，躺在白色的棺木之中，艾薇拉大街十六號的威尼斯式鏡子永遠映著那身影，而她的唇微微張開，露出一個悲傷的微笑。「現在她早已是過往雲煙了，遙遠一如古羅馬和古迦太基之間的布匿戰爭（the Punic Wars），又如古老的埃及王朝，希臘神話中的米諾斯國王（King Minos）或是先民一族（the First Men），她錯在離家，相當可憐。」從五十年後的遙遠時光裡，這位退休了的醫師跟她告別：「甜美的女孩，願你安息。」

第三卷：

嗎呼，那是什麼？

05

十一號疾病

　　當一個會危及性命的新威脅出現，第一個、同時也是最迫切的任務就是先幫它命名。一旦有了名稱，就可以被談論，而解決方案也可以被提出，無論最後是被採用或是拒絕。因此，命名就是希望控制威嚇的第一步，即使名稱的寓意可能只是一種能夠控制威脅的幻覺。所以，命名有其急迫性，一定得盡早進行。麻煩的是，在爆發初期，對疾病進行觀察的人可能還無法窺見全貌，因而會對威脅的本質或起源有所誤解。這樣就會導致後來發生各式各樣的問題。當初最早定給 AIDS 的名稱——同性戀相關免疫缺乏症（gay-related immune deficiency）侮辱了同性戀社群；而我們後來得知，豬流感（Swine flu）是經由人類傳染的，不是豬隻，但是從 2009 年爆發之後，有些國家仍然禁止豬肉的進口。而命名的另一種可能則是，疾病範圍可能「超出」其名稱之外。舉例來說，伊波拉（Ebola）病毒症是以非洲中部的伊波拉河來命名的，但是 2014 年，它卻在西非引發了流行；茲卡（Zika）病毒則跑得更遠，它以烏干達的森林命名，那裡是病毒首次在 1947 年被分離出來的地方，然而它卻在 2017 年對美國造成很重大的威脅。

　　為了避免造成這樣的問題，2015 年世界衛生組織（World Health Organization，簡稱 WHO）公布了一些疾病命名的指導原則，規定疾病不應該以特

定的地方、人、動物或食物來作為命名的參考。不該包含會引起恐懼的字眼，像是「致命」或「未明」。而是應該採用症狀的通用描述，像是「呼吸道疾病」，再加上一些更確切的形容詞，像是「青少年」或「濱海性」，以及引起疾病的介質。有需要去區別符合同樣條件的疾病時，就應該隨機的用數字來加上標示，例如一二三。

針對這個問題，WHO 的工作團隊認真協商了很久一段時間，這可不是容易解決的問題。以 SARS 為例，它是 severe acute respiratory syndrome（嚴重急性呼吸道症候群）的簡稱。很難想像這個名稱會冒犯到人，不過它的確令有些香港人感到不滿。這疾病在 2003 年爆發時，香港也受到影響，而香港官方正式名稱的字尾「Special Administrative Region」（特別行政區）和 SARS 有相同的縮寫。從另一方面來看，以現在的指導原則來命名會排除掉一些雖然有爭議，但卻可能含有對這疾病動物宿主有用的相關資訊，以及可能的感染源，例如猴痘（monkey pox）。工作團隊也考慮過以希臘眾神來命名（希波克拉底可能會被嚇壞），或是像颶風系統的命名方式一樣，以男性女性的名字交錯命名，不過這兩個選項都被拒絕了。他們可能也考慮過學中國在 1960 年代以數字方式來取名，以免造成大家的驚慌（疾病名稱一到四分別是天花、霍亂、瘟疫和炭疽病）。不過，最後他們還是決定不進行太徹底的改變。現在的指導原則是為了不要發生最糟糕的命名罪過而設計，也仍然給科學家們預留了一些創意的空間。[1]

當然了，這些指導原則在 1918 年是不存在的。更甚者，當流感在當年爆發，或多或少在同一時間擴及全世界，影響了擁抱病菌說以及不相信這種理論的人。這些人對於疾病本身通常有其令人瞠目結舌的不同觀念。自從疾病被定義為「不健康」起，是否把一組症狀當做疾病來看待，就在於個人對健

康的期望。生活在富裕的都會區如雪梨，或是在澳洲內陸的原住民社區，觀念上可能有天壤之別。1918 年世界還在戰爭，許多國家的政府有很好的動機（可以說比平時的動機更強）把發生這種毀滅性疾病的罪責推托到其他國家身上。在這種情況下，該疾病就可能出現五花八門的名字，而事實上也出現了這種狀況。

當流感在五月到達西班牙後，大多數的西班牙人就其他普通人一樣，認為這病是來自於國外。以這個例子來說，他們沒說錯。這病在美國已經出現兩個多月了，在法國也至少幾個禮拜了，不過西班牙人並不知道這些。因為戰爭的原因，參戰國嚴格控管流感的消息，以免打擊軍心士氣，例如法國軍醫就用神神祕祕的「maladie onze」（十一號疾病）來稱呼。遲至六月二十九日，西班牙的公共衛生部監察長馬丁・薩拉察（Martín Salazar）才終於對位於馬德里的皇家醫學院宣布，他並未從歐洲其他任何地方收到相似的病例報告。所以，西班牙人可以怪誰呢？一首流行歌裡提供了答案。在流感抵達西班牙時，馬德里正在流行一部以唐吉歌德傳奇為藍本的輕歌劇《遺忘之歌》（The Song of Forgetting）。裡面有一條讓人琅琅上口的曲子叫做「那不勒斯士兵」（The Soldier of Naples），所以當一個疾病反反覆覆在人群之中出現，馬德里人很快的就把它取名為「那不勒斯士兵」。

西班牙在當時的戰爭中是保持中立的，所以不會特意去控管新聞。當地報紙即時報導了「那不勒斯士兵」之後隨之而來的大亂象，這個破壞性的新聞就傳到了國外。六月初，對於流感在法蘭德斯（Flanders，今比利時西部的區域）和香檳區戰壕中肆虐，一無所知的巴黎人得知三天之內，三分之二的馬德里人就病倒了。一方面他們沒有發覺流感在自己國家中的時間其實比西班牙長，另一方面也多少因為他們自家政府的推動，法國、英國和美國人開

始把這流感稱為「西班牙流感」。

　　不意外，這個標籤幾乎從來沒出現在現代西班牙的任何出處之中。事實上，唯一的例外就是有些西班牙作者寫了一些抱怨的話。「看它被人宣傳成這樣，作為一個西班牙的好國民，我抗議『西班牙熱』這樣的觀念，」一個名為歌爾西亞・崔伊維諾（García Triviño）的醫師在西班牙的醫學期刊中這樣表達他的怨懟之意。西班牙很多人把這個名稱看成「黑色傳說」最新的誇大表現。（譯註1）十六世紀歐洲的帝國之間互相較勁，進行反西班牙的抹黑宣傳。他們把西班牙征服者描述得比實際更加血腥殘暴（西班牙人的確把被他們征服的印地安人綑綁起來，用鎖鏈鏈住，但可能並未如傳說所稱一般，把印第安孩子拿去餵狗）。**2**

　　而在戰爭的戲臺上，人們更是遵循歷史悠久的規則來命名這個流感，將責任歸罪於對立的一方。在非洲的塞內加爾，這病叫做巴西流感，在巴西則叫做德國流感，而丹麥人則認為病是「來自於南方」。波蘭稱呼這病症為布爾什維克病（Bolshevik disease，譯註2），波斯人怪罪的是英國，而日本人則怪自己的相撲選手：他們第一次爆發是在一場相撲錦標賽後，所以就叫做「相撲流感」。有些地方的命名反應了人類歷史和流感間的關係。舉例來說，在南羅德西亞（Southern Rhodesia，辛巴威〔Zimbabwe〕的舊稱）的英國拓荒者心中，流感是一種相當輕微的病，所以官方才在這種新的苦難 influenza (vera) 之後加上拉丁字「vera」，意思是「真實的」，試圖消除這是同一種病症的一切懷疑。接下來的命名也是跟著同一種邏輯走，只是選擇了不同的解

譯註 1：黑色傳說（Black Legend）是一種反西班牙、反天主教傳播的理論化史學傾向，常帶有偏見或捏造的情形，始於十六世紀。

譯註 2：布爾什維克（Bolshevik），即後來的蘇聯。

決方式，德國醫師覺得需要說服民眾這次新出現的恐怖東西是流感的「時尚」病，這可是慮病症者的愛，所以就稱它為「pseudo-influenza（假性流感）」。世上有些地方已經親眼目睹這「白種人之病」的摧毀潛力，所以所取的名字完全無法傳達這疾病的本質。「人類的大老爹」、「奪命大紀元」、五花八門意味「災難」的字眼，早已用來命名稍早的流行病，並未去區分是天花、麻疹或流感，有時甚至是用在饑荒或戰爭上。

有些人還保留著判斷力。在西非的弗里敦，一家報紙建議這個疾病應該叫做 manhu（嗎呼），直到對它有更深入的了解為止。manhu 是希伯來文，意思是「那是什麼？」，這個字也是當初以色列人在過紅海，看到有種奇怪的東西從天而降時，互相問對方的一個字（從 manhu 衍生出 manna〔嗎哪〕這個字，意思是「天國來的麵包」）。其他地方的人命名方式則比較具有紀念性。迦納首府海岸角（Cape Coast）把這種病症稱為「Mowure Kodwo」（莫禮・寇得沃），因為該地區第一個死於這種疾病的人就叫做寇得沃（Kodwo），他住在莫禮村（Mouri）。[3] 在整個非洲，疾病的名稱一直都是用當時出生的年齡層名稱來命名的。舉例來說，奈及利亞的伊博族（Igbo）在 1919 至 1921 年間出生的都叫做「ogbo ifelunza」，「influenza」是年齡層名稱。「Ifelunza」很明顯是「influenza」的訛誤，這個字在那年秋天首次被納入伊博族的專門詞彙之中。在此之前，他們並沒有這個疾病的字。

隨著時間過去，地區性的流行並不多，發生的反而是全球性的大流行，所以大家同意統一用一個名稱已經是勢在必行之事。那時採用的是當時世界上大多數強國已經在用的名稱，而強國指的是第一次世界大戰的戰勝國。因此當時發生的大流行流感就被稱為西班牙流感了，用詞包括：Spanish flu、ispanka、espanhola、la grippe espagnole、die Spanische Grippe——歷史上的一個錯誤自此一錘定名。

醫生的兩難處境

　　流感已經被命名，而敵人也現出面目。不過，在醫師的心目中，1918 年的流感是什麼呢？他們最具前瞻性的想法就是一組包括了咳嗽、發燒、疼痛和痛苦的症狀，病因則是一種細菌，以發現人理查・菲佛（Richard Pfeiffer）的姓來命名。如果病人來找醫師看診，抱怨各種不適的感覺，醫生可能會為他檢查身體狀況，量一下體溫、詢問一下症狀，檢查頰骨上是不是有赤褐色的斑點。這些或許已經足以讓他明白病人是否染上流感了。不過，如果他是屬於嚴謹型的醫師，想要確定病人得到的是什麼病，可能就會採取病人的痰液（咳嗽出來的黏液的文雅說法）樣本，在富含營養的凝膠上進行細菌培養，然後用顯微鏡觀察。他知道菲氏菌長什麼樣子（菲佛本人在 1890 年代曾拍過一張照片），如果他看到菲氏菌，那就確定了。

　　問題是，菲氏菌雖然常常能在人類的喉嚨中發現，卻不是引起流感的病因。1918 年，醫師能在某些培養皿中看到菲氏菌，但並非所有的皿中都有。這違反了偉大的羅伯特・柯霍所「假說」，某種特定微生物會引起某種特定疾病的因果關係成立，所必須具備的四個條件中的第一條：在患有該疾病的所有有機體中，該種微生物的數量一定是很多的，不過，健康的有機體體內則不該存有該種微生物。當然了，流感是由病毒引起的。病毒大約比細菌小

了二十倍，因為實在太小了，所以用一般的光學顯微鏡也看不見。換句話說，就算他們懷疑引起流感的是病毒，也無從偵測起。這是醫師們在 1918 年時的兩難處境：他們不知道流感致病的原因，所以也就無法很準確的進行診斷。而這種兩難的困境也會導致其他事情的發生。

當流感在春季大流行時，大家很容易就被說服爆發的就是流感。不過當秋天又爆發一波時，大家就嚴重懷疑，來襲的是否真是同一種疾病。就算從未見過任何一個瘟疫病例的美國人或歐洲人，也會開始心生恐懼，害怕這種奪命的疾病會發生在他們身邊。在天氣炎熱的國家，它曾被誤認為登革熱，因為這種病有時從發燒和頭痛開始。霍亂也是曾經是被大家耳語談論的疾病之一，它會讓皮膚出現淡淡的藍色，而君士坦丁堡哈密迪耶（Hamidiye）兒童醫院的一位醫生宣稱，這病比這些都更糟糕，「一個不叫做瘟疫的災難，但實際上危險性與致命性更高。」[1]

有些醫師以為他們正在處理的是斑疹傷寒，這種病一開始的症狀跟流感很像，例如發燒、頭痛、全身不舒服。長久以來，斑疹傷寒一直被視作社會崩潰瓦解的一種疾病。它在拿破崙從莫斯科撤退時襲擊了他的軍隊，1945 年在納粹德國的貝爾根—貝爾森集中營 (Bergen-Belsen concentration camp) 爆發，可能還殺死了年輕的日誌作者安妮・法蘭克（Anne Frank）。1918 年，當俄國正處於內戰時，一位在彼得格勒（Petrograd，[譯註1]）的醫生寫道，這病「跟隨著列寧的共產主義，就如同影子跟隨著路人。」[2] 俄國同時經歷了斑疹傷寒與流感的大流行，而俄國的醫師們通常不知如何去分辨這兩種疾病；至少在病人出現斑疹傷寒的紅疹之前是如此。

譯註 1：彼得格勒（Petrograd），聖彼得堡俄文名稱。

在智利，醫師們甚至連想都沒想過病人染上流感的可能性。1918年，智利的知識份子終於悲觀的被說服，他們的國家正處於衰退的狀態。經濟搖搖欲墜、勞工糾紛正在增加、而且認為政府受到外國勢力太大的支配。當一個新的疾病入侵，就算他們曾看過鄰國爆發流感大流行的報告，還是有一小群智利名醫認為那個病是斑疹傷寒。他們怪罪窮人和勞工階級，把他們稱作「*los culpables de la miseria*」（自身不幸的製造者），因為他們居住環境的衛生條件和因應此條件所做的行為實在太惡劣了。

斑疹傷寒是虱子傳播的，傳播能力遠遠比不上由呼吸傳染的流感，智利醫師因此認為沒理由去禁止群聚。1918年十二月，當他們頂尖的飛行員達寇貝多·寇多伊（Lieutenant Dagoberto Godoy）中尉第一次成功飛越過安地斯山脈後，狂喜的群眾在首都聖地牙哥（Santiago）的街道上歡迎他們的英雄。很快的，城市裡的醫院就因為沒有空床而拒收病人了。這同時，衛生團隊開始和想像中的斑疹傷寒流行進入戰鬥，他們入侵了窮苦人家的房子，命令他們全身脫光洗澡，並把身體的毛髮都刮掉。帕拉爾（Parral）和康塞普西翁（Concepción）省的城市更是強行把數千個工人從他們的家裡趕出去，然後一把火燒掉他們的家。這個政策有可能使流感情況更加惡化，因為無家可歸的群眾只能曝露在彼此身邊，接受風吹雨打。

1919年，在智利仍然飽受流感大流行之苦時，一個年輕的女性加入了洛斯·安地斯鎮的赤足加爾默羅會（Discalced Carmelites）行列。幾個月之內，這位自稱為「耶穌的德蕾莎」的見習修女就病倒了，她在1920年四月過世，謹守著自己的宗教誓言：「*in periculo mortis*」（寧可在險中身死）。德蕾莎之後被追封為「智利的守護聖者」，英語系國家的人叫她 Teresa of the Andes，意思是「安地斯的德蕾莎」。歷史書上說她是死於斑疹傷寒，但是

我們有很好的理由相信，她實際上是死於西班牙流感。[3]

　　而中國山西省的例子正好清楚的說明了醫生的兩難處境，因為要在一個隔絕又難以到達的村莊（就如當時世界上許多地方一樣）診斷是否為呼吸道疾病是如此困難；這些偏遠地方的人通常相當窮困，營養不良，同時還罹患其他疾病。況且他們反對西方的「外國」醫療，所以造就一個不利於嚴謹科學工作進行的環境。

暫時性的診斷

　　山西是中國靠內蒙古邊界的一省。四周環山繞河，境內多懸崖、深谷及岩石高原，是狼和豹天然的棲息地。長城蜿蜒穿越其間，這是中國歷朝試圖將北方遊牧民族阻擋在其外的遺跡。沙塵暴從戈壁沙漠吹過來，山西就在沙漠的邊緣之上。1918 年，該省的人口多數居於村落之中，不過他們也在岩壁上挖洞而居，村鎮建有防禦工程，有舊式的大砲保護。由於地質、地理位置以及歷史上與外族人的衝突，他們被孤立，這些都會造成不良的影響。他們以古代文明的發源之地而深以為傲，被其他已經是保守的中國人認為相當保守。

　　1911 年，革命推翻了中國最後一個王朝——清朝，建立新的共和國。在北京、上海和天津這樣的大城市裡，一切事物都在變化之中。新文化運動挑戰著中國社會已經建構四千年的規矩，對於傳統的中醫中藥更是特別抱持著輕視嘲諷的態度。「我們的醫師不懂科學，」陳獨秀，新文化的領導人之一在 1915 年寫道。「他們對於人體解剖一無所知，也不知道什麼是藥理分析；什麼是細菌毒素和感染，他們更是聽都沒聽過。」[4] 無論如何，這些想法都在大都會之中萌芽。而許多山西人還認定清廷是唯一合法的領導者，他們相

信疾病是由邪祟和龍王神以邪風的方式送來的。當疾病已經在他們之間大肆收割，帶著向來的悲傷絕望，他們首先的直覺反應就是要安撫憤怒的神靈。

雖說革命成功，新的共和國已經誕生，但在實際層面，這個國家進入了軍閥割據的狀況。袁世凱，民國的領導人之一，盡量讓這些軍閥多少能受到北京的監控，但是他 1916 年的過世讓國家陷入了一個紛亂的局面，各地軍閥都紛紛舉事，想要控制其他對手。山西總督閻錫山是之前的革命黨人，在革命之前，閻錫山曾在日本生活（譯註2），日本與中國不同，當時即擁抱了「西方」科學思想。有一次，他在日本住院，在那家醫院中，他第一次接觸到了西藥和 X 光。他親眼見證發現自己的國家遠遠落後於世界其他地方，所以開始相信儒家價值觀就是國家的毒素，固守儒家思想就是將國家定位在過去。於是這位受「啟蒙」的軍閥決定要移除這些過去的鎖鏈，將山西一步步帶入二十世紀，如果必要的話，不惜流血。

山西邊緣化的地理位置以及天然堡壘的屏障讓總督閻錫山和其他軍閥在相較之下，不必太畏懼虎視眈眈的鄰居，所以他才能把精力投入到改造山西的志業裡。1917 年，他禁了辮子、抽鴉片以及纏足（在山西，纏足得一直纏到膝蓋，所以女性的整個小腿都會萎縮）。各種改進的社團於是產生，例如纏足解放會、早昇會，當地的年輕人則組織起來，強力推行這些新規定。一群群小女孩子們穿越街道，追逐那些不遵守規則的人，她們在嘴裡大聲喊著，「壞人，你們沒什麼好下場的！」閻錫山所有的改革都不受歡迎，但是最不受歡迎的是他試圖控制疾病的努力。天花和肺癆是該區原本就有的病症，而瘟疫、霍亂和傷寒橫掃的次數就跟颱風帶的強風一樣多。除了破壞性的影響

譯註 2：閻錫山曾加入同盟會，畢業於東京日本士官學校。

之外，他想在疫情的爆發程度到達流行標準之前，先將病人加以隔離的嘗試也被悄悄的規避了過去。「很少人願意那麼忤逆不孝，對生病或是快要死去的親戚棄之不顧，」[5] 他的傳記作者寫道，尊親敬長是儒家準則的中心支柱。

在這場抗拒的戰爭中，閻錫山非常倚賴美國的傳教士，他們是山西唯一能提供西式醫藥的人。1900 年中國民間為了對抗西方和日本的影響，發生了武裝暴力事件，稱為「義和團之亂」，許多傳教士被殺害。（義和團之名來自義和拳，是由神祕組織創立一種拳法儀式。[譯註3]）從那時起，還是有一些英勇之士過來取代那些犧牲者。閻錫山非常敬佩他們，例如在汾州（汾陽）經營美國醫院的波西・華特生（Percy Watson），以及「魏醫師」魏洛比・海明威（Willoughby 'Dr Will' Hemingway），美國知名作家恩內斯特・海明威（Ernest Hemingway）的叔叔。在新一波流行首次出現跡象時，這些人立刻套上了驢車，出發前往遙遠的偏鄉，那裡通常是第一批病例被報導出來的地方，他們還以現代觀念實行相關衛生、隔離防疫以及火化的措施。

這正是 1918 年十月，西班牙流感傳到山西時，他們再次做的事，閻錫山總督調了省裡的警力供他們驅策。「整家人都是受害者，」華特生之後寫道，只要疾病傳入一個家中，死亡率便不低於百分之八、九十，而逃過一劫活下來的大多是小孩子。」他補充道，「我這樣說還是保守估計，全省人口中不相信中國醫師治不好這病的中國人人數不到二十個。」[6] 或許，他的話有些誇大其詞，不過他只是在表達他看到或相信的事實情況：當時山西的人口約一千一百萬。當地人以他們悠遠流長的方式來應對：「他們把龍王神從廟裡請出來，這廟就在我們院子北邊。他們發出很大的噪音、大聲叫喊，敲鑼打

譯註 3：義和團號稱能神靈附體，刀槍不入。

鼓，從一家走到另外一家，希望龍王能在喧鬧聲中驅除城裡的邪祟，」一個傳教士報導道。[7]

　　很難得知華特生的努力是否比較有效，不過三個禮拜之內，西班牙流感就消退了。平靜了幾個月之後，1919 年的一月七日，閻錫山總督從山西首府太原再次發電報給華特生，問他是否能去太原西北的山區調查新一波爆發的疾病。汾州位於太原西南一百公里。華特生帶了一隊有抗瘟疫經驗的人出發了，這次是到一個叫做王家坪（Wangchiaping）的小村子，離汾州有五天驢車的距離。山區的鄉間，冬天很冷。村子很多，但都很小，一個村平均只有三到四戶人家，村民都在山頭上耕地。當華特生一行人到達新爆發地點的中心時，他發現這根本不是新爆發的病例。第一個死亡病例早在十二月十二日就發生了，只是延後了三個多禮拜才往上報。在這段期間，疫情已經從王家坪往外擴散到其他九個村子去了，傳播途徑不是去探訪生病的親戚，就是由被雇去埋葬死者的人，不然就是一位中醫師，而這位醫生後來也病死了。

　　正當傳教士挨家挨戶上門時，遇上了把剪刀放置在門口的狀況，顯然是要把邪祟驅走，「也可能是想把他們對半剪開。」九個染病的村子裡有一個村，裡面有兩個淪為孤兒的孩子被一對夫妻收留，他們以為孩子已經逃過一劫。「當孩子發病後，他們最初的決定是把孩子放到廟裡自生自滅，」華特生寫道，「但男人和他的妻子最後還是說，他們做不出這樣的事，所以便把孩子用床巾裹住，放在炕（作者註）床的另一頭，直到他們在次日死去。」

　　華特生不確定新疾病指的是什麼。他知道王家坪區早在十月就已經受到西班牙流感的感染了，他也注意到在那裡，當時流感的「嚴重程度算是一

_____

作者註：炕是中國北方屋子裡面的一種可以加熱的大檯子，用磚塊或泥土砌成，人可以睡在上面。

般」，只是後來大家為了要節省一些被拿來當做燃料的高粱梗而擠在炕床上，讓疫情加重了。不過，這個新爆發的疾病也有可能是另外一種不同的病：肺炎性鼠疫。其他三種瘟疫雖說都是由細菌「鼠疫桿菌」（Yersinia pestis）所引起，表現出來的卻不一樣。腺鼠疫的特徵是由「淋巴腺發炎腫大」（buboes）來辨識的，淋巴結會腫大疼痛；敗血性（septicaemic）鼠疫是血液遭受感染所引起；而肺炎性（pneumonic）鼠疫則伴隨著畏寒與血痰症狀。三種之中，肺炎性鼠疫（^{譯註4}）致死率最高，感染力也最強，因為可以透過空氣傳染。

第一個死亡病例十二月十二日發生於王家坪，但是華特生發現同區其他村有一個老婦人在十一月二十八日死亡。他覺得這位婦人應該是死於西班牙流感，因為她鼻子大量出血——這是西班牙流感的典型症狀，不是肺炎性鼠疫的。根據民間習俗，她的棺材被停放在庭院裡不封棺十天，讓家族成員可以去瞻仰。「第一個在王家坪死亡的病人發病之前，就是在庭院中拖曳木材接觸到的，」華特生寫道。

他是秋天與十二月流感疫情直接有聯繫的曝露者。因此，看起來他似乎可能是遇上新一波的西班牙流感，或是上一波的尾巴。不過這樣的診斷，他做起來很猶豫。稍後在王家坪爆發的疾病傳染性高，極為致命，只要曝露在仍然活著的病人身邊，百分之八十都會被感染，而且沒人痊癒；這個模式更像鼠疫，而非流感。解決這問題的唯一方法是就是進行化驗，不過華特生認為這樣做並不聰明。毀傷屍體在清朝是嚴格禁止的，而且對保守的中國人來說是種侮辱。一方面他也不想讓當地人介入，這樣他們才會遵守他防疫隔離的措施。

譯註4：肺炎性鼠疫即「黑死病」。

他和助手透過注射的針筒，小心翼翼的從受害者身上取得了痰和肺部組織樣本。他們身著防疫保護裝，戴上口罩和護目鏡出現在山邊，華特生回憶道，「我想我們在減少中國人對於邪祟鬼怪的想法上，做得不多。」他們取得所需之後，一組埋葬的隊伍就進入了，他們戴著口罩，身穿長袍，用鐵鉤來接觸處理屍身。雖說他在用針筒吸取出來的肺部組織中看到了水腫或浮腫的痕跡，提醒他這個病很可能就是西班牙流感造成的傷害，但是沒有任何一位醫師的顯微鏡能顯示出這瘟疫的病源菌。

這波「新的」流行在一月二十五日結束，三分二的死亡病例發生在華特生抵達之前。閻錫山為了表達感謝之意，捐贈了土地讓華特生在汾州蓋美國醫院，還提供他們兩個中國成員當員工，報答他們在抗疫方面提供的服務。他對傳教士的讚美賞識獲得了回饋。「他興趣的寬廣程度以及個性上的勇猛與活力讓人想起了老羅斯福總統（Theodore Roosevelt），」汾州傳教團中的一位成員冒出了這麼一句話。[8] 隨著時間過去，其他的疫情還是繼續襲擊這個省分，而華特生用自己實踐時的標準來評量總督在現代化努力上的影響：在第一次指出有爆發狀況時，有多少村子同時自行組織了防疫隔離措施。他雖然沒有提供細節，不過結果顯然讓他相當高興。在 1930 年代之前，山西已經被視為模範省分，而閻錫山則是模範總督。

神的懲罰

「在曼谷，」英國記者李察・柯立爾（Richard Collier）寫道，「英國大使館的館醫黑沃得・黑斯（T. Heyward Heys）失望的表示，他所有得獎的玫瑰花幾乎都枯萎死掉了。」貓頭鷹神祕的來到了葡萄牙的一個山城——帕拉荷斯・達・貝拉（Paranhos da Beira），這裡的人從不知道貓頭鷹是什麼，而這種鳥在每戶人家的窗台上哭嚎尖叫（[譯註1]），而這時，加拿大蒙特利爾一個靠信仰治病的人預言表示，當白天天空暗下來後，不會有風暴跟隨，而是有一段時間將有疫病降臨。[1]

恐懼會讓人保持警戒之心，迫使人去注意之前或許未曾留心的事；去注意某些特定的學會組織，而忽視其他的；去想起之前可能認為太過荒謬而沒去記住的預言。中世紀的年代記中寫著，1340 年代末期，在黑死病抵達歐洲之前的幾個月出現一些異象，包括蝗蟲大軍、「規模不可思議」的冰雹風暴、蜥蜴和蛇從天空如雨般落下。這些駭人聽聞的事情驗證了整個大環境的腐敗惡化很快就要讓更大的邪惡——瘟疫甦醒。[2] 這些都符合了中世紀人們的觀

譯註 1：傳說中，貓頭鷹是報喪鳥。

念：有毒瘴氣或是惡劣空氣就是疾病的起因。到了 1918 年，病菌說已經大量取代了瘴氣理論，不過古希臘醫師蓋倫的概念仍在人心黑暗之處潛藏，而現在就要歡喜復活了。

有些人宣稱流感是由殺戮之地的死屍身上飄起的有毒氣體導致的。愛爾蘭的公共衛生部長，新芬黨（Sinn Féin）黨籍的凱薩琳・林恩（Kathleen Lynn）告訴該組織的委員會，在法蘭德斯（^{譯註 2}），製造發燒的工廠正全力趕工，而從百萬仍然野曝的屍體上散發出來的有毒物質正往上飄到空氣中，被風吹到世界各地。[3] 還有人懷疑有人為的介入，是某些戰爭國刻意制定的祕密生化計畫。這事聽起來蹊蹺，其實未必那麼不尋常。生化武器的歷史淵源已久，手段卻不是太光明。第一個發生的例子或許在十四世紀，當時成吉思汗的蒙古軍隊發現自己感染了瘟疫，當他們包圍黑海邊上的港口城卡法（Kaffa，現今烏克蘭的費奧多西亞〔Feodosia〕）時，便將死者從牆頭上拋進去。瘟疫洗劫了該城，一些存活下來的人帶著疫病往西竄逃。現在，伸手去拿由德國藥廠拜耳公司（Bayer）製造的阿斯匹靈小包裝時，同盟國的人不禁會想，這包裝裡所含的，會不會不只阿斯匹靈這個成分。在美國的華盛頓特區，報紙轉述了美國緊急艦隊公司（Emergency Fleet Corporation）公共衛生處處長菲力普・多安（Philip S. Doane）中尉的評論，他提出德國的 U 型潛艇幽靈在美國海邊靠岸，蓄意散播流感病毒的說法。人們引述他說的話：「德國人已經在歐洲開始傳播流感的疫情，他們沒理由會對美國手下留情。」[4]

這些說法逐漸式微而後消逝，一如黑斯醫師的玫瑰，因為後來前線戰場上雙方的士兵都大批大批的死亡。不過暗示有一隻無形之手的說法取代了他

譯註 2：現在比利時西部的一區，當時的戰場。

們的位子。不然，大家要怎麼去解釋這種疾病令人窒息的殘忍性呢？很早以前就很明顯了，除了老人和年紀非常小的孩子，這個病偏好發在生命正值青壯的人身上，年齡在二十幾、三十幾歲左右，尤其是男性。女人似乎比較不易染病，除非運氣不佳正好懷孕，在那種情況下，她們往往被剝奪了無形的護罩，失去了寶寶，雙雙死亡。中間年齡層死亡的高峰落在二十八歲，意思是，這個病會讓家庭失去支柱，包括從戰爭裡活下來的軍人，粉碎社會上千千萬萬個心。奧地利藝術家艾貢・席勒（Egon Schiele）用一幅未完成，標示為《全家福》（The Family）的畫作，為那殘忍留下了明證。這是一幅自畫像，畫的是他自己、妻子愛迪絲（Edith）和他們仍在襁褓中的孩子，這個家永遠不會有機會存在了，因為懷著他們第一個孩子，身孕六個月的愛迪絲在 1918 年十月死了。席勒本人在三天之後也過世，那時他正在畫那幅「全家福」，當時，他二十八歲。

　　另外一件事是：如果不是深仇大恨，一心想復仇，你又如何解釋這病在挑選受害者時的隨機性呢？沒錯，年輕健壯的容易受到攻擊，但是為什麼有村莊村民大量死亡，而隔壁村子卻幾乎毫髮無傷，逃過一劫？為什麼同一個家族之中，有的支系存活了下來，而其他支系卻突然滅亡？在 1918 年，這種像獎券開獎，誰中獎、誰沒中獎立見分曉的隨機狀況無法解釋，讓大家深感困惑。為了嘗試把這種感覺描述給柯立爾明白，當時一位於里昂的法國醫師費列歐爾・葛沃丹（Ferréol Gavaudan）寫道，那種感覺不太像他在前線所經歷的那種「腹痛」，而是一種「更擴散的焦慮感，一種無法說清楚的恐懼感受，深深的控制了那城市的居民。」[5]

　　這種隨機傳播的例子中最讓人驚心的其中一個發生在南非。那時候南非最大的兩個工業中心是位於威特沃特斯蘭德（金山，Witwatersrand），或稱

蘭德（Rand）的金礦，以及位於金伯利（Kimberley）的鑽石礦，而控制他們的則是強大的戴比爾斯公司（De Beers Company）。這兩個經濟上的電力廠已經在兩地之間策動並進行了鐵路系統的開發，以便將其暗黑的勢力觸角擴張到非洲的更南邊，讓廉價的移工勞力能滿足貪婪的胃口。火車從港城開普敦（Cape Town）和德班（Durban）出發，深入鄉村內部，從那裡補充非洲的年輕男性，然後再一路噴著蒸汽往北開一千公里，將貨物吐在礦藏豐富的心臟地帶。

火車採取斯巴達式的管理，在往北的兩天旅程中，每停一個窮鄉僻壤之後，火車就變得更擁擠（在非洲東南部斯威士〔Swazi〕人的土話裡，火車「*mbombela*」這個字的意思是「很多人擠在一個小空間裡」）。如果這趟旅程的狀況算糟糕，那麼它只是未來遭遇的開胃菜而已。在礦場的複合屋中，勞工被安置在擁擠不堪的宿舍裡，床位是嵌在牆上的水泥板。漱洗設施不足，食物稀少，沒有隱私。照明設備差，通風也不良，這些宿舍裡迴盪著礦工們一陣陣的咳嗽聲。肺炎在金伯利流行了起來；在蘭得，由於勞工們工作的地底空間狹窄又潮溼，細菌便大量滋生。一旦其中一邊的肺受到感染而變得衰弱，另一個肺也就容易被攻擊。換句話說，這兩處的人口極為容易受到新型呼吸道疾病的感染，不過至少在書面形式上，他們只是「同樣」脆弱而已。

無論是金礦還是鑽石礦，在南非的流感疫情都是很早就發生的，由於擁有它們的公司因為會計以及法律的目的必須對它們進行追蹤記錄，所以我們才得以了解那裡發生的事。流感首先來到蘭德，大約一個禮拜左右，礦工們就知道了，他們面對的並非是之前時不時會來襲、摧毀他們的流行肺炎，因為這次的疾病並未區別對待新手與老手。他們絕大部分的人病了、又康復了，讓管理處舒了一口氣。然後，當疫情往金伯利前進，他們帶著相對冷靜的態度觀看著。結果當金伯利的死亡率快速飆升到蘭德記錄的三十五倍，他們的

冷靜變成了恐懼。超過兩千五百個鑽石礦工死於那年秋天，幾乎是金伯利工作人口的四分之一，衛生部官員也無法解釋為什麼（現在可以了，後面我們就會談到）。

1987 年，百分之四十三的美國人認為 AIDS 是神對於不道德性行為的懲罰。[6] 而在 1918 年，一個更神祕、前達爾文紀元仍存留在人們記憶中的時代，再加上四年戰爭摧毀了人們心理的防線，要讓大家回頭去相信流感之所以流行是天譴其實更加容易。人們去尋找，也找到了證據來證實他們心中的信念。一年之前，葡萄牙中部的花地瑪（Fátima）幾個據稱能看到神明顯靈的孩童，馬托家的潔欣塔和佛朗西斯哥（Jacinta and Francisco Marto），以及他們的表姊妹露西亞・山多士（Lúcia Santos）宣稱聖母瑪麗亞曾多次在他們面前現身。而現在，當馬托家姊弟因為流感而奄奄一息時，他們又報告說看到聖母再次現身，「聖母現身在他們面前，不打任何啞謎，以簡單的陳述對他們說，她會先來帶走佛朗西斯哥，之後不久就會來接潔欣塔，」幫他們寫傳記的人寫道，「他們乾燥發熱的雙唇在他們微笑拉扯時裂開。」這些孩子以之前所說的順序死了，而他們的埋骨之所也變成了天主教的參拜之地。[7]

不過，如果西班牙流感是神的懲罰，那麼人們又是因為什麼罪惡而受罰呢？這方面倒是不缺乏說法：想當然爾，沒有意義的愚蠢戰爭是一個原因，還有（根據你的社會地位）下層階級中的墮落，或是殖民地領主對原住民的剝削。不過，對某些人來說，卻是對某些更深奧之事的報應：人們決定，集體決定，要背離真道。舉例來說，在西班牙的某個城市情況就是如此。

重大的勝利

　　西班牙城市薩莫拉（Zamora）因為擁有令人印象深刻的防禦城牆，有「*la bien cercada*」（堅牆圍繞）之稱，它橫跨杜羅河（River Duero），位於卡斯提爾（Castile）與雷昂（León）的西北地區。宗教氣息濃厚，即使在今日仍以在聖週（Holy Week，^{譯註 3}）時舉行罩頭罩、赤足進行懺悔遊行儀式而聞名。1914 年，當市民得知他們即將迎接一位新的主教時，鐘聲響了三天。主教本人在幾個月後抵達，他從一輛特許的火車上下來，走到擠滿支持者的火車站。這時施放了煙火，歡樂的群眾陪他走到天主教堂，在那裡，他進行了上任宣誓。教會認可的報紙《薩莫拉郵報》（*El Correo de Zamora*），保證將服從新任主教的領導，並讚美他的口才與年輕。

　　主教名為是安東尼歐・阿瓦羅・巴蘭諾（Antonio Álvaro y Ball-ano），時年三十八歲就已經前途大好。當他還在瓜達拉哈拉（Guadalajara）的神學院就讀時，所選讀的每個科目成績都很耀眼。二十三歲的他已經穩居玄學第一把交椅，托利多區（Toledo）是西班牙最重要的大主教教區，在贏得該教區競爭激烈的法政牧師大師（the magistral canonry of Toledo）競賽之後，他引起了西班牙大主教卡迪諾・山恰（Cardinal Sancha）的注意。1913 年，他被提名為主教，在他抵達薩莫拉之前，曾擔任托利多神學院的教務長之職。

　　在巴蘭諾寫給新教區的就職公開信中，表示人應該要主動追尋上帝與真理，這是同一件事，他還對科學似乎堅決的在往背離上帝之道前進感到訝異。理性之光是微弱的，「現代社會的錯誤……為了進步，藐視神的律法。」他寫道，黑暗的力量要背棄上帝，「可能的話，或許還要徹底毀滅祂。」這封

譯註 3：聖週（Holy Week），指復活節的前一週。

信裡到處影射了科學，從牛頓萬有引力定律、到安培對羅盤和電力的實驗，只是在他的描述中，這些已經成為人類靈魂受到吸引的暗諷，或是對於上帝的背棄。**8**

　　一度無比強盛的西班牙帝國國力已經衰弱了。西班牙與美國在 1898 年的戰爭「*el desastre colonial*」（殖民地爭奪戰）將帝國最後的珠寶——波多黎各、菲律賓、關島和最閃亮的古巴，剝奪一空。對十九世紀在科學與音樂上偉大的進步，西班牙貢獻甚微，而西班牙文學的黃金時代早已遠去。西班牙社會基本上仍然是農業社會，某些城鎮生活的狀況和黑死病在歐洲盛行時也無甚差別，有一半的人口是文盲。「馬德里的西班牙人不習慣機械或是工業化，」美國一位作者以及出版者羅伯特・麥肯艾蒙（Robert McAlmon）提出他的觀察。「他們有摩天高樓，但是搖搖晃晃；有電梯，但是很少能用，大家都害怕它會墜毀；有水箱式沖水馬桶，不過就算是在第一流的旅館，馬桶也經常是阻塞又骯髒的。西班牙人並未現代化。」**9**

　　當那不勒斯軍隊在 1918 年夏天返回西班牙時，首先出現於國家東部，不過很快就跟隨主教的鐵軌路線來到薩莫拉。九月的西班牙是人們聚集的月份。農作物要收成，軍隊要招募新兵，到處有婚禮和宗教宴會在舉行，更別提最受人們歡迎的西班牙消遣——鬥牛。年輕的陸軍新兵部分來自於遙遠的省分，他們在薩莫爾集結，參與例行的砲兵訓練，在月中，《薩莫拉郵報》淡淡的報導了「邊境有霍亂發生、西班牙境內有流感，在半島的這個小角落有慶典。」之後，新兵就開始發病了。

　　試圖把生病士兵送到城市中十一世紀城堡建築所在側的兵營進行隔離的作法失敗了，市民的病死人數開始攀高。隨著狀況的發生，人力短缺的問題開始影響收割，對之前已經施行的食物限制措施更是雪上加霜。媒體開始沒

那麼樂觀了。九月二十一日，一份名義上獨立於教會之外的報紙《薩莫拉報》（Heraldo de Zamora），開始對城市不衛生的狀態發出了悲歎。薩莫拉就像個「豬圈」，丟臉的是，人類還跟家畜共處在一個生活空間，很多民宅缺乏自己的廁所或是用水的供應設施。這家報紙反覆的報導，古代的摩爾人遺留給西班牙人的是對乾淨的嫌惡。「有些西班牙人的肥皂只用來洗衣服，」報紙嚴厲的評論。(譯註4)

在第一波大流行發生時，西班牙公共衛生部監察長馬丁・薩拉察（Martín Salazar）對於官僚的無能以及未撥款項給衛生體系防範疾病擴散，感到悲傷。雖說各省的公衛部門遵從他的領導，但是他們事實上沒有強制權，很快的就遭到被他形容為大眾「可怕無知」的抵禦。例如，無法去抓受到感染卻到處亂跑、散播疫病的人。而現在那不勒斯部隊既然已經回國，一家國家報紙《自由報》（El Liberal）就呼籲應該進行公衛方面的統一管控，包含了由上到下施行的計畫。在流感不斷散播時，其他報紙呼應了他們的呼籲。

在薩莫拉，有兩家當地的報紙力圖驅除民眾的無知。舉例來說，他們試圖去解釋接觸傳染這樣的觀念。流感「一直都是由生病的人傳染給健康的人的，」《郵報》告訴讀者，「絕不是同時發生的。」當地醫師加入討論，但未必都有所幫助。一位名叫路易斯・易巴拉（Luis Ibarra）的醫師以書面表示這個病是血液中累積了不潔的東西，原因是性事無節制，這是中世紀想法的另一種變化形式，認為好色性事無節制會讓體液失衡。報紙上發佈了來自於省級公衛單位希望能減少感染的措施指導原則，其中最主要的，是避開群聚的場所。但是當牽扯到教會相關的活動時，大家都表現出有心智障礙的模

譯註4：歐洲人之間有此一說，中古世紀的西班牙人比較不愛洗澡。

樣，至少，從現代、世俗的眼光來看是如此。《郵報》上的某一期，有篇文章對於省長禁止集會（直到進一步通知）的決定表示贊同，而此時正是城內教會即將舉行彌撒的時候。

　　報紙同時也控訴官方對於疫情的爆發不夠重視，認為政府並未採取足夠的措施來保護民眾。對於國內的政客，《郵報》是這樣寫的，「他們並未留下任何陸軍、海軍、麵包或是健康給我們，不過似乎沒有人辭職，或是表示要辭職。」國內政客應該承擔的是，長久以來一直忽略各方呼籲，不曾撥下經費補助傳染病專屬醫院，而現在則更無視省級公衛委員會希望對城市施行更嚴格衛生要求的建議。當附近一個水力發電廠突然停電，《郵報》用嚴厲的諷刺筆觸加以評論，就算一片黑暗，薩莫拉市民的飢餓以及生活空間裡的髒亂，也是所有人能清楚看見的。市民大會的夜晚擠滿了人，報上挖苦道，他們繼續把錢投到鬥牛上，卻不願意撥去做衛生措施，或購買食物給飢餓的民眾。

　　九月三十日，巴蘭諾主教公然藐視公衛單位，下令要進行連九日特別晚禱，為的是要向瘟疫的保護聖者聖洛可（St Rocco）表示崇敬之意，因為薩莫拉人身上的惡是「來自於我們的罪以及不知感恩，因此永恆正義的復仇之臂才會降臨在我們身上。」在九連禱的第一天，在該市市長和貴族的面前，他把聖餐施給了聖斯德望（San Esteban）教堂的廣大群眾。在另一個教堂前，教眾則被要求要去敬拜聖洛可的聖物，也就是要排隊去親吻聖物。

　　同樣是在九月三十日，據報導，聖母瑪麗之僕團（Servants of Mary）的多希提雅・安德烈斯（Dositea Andrés）修女在軍營照料士兵時，不幸過世了。多希提雅修女被形容為「一位具有美德的模範修女」，她以冷靜，甚至帶著熱忱的態度接受了自己的殉難。她一天睡眠的時間不超過四小時，而且花許

多時間去哄勸生病的士兵進食。修道院的院長希望她的喪禮能有大批人士參加，而報紙也轉達了這個要求。根據傳統，若知道訊息的讀者參與了這個活動，主教應該要給遵循的人六十天的赦免。很顯然的，參加的人數並不如院長預期，因為在喪禮後，《郵報》便狠批市民不知感恩。而另一方面，主教對於九連禱的出席人數相當滿意，他把這場儀式稱為「天主教取得的最重大勝利之一」。

當秋天這波流感幾乎達到高峰時，恐懼與挫折的威脅凌駕於不安之上。被醫師們推薦飲用，說是能加速復原的牛奶已經短缺，而且價格飆漲。當地的記者注意到薩莫拉市民死亡的人數似乎比其他各省首府多，而且他們也把這件事如實告訴讀者。他們再度反覆報導，將焦點回歸到城市可悲的衛生情況上，例如，當地居民把垃圾隨手一拋扔到街上，而且似乎沒有人在意。

到了十月，翹盼已久的衛生強制令開始生效。如果企業的衛生條件不合格，官方可以強迫企業關門，而市民也是，例如如果市民不把雞乖乖關好，官方可以開罰。省級的公衛單位威脅城裡的神父們，如果他們疏忽，不好好記錄流感人數，政府會開出高額罰金。但是當月，城裡的彌撒依舊不斷的舉辦著，這是疫情中最糟糕的，而參加儀式教眾變得跟薩莫拉居民一樣受到驚嚇，在教堂中尋求暫時的舒緩。針對瘟疫的祈禱文《Pro tempore pestilentia》在教堂裡羅馬式的牆壁之間迴盪著，訴說所有的痛苦哀傷都是神的旨意，只有神的恩慈能讓疫情結束。

這時大家開始灰心，意志消沉。擔心這種恐懼永遠不會消除，而疫情已經是大流行程度了。巴蘭諾主教在十月二十日寫的公開信中，表示科學讓大家背離了宗教信仰。「信任科學的人在他們的麻煩（此次的流感疫情）中進行觀察，在世上是找不到庇佑或解脫的（唯有天主的恩典與慈惠能提供庇佑

與解脫），是人們讓自己（與神）產生隔閡，不再入迷，轉開目光，不再朝著天堂的方向。」四天之後舉行了一個遊行，紀念聖母瑪利亞直接升天。川流不息的人群從四周的鄉下湧入了城裡，天主堂被人潮擠滿。「主教只要一句話，就足以將所有的街道塞滿人。」一家報紙報導道。當省級的官方試圖要用他們的新權力來強迫並禁止群聚之時，主教反而控訴他們干擾教會事務。

其他的城鎮和村莊，決定不再敲教會的鐘悼念死者，以免綿延不絕的鐘聲把人給嚇壞了。不過，還有些地方，連送葬隊伍都被禁止了。不像在薩莫拉，哀悼的人繼續在窄巷中穿梭，而喧嚷的鐘聲則漸漸歸於沉寂。即使在一般正常的時候，棺材（白色棺木是孩童用的）都超出了大部分人的負擔，是種奢侈品。而現在，連製作棺木的木材都是奢求，難以取得，逝者腫脹、發黑的遺體只能用一層裹屍布包覆著，被搬到他們最後的安息之所。在焚香淨化祭壇儀式的回聲中，黑色的火藥被灑在街道上並被點燃。逐漸接近中的送葬隊伍這時才從黑煙繚繞之中朦朧出現，在寒涼的秋日裡，與從杜羅河升起的霧氣夾雜在一起。「這個城鎮看起來一定像是著火了，」一個歷史學家做出如此的觀察。[10]

到了十一月中旬，最糟糕的情況已經過去。主教用書面告訴他的教眾，能度過疫情得歸功於神的恩慈。在表達對逝去生命悲傷的同時，他讚美那些出席了多場九連禱與彌撒的眾人，這些人安撫了「上帝正當的怒氣」，也讚美了那些在服務他人時失去生命的人。他還寫道，他覺得很安慰，因為連那些最冷淡的信徒也順服的接受了最後的禮拜式。[11]

在主教寫信時，流感疫情其實還沒結束。事實上，它在接下來的春天還反覆出現，只是情況比秋天這一波和緩。記者講的是對的：薩莫拉的情況比西班牙的其他城市更糟糕，但是該城的居民似乎沒有讓他們的主教負責的意

思。或許是，他們從小聽著薩莫拉第一位主教阿提蘭諾（Atilano）的傳奇長大，這位十世紀的主教曾去聖地朝拜，驅除他的罪，並使他的城市免於瘟疫侵襲。甚至還有人為巴蘭諾辯護，宣稱他已經就能力所及，善盡他的職責，在面對市政廳無力的作為時，撫慰了他的信眾。真正的問題是出在無法發揮功效的公衛系統，以及糟糕的衛生教育上。在 1919 年還沒結束之前，薩莫拉就頒發了善行十字架勳章（the Cross of Beneficence）獎勵他，認可他在疫情期間終結市民苦難方面的英雄事蹟，而他也一直保有薩莫拉的主教之位，直到 1927 年逝世。

第四卷：

求生直覺

用粉筆在門上畫個叉

　　拉線封鎖。隔絕。檢疫隔離。人類從古早以前就已經開始實行這些老掉牙的措施了，那時候根本還不了解傳染因子是什麼，甚至以為疫病的流行是天譴。事實上，在我們變得充滿人性之前，是有許多策略可以拉開自己與傳染源的距離的。

　　在閱讀這些篇章敘述的西班牙流感症狀時，你可能已經發覺自己的身體產生了噁心的反應。長久以來，科學家們一直都認為噁心是人類特有的，但現在他們已經把它視為整個動物王國中基本的求生機制。[1] 我們會避開覺得噁心的東西，當接觸傳染是一種威脅時，我們可以從許多物種的觀察中發現這樣的逃避反應。舉例來說，眼斑龍蝦（Panulirus argus）在本性上是非常具有群聚性的，不過當其他龍蝦感染上致命病毒時，會被拒絕同穴而居。黑猩猩在野外是獨自活動的，不僅是為了避開不友善的爭吵，還可能是為了避開接觸傳染，穴裡生病的獴被觀察到有噁心的反應，或者是看起來好像是噁心的反應，它表現出來的行為是撤退回自己的隧道裡，用土把口塞住。

　　噁心的感覺，從這名詞最基本面上來看，可能也是讓動物為了衛生緣故處理屍體的理由。和自己一起工作的蜜蜂如果死了，蜜蜂會小心翼翼的將屍

體拖出蜂巢。大象如果看到同類死在路邊,一定會把它蓋上枝葉和泥土再離開。大象觀察員辛西雅・摩斯(Cynthia Moss)說,在烏干達公園中某個選擇性屠殺之後,看守者把被切下來的耳朵和腳放在棚子裡,想在之後賣來換手提包和傘架。結果,有天晚上,有些象闖入了棚子裡,把那些耳朵和腳都埋了。[2] 學者間的共識是,當人類第一次聚在一起墾荒時,才開始有系統的埋葬死者。在那之前,他們會把屍體留在野外日曬雨淋,其他人繼續前進。

就像大猩猩一樣,幾千年以來,人類的族群或許會避開彼此身上的病菌,不過當人類定居下來後,就被迫要研究出新的策略來避免感染。令人心生恐懼的拉線防疫封鎖就是畫條線,把受到感染的區域圍起來,不允許人出來,這種作法有時要付出死亡的痛苦代價。這方法有效,但是野蠻。在十七世紀,英格蘭德比郡(Derbyshire)有個小村莊愛恩(Eyam)在得知感染了瘟疫後,就曾堅定的拉起防疫線,自己將小村封鎖起來。直到解除封鎖時,一半的村民都死了,但是瘟疫並沒有擴散出去。下一個世紀,哈布斯堡君主國(Habsburgs)曾在多瑙河到巴爾幹半島之間拉起防疫線,不讓受到疫情感染的東邊人出西歐。這個封鎖區還設置了瞭望塔和檢查站,由武裝農民進行控管,他們會把有感染疑慮的人送到沿線設置的隔離站裡。拉線防疫封鎖這種作法在二十世紀並不受歡迎,不過在 2014 年,這個觀念復活了,就在伊波拉病毒在西非流行之時,那時三個受感染的國家在他們國界交接處拉起了防疫圈,認為那應該會是感染來源。

另一個控制疾病擴散的方式就是將病人或懷疑染病的人強迫隔離在自己家中。這種作法是有效的,不過警力上代價頗高。就邏輯上來說,更有效的方式是將這些人圈在指定的空間裡,時間上要比疾病的可傳染期長。檢疫隔離(quarantine)是由威尼斯人在十五世紀發明的,當時他們強迫從黎

凡特（Levant，^{譯註1}）來的船隻要就地下錨四十天──稱之為「檢疫隔離」（quarantena），之後才能登陸活動。這個觀念本身倒是古老得多。「若火斑在他肉皮上是白的，現象不深於皮，其上的毛也沒有變白，祭司就要將有災病的人關鎖七天。」聖經裡這麼說（利未記 13 章 4-5 節）。「第七天，祭司要察看他，若看災病止住了，沒有在皮上發散，祭司還要將他關鎖七天。」

在還沒有火車和飛機的時代，大多數長途旅行都是依賴船隻，港口通常就是疾病的進入口，而「lazarettos」（傳染病院）或稱隔離醫院大多是傍著碼頭或是選擇離島興建的。通常蓋得像監獄，無論是建築物本身，或是他們對待「病囚」的方式都一樣。但是到了十九世紀，企業的商人們發現這些病囚代表的是一個被監控的市場，於是他們和官方商量，在某些城市裡設置了餐廳、賭場和其他形式的娛樂場所，當然了，價格是提高的（今天，許多之前的傳染病院都變身為高級飯店，所以，或許改變不是那麼多）。

到了二十世紀，疾病控制的問題變得更加複雜。感染未必是從海上來的，而大城市的人口動輒有百萬之多。大城市裡的居民彼此不相識，有屬於自己的有限社交網，但是他們說的未必是同一種語言，也未必抱持相同的理念。在這些現代的城市裡，對抗感染的措施必須由官方中央從上而下施行。官方要啟動防疫，必須具備三個條件：即時辨識出病人的能力，這樣才能決定感染源傳播的方向；了解疾病散播的方式（經由水源？空氣？昆蟲媒介？），和可能可以防堵的措施；以及其他保證這些措施能被順利執行的配套方法。

當這三個條件（在稍後的篇幅中，我們會詳加敘述）已經具備，疾病控制起來就會非常有效了，但是這樣萬事具備的情況，實在很少見。通常會

譯註 1：黎凡特（Levant），泛指義大利以東的地中海地區。

少一或兩個，意思是，官方的努力只會產生部分效果，或甚至沒有效果。在1918 年流感大流行時期，所有可能的組合我們都看到了。我們會對其中兩個城市——紐約市以及波斯的馬什哈德進行特別探討。這兩個地方都是在流感大流行一開始就報告了病例，但是兩個城市的相同之處就僅止於此了。雖說除了他們各自想要控制流感的努力，影響他們經歷的還有更多其他的因素，但是在這兩個城市中流感造成的影響差異程度卻是大得驚人：馬什哈德因流感造成的死亡率大約是紐約的十倍。

公開宣告感染的嚴重性

中世紀毀滅性的瘟疫催生了疾病監測的觀念，也就是收集疫病爆發的資料，這樣才能做出適當又即時的應對措施，就算疫情在傳播時無法應對，至少下次疫情出現時能有所遵循。一開始時，疾病的報告情況很粗糙：診斷不清，數字只是個大約值。不過，資料的量和正確性慢慢就上來了。醫師記錄的已經不僅僅是生病人數和死亡人數了，他們也會記錄病人是誰、住在哪裡、什麼時候第一次出現症狀。他們發現將這些資料集合起來進行分析之後，可以深入了解疫情是從哪裡來、是如何散播的。到了二十世紀，許多國家都規定如果有疫情，一定要報告，而且他們也知道了一個事實，傳染病是不認國界的。1907 年，歐洲國家在巴黎籌設了公共衛生國際辦公室（International Office of Public Hygiene），作為疾病資料的中央儲存之所，也控管與檢疫隔離船隻相關的國際規定。

1918 年，如果有醫師診斷出某個必須上報的病例，他就必須通知當地、省級或是國家級的官方衛生單位。雖說很少被執行，不過沒有上報的處罰包括了罰金以及吊銷行醫執照。只有被認為會對公眾健康產生嚴重危害風險的

疾病才要上報，舉例來說，在美國，天花、肺結核、和霍亂都是在 1918 年初就規定要上報的，但是流感並不列在其中。那時自誇已建構健全疫病回報系統的國家中，很少有需要醫師回報流感病例的，這簡單的意味著，西班牙流感是意外的席捲了全世界。

地方上有些流感爆發的報導，這主要得感謝報紙以及認真負責的醫師，他們發現這次的流感比之前大部分的情況來得糟，但是幾乎沒有任何一個國家的中央單位去整合綜觀整個情勢。無法將點連結起來，他們自然不知道流感到來的日期、從哪裡進入、以何種速度和方向在傳播。換句話說，缺乏一個有作用的警示系統。雖然遲了，不過這疾病被列管為需要上報了，在古老的直覺被喚醒嚴陣以待之前，為時已晚：疫情已經侵門踏戶了。

還是有些例外的國家，不過他們的運氣主要是因為他們身處離島，或是位於更偏遠的地方。冰島當時的人口不足十萬人，當流感抵達時，消息迅速散播開來。冰島人在通往島嶼北部的主要幹道上設置了路障，在沒有橋樑的冰河與道路的交叉點設置崗哨，對東部形成天然的屏障。最後，官方要求進來的船隻都要進行檢疫隔離，這些措施綜合起來幫助了冰島三分之一以上的人口不受流感感染。

澳洲看著流感一路從遠方過來，無論是從時間和空間上都是如此。他們政府首先聽到 1918 年夏天，流感在北半球的歐洲流行的事，九月中，他們就得知了第二波流感可怕的致死率。看著流感穿過非洲、亞洲而來，他們終於在十月十八日在澳洲所有的港口施行檢疫隔離措施（紐西蘭當時並未跟進）。十一月當民眾歡欣鼓舞的聚集在雪梨的馬丁廣場（Martin Place）慶祝停戰時，他們享受到了幾乎是世上獨一無二的特權——不必去擔心流感病毒。雖說澳洲在 1919 年初的確受到第三波影響，不過這個損失和如果讓秋天那波疫情進

來相比，可以說是天差地遠。

　　菲律賓並未因為身處島國而得到更多保護。當地爆發流感時，就算第一批死亡病例是一批在馬尼拉港辛苦幹活的碼頭搬運工人，當時占據該國的美軍也並未覺得流感有可能是傳自外面。他們認為傳染源應該來自於本地，他們用本地的名字稱呼流感為「trancazo」，而且未採取任何措施去嘗試保護當地上千萬的人口。唯一一個例外是在馬尼拉外圍的軍營中，有菲律賓人正在接受訓練，準備加入美軍參戰，他們在周圍建立了防疫隔離區。在這多島之國某些遙遠的地方，有百分之九十五的人口在流感流行期間生病了，有八萬個菲律賓人因此死亡。[3]

　　南太平洋上兩群鄰近的列島，美屬薩摩亞與西薩摩亞（Samoa）有截然不同的命運，顯示了當官方得到了正確以及錯誤的傳播方向時，發生了什麼事。當時占據美屬薩摩亞的美國當地官方不僅發現威脅來自於領土之外，薩摩亞原住民也比白皮膚的外來移民更容易染病，這是由於他們與世隔絕的歷史，他們採取了嚴格的檢疫隔離措施來將疫病排拒於外。美屬薩摩亞安然脫身，不過在紐西蘭控制之下的西薩摩亞運氣就沒那麼好了。在感染源透過從奧克蘭出發的一艘蒸汽船抵達西薩摩亞諸島時，當地官方犯了一個與菲律賓占據者同樣的錯誤，認為疫病源自於當地。在後來隨之而來的悲劇中，有四分之一的西薩摩亞人死亡，我們之後會看到，這將大大的影響這些島嶼的未來。

　　當然了，全球在報告西班牙流感上最明顯的錯誤實例，光看名字就夠了。世界都認為這疫病來自於西班牙，事實上，只有一個國家能正當合法的控告西班牙將死亡天使送給了他們，那就是葡萄牙。不公的世道孕育不出公義。被人冤枉成為全世界的代罪羔羊，西班牙人將手指往葡萄牙回指。在戰爭期

間，成千上萬的西班牙與葡萄牙人民為法國提供了暫時的勞力，代替遠赴戰場的法國勞工，這些勞工毫無疑問的將病毒跨越國界輸出了，而西班牙人則單單挑出葡萄牙人來怪罪。他們在火車站設置了防疫封鎖，把載著葡萄牙乘客的火車廂封住，這樣他們才不會接觸到坐在其他車廂，「理論上」沒有染病的西班牙人。在梅迪納‧德爾‧坎波（Medina del Campo）這個位於馬德里西北方一百五十公里，重要的火車交會點裡，葡萄牙旅客被噴上了臭味四溢的消毒水，並且被扣留達八小時之久。提出抗議的人不是遭到罰款，就是被拘捕入獄。到了 1918 年的九月二十四日，西班牙關閉了兩邊的邊境，主要是鄰國非常憤怒。然而這個作法已經沒意義了，因為疫情早已在薩莫拉的軍營中擴散開來，那不勒斯士兵已經返回他們國內了。

防堵散播

疫病的流行就像森林大火，靠的是「燃料」，也就是「能被感染的個人」。從剛開始幾個零星的例子，也就是「星星之火」開始燎原，因為病例周圍是一大池容易被感染的個人。不過，隨著時間的過去，池子縮小了，因為人不是死亡，就是康復之後獲得免疫力。如果你要畫一張流行感染圖，那麼「新增病例」放在縱軸上，「時間」則在橫軸上，接著你看到的就是一張常態分佈圖，或者說是「鐘形曲線」。

雖說還有許許多多的變化形式，但這種曲線是疫病流行的經典形式──曲線的高度或寬度可能有所不同，高峰也可能不只一個，但是曲線的基本形式還是可以辨識出來的，這代表它可以用數學術語來描述。在二十一世紀，流行病學的數學模式是非常複雜的，但是科學家們已經從 1918 年就開始往那方向思考了。兩年之前，英國的瘧疾專家，也是諾貝爾獎得主羅納德‧羅斯

（Ronald Ross）在他的「發生理論」（theory of happenings）中提出了一套微分方程概念（differential equations），可以在指定的任何時間算出受感染的人口比例、易感染人口比例，以及兩者之間的轉換率（有些疾病，感染後的個人在康復之後會再次回到易感染群組中）。根據羅斯的定義方式，一個「（傳染的）發生」代表的是任何一種透過人去散播的東西，可能是病菌、可能是謠言，或者是一種風潮。

　　羅斯和其他人的研究，以具體的數字解釋了人們長久以來用直覺就已經理解的事——當易感受個體的密度下降至某個閾值以下時，事件的發生將會開始減少。在沒有干預的狀態下，疫情會有它的自然發展，然後自行消失，不過降低密度的措施——統稱為「社交距離」（social distancing），則可以讓它早點結束，還能降低死亡數字。你可以想像，流行曲線下的面積就是在反映流感所引起的不幸總人數。現在，想像一下曲線在沒有干預的高廣，與有干預的低窄之間，兩者之間的面積差異。很可能，這就是一個崩潰的公共衛生架構，以及一個能發揮正常功能的醫療體系間的差異；在前者，病人無法得到治療、醫護們被逼到疲憊的極限、太平間裡堆著屍體，而後者醫療體系雖然被撐到極限，但是仍有能力處理湧入的病人潮。

　　1918 年，當流感被列為必須通報的疾病、大流行的事實被大眾承認時，許多保持社交距離的措施就被實施了，至少，在有資源做這些事情的國家中是如此。學校、戲院和宗教敬拜場所都關閉了，公眾運輸系統的使用受到限制，而群聚則是禁止的。港口和火車站都施行了檢疫隔離措施，病人被移到醫院，而醫院中設置了隔離區，以便把他們和其他沒受到感染的病人隔離開來。公共資訊宣導則教育大眾打噴嚏時要用手帕遮掩，要勤加洗手；要避免群聚，窗戶要打開（因為病菌容易在溫暖潮溼的條件下滋生）。

這些都是使用過並測試過的措施，不過其他國家還有一些更具實驗性的作法。從各個主要方面來看，西班牙流感實際上是第一個在後巴斯德時代出現的流感大流行，因為理論正好是在前一個流感大流行，也就是 1890 年代才完備的。理查‧菲佛（Richard Pfeiffer）在俄羅斯流感流行時宣布，他辨識出流感的病源微生物了。他的模式在 1918 年依然還盛行，不過，那當然是錯誤的。沒有可用的診斷測試方法，醫療專家們對傳染源，甚至在某些情況下，對於此疾病的認定，意見並不一致，他們發現自己陷入了兩難的局面。

舉例來說，某些地方會建議大家戴上多層棉紗製的口罩，覆蓋口鼻，在日本，這或許是戴口罩保護別人不受自己病菌感染作法的濫觴，不過，（西方的）衛生的官方機構並不同意口罩真能減少疾病的傳播。他們在消毒液的使用上，意見也有分歧。1918 年十月底，正是秋波流行正熾之時，巴黎各個地鐵站和戲院都被潑灑了漂白水，有位記者竟然問當時巴斯德研究院的總監艾密爾‧魯（Émile Roux）消毒是否有效。這個問題讓艾密爾‧魯吃了一驚，「當然沒用，」他回答。「把二十個人放到消毒過的房間，然後將一個流感病人安插進去。如果病人打了噴嚏，鼻黏膜或口水沾到他的鄰居，那麼不管房間有沒有消毒，他們都會被汙染。」[4]

長久以來，大家一直認為學齡兒童是最容易被感染的族群，因為他們是季節性流感最偏愛的受害者，他們每天見面，混在一起，他們也比較有掛著兩管鼻涕的傾向。因此在流感流行時，關閉學校是一種反射動作，1918 年的情況也是如此。只是，倒是有一兩個考慮較周密的聲音提出了抗議，如我們稍後所見，他們甚至還說贏了。這些觀察入微的人注意到兩件事：在這次特別的流感中，學齡兒童似乎不是主要的受害目標，而且就算他們得了病，也不確定這疫病是從「哪裡」感染的，是從家裡、學校，還是兩地之間的哪裡。

如果不是學校，那麼關閉學校既無法保護孩子，也無法停止擴散。

　　不過，在所有討論的議題中，最熱烈的就是疫苗。疫苗比病菌說還要古老。1796 年，愛德華・簡納（Edward Jenner）已經成功的幫一個男孩注射牛痘疫苗。所以我們無法否認，即使無法辨識出讓人產生免疫反應的病源菌是什麼，也有可能製作出有效的疫苗。畢竟，巴斯德在不知道狂犬病是由病毒引起的情況下，就已經製作出狂犬病疫苗了。1918 年，政府的官方實驗室製作出大量能對抗菲佛桿菌（Pfeiffer's bacillus）和其他被認為能引發呼吸道疾病的疫苗，有些似乎還真的救了一些人的性命。不過，大部分疫苗還是無效的：注射了疫苗後，這些人還是繼續生病或死去。

　　現在我們知道，有些疫苗之所以發揮功用是因為阻隔了續發性細菌感染，這種感染會引起致死率極高的肺炎。不過當時醫師們是選擇自己偏好的流感理論來解釋結果的。有些人指出，疫苗有效正是菲佛桿菌就是病因的明證。也有些人直覺認為疫苗處理的是併發症，而非疫病本身，疾病本質依然沒被處理。有些出現了言語激烈的爭執，也有公開的否定。美國醫學會就告訴協會成員不要對疫苗抱持信心，而媒體也將它們全都報導了出來。這些無意義的爭論效果剛好適得其反，因為「讓患病之人與健康的人分隔開」這個老方法還是管用的，只要大家遵循配合就有效。

讓民眾遵循配合

　　檢疫隔離和其他控制疫情的策略都將整體利益置於個人之上。當這個整體變得極大，一如我們之前所提，這些策略就必須採取由上而下的方式施行。但是要讓中央政府以整體的利益為重來行事，有可能產生兩種問題。首先，這個整體國民可能會有利益優先順序上的競爭，像是有賺錢的需要，或是必

須去招募一支軍隊，所以會將官方政府強制施行的權力予以否定或稀釋。其次，個人的權利有被踐踏的風險，特別是如果官方濫用了可供使用的措施時。

整體利益上的競爭是美國歷史學家阿爾弗雷德・克羅斯比（Alfred Crosby）力辯民主在流感的大流行時是沒助益的理由。他是講述流感在美國故事的人。國家安全、經濟的繁榮以及公共衛生這些要求很難達成一致，而被選出的代表們往往把前兩項的重要性置於第三項之上，原因僅僅因為他們必須善盡自己的職責。例如在法國，包括了內政部和國立醫學研究院（Academy of Medicine）在內的權力方下令關閉劇院、戲院、教堂和市場（不過這種情況很少發生），因為法國各部門的行政長官並不會因為「害怕擾民」就不去強制執行什麼措施。[5] 但是一個居上位的中央集權也不能保證施行的管控政策一定有效。那時的日本正面臨轉型期，由小群人把持的寡頭政治轉變到初期的民主模式，官方政府甚至連關閉公共的大眾集會場地都沒有考慮過。東京一位警官發現韓國官方（那時韓國還是日本的殖民地）已經禁止了所有的大眾集會，甚至包含了宗教聚會。「不過，我們在日本不能這麼做，」他嘆息，卻沒有給出任何理由。

在1918年，個人也有必須小心謹慎的理由。在十九世紀的後面幾十年間，公衛的宣傳目標是針對邊緣化的族群，一如種族優生學和病菌說被混合成毒，並肩而來。印度就是絕佳的例子。長久以來，英國殖民當局對印度原住民的健康，一直採取放任的態度，深信他們不衛生的習性是難以根除的，不過當1896年腺鼠疫爆發時，他們發現這致死疾病的威脅和他們利益相干，便採取另一種極端手法，實施粗暴的作法來打擊傳染。例如，在浦那（Pune）城，生病的人被隔絕在那些幾乎沒人生還的醫院裡，而他們的親戚則被分開，隔離在「健康營」中。他們房子的地板被挖起來，個人物件被燻蒸消毒或燒掉，

大量的殺菌用石碳酸（carbolic acid）被人用消防車幫浦打入建築物裡；一位細菌學家曾報告，在進入這樣的屋子之前要先撐傘。[6]

被自己對「赤腳窮人」負面觀感蒙蔽的英國官商拒絕相信這病是由老鼠身上的跳蚤傳播的，至少在瘟疫流行的初期不承認。如果他們早點相信，應該就會發覺更好的作法是檢查進口的商品而不是人、去消滅屋子裡的老鼠而不是去進行消毒。至於那些受到這些措施影響的印度人，開始將醫院視為「折磨的地方，提供素材來實驗的場所」。[7]事實上，1897 年，浦那城瘟疫委員會的頭頭，華德‧查爾斯‧蘭得（Walter Charles Rand）被當地察佩卡家（Chapekars）的三兄弟給殺了，他們也因罪被判吊刑（現今該市設置了紀念碑，把他們當成自由戰士來看待）。

類似的違法亂紀之事也在世界其他地方發生。在澳洲，有警察被要求要依法把混血的原住民孩子們帶離雙親身邊，安置在白人家庭裡。他們的思維是，「純種」的原住民註定要滅絕，但是劣質血液被比較「優越」的白種人稀釋過的，在白人社會中進行同化後，就可能得救了（那時，因為白種人把傳染病帶入原住民族群中，原住民大量死亡）。這同時，阿根廷正在啟動一個在各個城市全面消除非洲血統後裔的計畫，在公眾眼中，他們會對其他市民的健康造成風險。這種措施，巴西政府也曾考慮過，但是最後判斷它一定會失敗，因為絕大多數巴西人口都有非洲血統。

1918 年，和之前這類事件不同的是，各國官方的衛生單位再一次宣布要強迫施行一些控制疫情的措施。每個國家採取的模式不同，不過一般來說，都是把強制和自願性質的需求混在一起了。民眾被要求要使用手帕，晚上要開窗，不過如果你沒那麼做，也沒什麼事。虎視眈眈的警察可能會制止你在街上吐口水的行為，並且罰你錢，再犯就可能抓你去關起來。不過如果你犯

的是群聚禁令，而且參加的還是政治性的集會或運動賽事，那麼一群人就可能遭受警棍一陣亂打、粗魯驅散。如果違反檢疫隔離規定或防疫封鎖，受到的懲罰實際上是很嚴厲的。

很多人都會遵守規定。這是個公民權運動還沒開始的時代，政府有更多權力可以正大光明的介入民眾私人的生活裡，我們今日視作有入侵性或介入性的措施，在那時比現在容易被接受，特別是在愛國主義因為戰爭緣故而全面籠罩之際。例如在美國，1918 年秋天會背負「逃兵」汙名的不僅僅是那些出於道義而拒絕服兵役的人，還包括了那些拒絕遵守防疫措施的人。

在這些曾被類似措施設定為目標的邊緣群組中，還是有一些有特洛伊木馬嫌疑的人，以及許多沉默的反抗者。1918 年十一月在南非策動的疫苗施打活動受到了廣泛的抵制。不論是黑人還是白人對於病菌說都只有一個模模糊糊的印象而已，所以《川斯凱公報》（Transkeian Gazette）的一位撰稿員才能寫出這段：成千上萬的人「被告知施打的疫苗劑量中含有好幾百萬隻病菌時，他們露出了神祕的微笑，並且假裝相信，以迎合醫師。」但是在這事情上，黑人們不得不出聲問，白人們為什麼突然關心起他們的健康來了。有謠言表示白人正在想辦法殺黑人，用的工具就是長針，造謠的人表示，針會被插進他們脖子上的靜脈裡。

隨著時間過去，一開始很順從的人也開始感到了疲憊。不僅因為這些措施讓他們無法繼續正常的生活，還因為效果最好也只是時好時壞。身為示範榜樣的人連自己的身分都忘記了。舊金山市的市長在觀看停戰的慶祝遊行時，連臉上的口罩都掉了，晃來晃去的。這些限制背後的邏輯有時候真的很難去理解。紐奧良的一位天主教神父賓多（Father Bandeaux）就抗議，城裡把教堂關閉了，商店卻還能開，像這樣的差別作法以及引起的民怨，報紙倒是很

快的適時報導。[8]

　　在1918年，報紙是和民眾溝通的主要媒介，在讓民眾順從或是不順從上，扮演了關鍵的角色。報紙通常會帶頭去教育讀者關於病菌說的種種，並傳播和公衛相關的訊息，也會在自家報紙表達意見，各家報紙各抒己見，引起了混亂，他們的態度就像那些醫師和權威們一樣，是大家長式的作風。就算是沒受到戰時言論約束的國家，也很少會傳遞大流行真正規模的消息，他們無法信賴大眾處理這種事的能力。在那時，「沒頭腦的暴民」這種觀念比現在強烈多了，他們害怕會引起恐慌。群眾是很難去「引領」的——這個大家廣為認可的態度是英國報紙《守衛者》（Guardian）在幾年之後做出的結論：「不過，去告訴一個現代的都市人要少搭火車或電車、要新生代摒棄圖像推崇文字、或者去警告失業的人要多吃營養的食物，不要擔心，有什麼用呢？」[9]

　　義大利主要的大報《晚郵報》（Corriere della Sera）一開始的立場就是每天報告流感的每日死亡人數，直到民政當局強迫他們停止，說這樣做實際上會引發市民的焦慮。[10] 官方似乎沒有發覺，報紙接下來的沉默其實讓民眾更加焦慮。畢竟，大家每天都能看到屍體從街上或是村裡面被搬運出去。隨著時間過去，記者、印刷工、卡車司機和報童都生病了，新聞開始自行審查，民眾的順從度下降得更多。大家開始慢慢回歸自己的教堂，在違法的賽馬會場中找消遣，還把口罩留在家裡。到了那個點上，公衛的基礎設施，包括救護車、醫院、掘墓工人，就開始搖搖欲墜，要崩塌了。

超級大都會

　　1918年的紐約是被切分成小元素的現代城市縮影。它的人口有五百六十萬，在當時和倫敦一起競爭世界最大都市的頭銜，而且幾年之內可能便會

超越倫敦。它擴充迅速的主要原因在於外來移民。超過二千萬人在 1880 至 1920 年間來到美國，追求更美好的生活，而紐約正是他們進入美國的主要港口。這些人大多數來自於歐洲的南部和東部，和許多離家很遠的移民一樣，他們要一段時間才能融入。而 1918 年的紐約就是許多的小世界聚集在一個世界裡。

因此，紐約市的衛生局長羅益爾·S·柯貝蘭（Royal S. Copeland）在第二波流感於七月開始流行時，面對的是一個完全的現代挑戰：雖然這些族群在空間上有所重疊、經常沒有共同語言，也少有一致的地方，但是他卻必須從這些不同族群的一團混亂之中理出一個共同的集體反應。這不是他唯一的挑戰。紐約也是軍隊出發往歐洲的主要登船點，這個角色讓這城市不可能施行有效的檢疫隔離。

柯貝蘭是個眼外科兼順勢療法的醫師，這個組合在順勢療法尚未被視為「替代療法」的時代並不會讓人太過訝異，而他被指定擔任紐約衛生局局長也不過是那一年四月的事情。這個從密西根州來的美國男孩，擁有典型的樂觀人格、愛引用聖經的話、提升自己、有時會突然冒出一些老生常談的話，柯貝蘭被認為是一個實際的人，能把事情完成，只是在那年的夏天和初秋，他卻拖拖拉拉的。[11]

港埠方面從七月開始提高對進港船隻的監控，但是當已經被徹底感染的挪威船隻「卑爾根峽灣號」（Bergensfjord）在八月十二日抵達時，船上有十一名旅客被帶到布魯克林的醫院，但是他們並未被隔離。一直到九月十七日，也就是流感已經流行起來後，流感和肺炎在紐約才變成需要上報的疾病，而在那個月剩餘的時間裡，柯貝蘭低調處理這些危機。到了他正式發佈疫情訊息，也就是十月四日時，被傳染的軍艦，包括「利維坦號」（Leviathan）

已經在大西洋上來來回回幹了幾次活，分送致人於死的貨物。

　　柯貝蘭一定了解自己對於軍隊移動的事無能為力。總統伍德羅・威爾遜（President Woodrow Wilson）已經接受部隊資深長官的建議，無視軍醫的意見，繼續運送軍隊，而且他也延後宣布流感疫情的事，以免對他們造成阻礙。不過，在宣布的同時，柯貝蘭還是下了三項有可能拯救人命的決定。第一，他將工廠、商店和戲院的開門時間分梯次，減少交通繁忙時間。第二，他建立了一種地區性上報照護系統，在城市各處建立了一百五十個緊急醫療照護站，幫忙協調處理病患的照護和上報事宜。第三，也是最具爭議性的，就是繼續維持學校開放上課。[12]

　　最初，他原本打算要仿照鄰近的麻薩諸塞州和紐澤西州的作法，關閉所有的公立學校。但是衛生局兒童公衛處先進的處長喬瑟芬・貝克（Josephine Baker）說服他別那麼做。她認為孩童在校時比較容易進行整體的觀察，如果出現跡象，也方便治療。他們要適當的進食，這在家裡未必能做到，他們也能把重要的公共衛生相關訊息帶回家中。「我想看看我是否真的無法讓這群六至十五歲年齡的孩子不受到『流感』的危害，」她告訴柯貝蘭，「我不知道自己是否能做到，不過我真的非常希望有這機會去努力。」[13]柯貝蘭給她機會了，這麼做的代價是他把痛苦的指責全背負在自己身上，包括了紅十字會和之前衛生局長的。但是，他和貝克後來被證明是對的：那年秋天，實際上流感並未侵襲學齡孩童。

　　柯貝蘭的宣傳不斷被愛國主義的需求以及戰爭的結果這些王牌吃掉。到了十月十二日，疫情已經接近高峰，醫院裡擠入了滿滿的人，原本的外科病房現在都轉成了流感病房，體育館以及這城市的第一個流民收容所全被用來安置醫院無法容納的病人。不過十月十二日是哥倫布日，為了要紀念這個事

件，威爾遜總統帶領了一支二萬五千人的遊行隊伍，沿著「同盟國大道」一路往下走，這是原來的第五街被暫時命名的。

柯貝蘭也必須和當地的生意人展開談判。和其他城市的衛生局長不同，他並未關閉娛樂場所，而是用嚴格的規定來管制他們，例如禁止兒童進入。當查理‧卓別林（Charlie Chaplin）的電影《夏爾洛從軍記》（*Shoulder Arms*）——電影裡，一個小兵活捉了德國兵——在十月二十日首映時，河岸戲院（或稱斯藍德戲院〔Strand Theatre〕）的經理哈洛德‧艾德爾（Harold Edel）對於客人們熱烈的出席狀況大加讚美：「我們認為大家能冒著生命危險來看《夏爾洛從軍記》這部電影，就是對它最好的讚美。」[14] 不幸的是，艾德爾在他這句話尚未見報之前的一個禮拜，就死於西班牙流感了。

對柯貝蘭有利的是，紐約對於公共衛生宣傳這門藝術已經有經驗了，那時他們對肺結核的宣戰——尤其是針對隨地吐口水的積習——時間比其他地方早了二十年。到九月底，這個城市已經以書面方式對於如何避免並治療流感提出忠告。不過這些忠告是以英文印行的，而且一直要到十月中下旬，疫情最嚴峻的時期已經過去之後，童子軍才腳步匆匆的穿過曼哈頓的下東區住宅，去分發其他語言的小手冊。

1918 年，所有移民社群中，最新、最窮、增加速度也最快的是義大利移民。他們大約有四百五十萬人是在 1880 年之後的四十年間抵達的，而且許多人都不曾再離開。他們被吸引聚集到「小義大利」（也就是下東區，布魯克林區圍繞海軍船塢的部分）以及東哈林區。他們在一般工廠和血汗工廠裡工作，在建築業蓋房子或去鋪鐵路，他們移到了擁擠、水準差的住宅裡，讓紐約成為繼那不勒斯之後，世界上第二個義大利人口最稠密的城市。

這些移民主要是來自於義大利南部鄉村的農民（contadini），不習慣城

市的生活，特別是很容易染到呼吸道疾病。我們知道這些得感謝一位呼吸道疾病專家安東尼歐・史提拉（Antonio Stella）醫師，他本身是義大利裔，在1909 年歸化成美國籍，之後也繼續捍衛義大利裔美國人。若他不在西一一〇號街（West 110th Street）的義大利醫院看病，也不在他自己的診療所內時，就是外出在城裡義大利人聚集的地方找他們。有時候，他年輕的藝術家弟弟喬瑟夫・史提拉（Joseph Stella）會陪著他，把他看到的情景素描下來，並把紐約比做「一所巨大的監獄，而歐洲的雄心壯志則在裡面生病、受煎熬。」[15]

在發生流感大流行之前很久，史提拉就已經注意到小義大利裡面的人得到呼吸道疾病（尤其是肺結核）的比例很高，這個事實讓義大利人在紐約各個移民的後裔中死亡率最高。他一再涉足下曼哈頓聲名狼藉的「肺阻塞」區，名稱由來是因為這區充滿了肺結核，親自確認這問題的確被低報了許多——實際上確實的數字或許是當時城市衛生部門手上的二十倍。「在這區的住宅中居住六個月就足以讓一個從卡拉布里亞（Calabria）來的健壯小伙子、肌肉結實的西西里漁夫、阿部魯左（Abruzzo）和巴西利卡塔（Basilicata）來的粗壯婦女變成我們看到的那些人，那些臉色蒼白、軟弱無力、體型矮小，拖著腳步沿著紐約街道踽踽而行的人。」他寫道。[16]

史提拉敏銳的察覺到，這個病可能會讓已經邊緣化的族群背負更多汙名，也會對義大利人產生強烈排斥感，認為他們不乾淨、邋遢、被熱情沖昏頭，而且犯罪、酗酒、信奉共產主義、以及得一堆社會病的比例高得不像話。而這位受人敬重、有著優雅教養的醫師，在閒暇時以收集古董和錦緞為樂，病人之中不乏財富與名聲兼具者，其中更包括了大名鼎鼎的男高音恩理科・卡羅素（Enrico Caruso），對他而言，同化並融入是對抗偏見的最佳防護。他所選擇的城市也一再的展示了這一點。在每一波新的移民被納入時，不僅有

一定的種族刻板印象，也會帶來一些特定的疾病。1830 年代，大家把霍亂怪罪在貧窮的愛爾蘭移民身上，而到了該世紀的晚期，肺結核則被稱作「猶太病」或是「裁縫病」。而當小兒麻痺症 1916 年在東岸的城市中爆發時，大家責怪的是義大利人。探訪護士鄙視他們親吻死者的作法，而義大利人則當著這些護士的面，把門甩上。

史提拉很清楚移民身上的這些疾病大多是在美國得到，而不是像本地人說的，是他們從本國帶出來的，疾病背後的問題是居住的空間實在太擁擠。在他記錄過最糟糕的例子裡，每平方公里的密度是十二萬人，或者是每畝將近五百人（譯註 2），比當時歐洲人口密度最高的城市都來得高，和今天被認為是地球上人口密度最高的地方之一，印度孟買的貧民窟達拉維（Dharavi）相去不遠。在西西里人的據點，東十三街的某些部分，他數過，一個房間裡面平均住了十個人。不過他也清楚，他們畏縮的方式讓他們更容易遭受疾病的感染。很多人大字不識一個，也不會講英文。他們多疑、愛分派系，對官方抱持不信任的態度。他們對自己的民族療法進行了一些改變，因為就算現在無法取得狼骨（譯註 3），城市的間隙裡還是能找到一些草藥來替代，又或者，窗台上也能種植。他們繼續相信巫術，相信聖母瑪利亞的恩典能治病，用吐口水來驅除邪惡之眼。

在史提拉心裡，其中最危險的莫過於這些城裡的農夫相信遇到疾病要順其自然，*pazienza*（要忍耐），該怎麼樣就會怎樣。他們用當初在義大利對待牧師和地主的多疑態度來看待醫師，認為醫院是等死的地方。馬里奧·普佐（Mario Puzo，譯註 4）在他的小說《幸運的朝聖者》（*The Fortunate Pilgrim*，

譯註 2：約 10 坪 4 人。
譯註 3：在某些巫術中，狼骨被認為有神祕的治療力量。

1965 年出版）中描寫了曼哈頓的醫院大街（正是史提拉診療所在地），他寫道，「虔誠的窮人在進入這些大門時，手畫十字。」事實上，史提拉可能就是普佐小說裡巴爾巴托醫師（Dr. Barbato）的原型：「噢，他非常了解他們在那一句句充滿敬意、甜蜜蜜的 *Signore Dottore this*（杜托瑞先生這）、*Signore Dottore that*（杜托瑞先生那）之下是什麼感覺。他靠他們的不幸吃飯；他們的痛苦是他的利潤；他在他們迫切需要以及對死亡的恐懼中到來，要求要以金錢來救助他們。在某些原始的方面，他們會覺得治療的藝術既神奇又神聖，不應該被買賣。」現代這種付錢給醫師做為診療費的作法對他們來說是陌生的。

當時紐約主要的義大利文日報叫做《義大利美國進步報》（*Il Progresso Italo-Americano*），在文盲比例很高的社群裡，每天大概賣將近十萬份，而這份報紙被閱讀的方式就和一般報紙一樣：在每個工作天要結束之時，某個認字水準屬於半調子的勞工就會大費周章，辛辛苦苦的把它念上許多遍，然後將他所理解的講給別人聽，而這些人在聽完後，在和一大群人一起坐地鐵回家的途中會繼續分享給其他人聽，並加上自己的評論。在《義大利美國進步報》撰文的人知道他們的讀者會把馬鈴薯片綁在手腕上來退燒，也會在夜晚緊閉窗戶以免惡靈進入，在流感流行期間，他們會採取「給一巴掌賞顆糖」的方式來誘使他們放棄這些作法，而改用比較「正統」的方法。一顆糖就是充滿善意的建議：「絕對不要直接親孩子們的嘴巴，而且還應該盡量別去親吻他們。」巴掌就是法律：「針對不認真遵守衛生措施，或是咳嗽吐痰時不用手帕的人，已經立下了嚴格的法令。違法的人將會同時受到罰鍰與監禁的處罰。」

譯註 4：馬里奧・普佐（Mario Puzo），電影《教父》（The Godfather）的原著小說作者。

在柯貝蘭宣布學校將持續保持開課狀態時，《義大利美國進步報》是少數幾個贊同的聲音之一。義大利的家庭大多有將孩子圈在身邊的習慣，例如帶他們回家吃午餐，但是正如報上所指出的，從教室裡放出來的孩子在街道上常常不受控管，反而是在學校裡有老師盯著他們，還可能在他們出現最初症狀時指認出來。「不僅如此，在學校，衛生和通風通常做得比很許多房子裡的還好。」它加了這麼一段。事實上，當柯貝蘭讓貝克的計畫通過時，他心裡面應該就已經有義大利人了。柯貝蘭的兒子在幾年後為父親的決定爭辯時表示，在下東區的某處區域，「有十到十五人擠在只有兩個房間和一套衛浴的地方。而浴缸則被用來儲存煤炭。熱水這種東西是不存在的，冷水則常常不足。大家不得不分批輪流睡覺。把學校關閉代表孩子曝露在疫病中的機會變得更大而已。」

據柯貝蘭的兒子表示，他父親在十月底左右染上了流感，但是沒有告訴任何人，繼續處理危機。他在十一月五日宣布流感的流行期結束，雖說在1919 年初期還是有一次復發。當柯貝蘭之後被問到為什麼紐約這城市受到的感染沒有其他東岸大都會城市來得嚴重，他回答，紐約有幸擁有較扎實的公共衛生根基，這得感謝二十年來對抗肺結核的經驗。[17] 大多數的紐約人對於衛生的基本原則都相當熟悉，就算不知道流感是如何傳播的，也習慣官方政府介入他們健康方面的事。他沒提另一個可能保護了他們的原因，那就是該城比較早出現、或許也拖得比較長的春季波流感，可能讓有些人產生了一些免疫力。[18]

他們害怕會對義大利人產生強烈反感的排斥並未發生，也沒有其他移民族群因為這次流感而被怪罪。[19] 說法是這樣的：這次的疫情來去的速度實在太快，大家還沒開始交相指責就過去了。不過，還有另外一個理由。雖然每

個人都可能受到流感的侵襲，但是義大利人比大多數人更容易，這一點就寫在公開的紀錄裡。柯貝蘭在將流感變成上報疾病時，派遣了醫師、從非醫療機構來的檢查員以及非專業人員作為視察員，但當這些人進到貧民住宅區時，通常只來得及計算死亡人數，並安排他們的喪葬事宜。在動員這些人的兩週後，柯貝蘭給他們新增了一個工作項目：必須描述在他們發現病人時，病人家中的衛生情況。這項要求讓移民生活的速寫圖裡添加了生動的細節，而官方在那時候已經不得不處理，並給當時情況已經好轉的紐約人一個前所未有的機會，能一窺被肺結核控制的貧民窟。

《義大利美國進步報》（*Il Progresso*）在引起義大利族群注目方面，起了作用。在十月底，他們報社細細講述了拉法葉・德・西蒙（Raffaele De Simone）的故事，他說找不到承辦人可以幫他弄到一口給他一歲孩子的棺木。小小的屍體已經在家中放了好幾天還沒下葬，直到這位為了其他四個孩子而焦慮不已的父親，竭盡全力去請求幫助：如果有人找到合適的箱子，他會把他死去的孩子放進去，帶到公墓，必要的話他願意親手幫孩子挖墓穴（幾天後，報紙報導他終於買到一些木頭，在絕望之中，他用自己的雙手幫孩子打造了一個棺木）。

局勢或許也有利於義大利人，因為軍隊也受到嚴重感染（美國陸軍死於流感的人數高於戰死人數，部分原因可能是致命的運輸過程吧），而許多死去的軍人都是在外國出生的。有些義大利人甚至在美國參戰之前就已經赴歐洲打仗了。據估計，有三十萬個出身於義大利的人加入了美國陸軍。

在流感大流行期間，紐約是禁止公眾喪禮的，能夠伴隨在棺木之側的只有配偶。不過十月二十七日，官方似乎對於在格林威治村龐貝聖母（Our Lady of Pompeii）教堂舉辦的凱撒・卡列拉下士（Corporal Cesare Carella）的

喪禮睜一隻眼閉一隻眼。卡列拉下士在戰場上活了下來，卻死於西班牙流感，大批的群眾聚集在一起觀看他的棺木被一路抬到教堂。棺木上覆蓋著義大利國旗，上面還擺著一束花以及特有的寬緣帽，帽上有黑色松雞羽毛的裝飾。這是卡列拉身為神槍手（Bersaglieri）部隊一員所戴的帽子，這支部隊是一戰期間義大利的一支精銳特種輕步兵營。送喪行列走過的路線，一路懸掛著美國和義大利的國旗，而根據《義大利美國進步報》的報導，在爆滿的教堂中講話的神父是唯一一個能主持的義大利神父，他心中懷有信心與「*la patria*（祖國）」。隨後，群眾跟著棺木一路走到皇后區的各各他（Calvary）公墓。很不幸的是，那裡有大批的棺木正等著下葬，柯貝蘭在兩天之後過去致意時發現了這件事。在衛生局長造訪之後一天，紐約市長約翰・海藍（John Hylan）派了七十五個人到各各他去把後續堆積如山的喪事處理乾淨。柯貝蘭甚至可能在不知不覺中把義大利移民往同化的道路推進一步。九月，在流感成為列管上報疾病，但是官方仍未發佈是疫情之後的幾天，他要所有與別人共享居所的流感病人都必須住進醫院，這當然包括了場地擁擠的貧民住宅區。原先就對醫院抱持嫌惡態度的義大利人是什麼反應，並未被記載，除了《義大利美國進步報》上有一則引人注目的條目外。根據九月二十五日的報導，這個社群終於從「麻痺萎靡」的狀態中甦醒來了，熱烈的捐錢，要籌措基金在布魯克林蓋一家新的義大利醫院。

事實上，紐約的確發生了幾則零星的本地人偏見個案，而那年秋天的箭頭主要指向了德國裔。一般來說，《義大利美國進步報》對於消除與流感相關的誇張謠言是相當死板的，其中包括了一則醫護人員自認有過失，因為他們在士兵之間傳播了病毒，這謠言在萌芽期間就被撲滅了，但是另外一則故事倒是難以阻止的傳散開來，有個男性聲稱在長島的某所學校之外，把一些書給了孩子，告訴他們刮一刮書頁，就能露出總統威爾遜和其他一些名人的

肖像。他可疑的行為引起了校長的注意，他把書都收集起來，注意到書本背後印著「德國製作」的字眼，所以便把這些書送去檢驗，看看是否有流感病菌（結果後述）。

流感也讓義大利人成為柯貝蘭有力的新擁護者。他支持改革史提拉和其他移民代表已經倡導多年的政策，宣布要對抗貧民窟地主，並建議應該要蓋更好的公有住宅。他力爭移民的各項健康檢查應該在他們離開母國之前就進行，以免抵達時被拒於門外，他也為許多善耕的農夫無法發揮所長，不得不在美國當個「窮困的城市小貨郎」，勉強討口飯吃而悲歎。在流感流行之後一年，紐約的市議會立法通過，提供他美金五萬元（大約值今天的九十萬元），讓他對「壓制並控制流感及其他呼吸道疾病」進行大型的研究，而他也繼續對紐約城市的公共衛生架構進行徹底的大改造，而他部分的演講從那時起便被安排以義大利語以及依地語（Yiddish，譯註5）在商店和工廠中進行。[20]

城市的第一個公有住宅建案在 1934 年開始興建，位置在下東區。那時候的市長是菲歐烈羅・拉・瓜迪亞（Fiorello La Guardia），一個義大利移民之子，之前在埃利斯島（Ellis Island）移民站擔任翻譯員。他的第一任妻子死於肺結核，時年二十六歲。「拆了舊的蓋新的，」這就是拉・瓜迪亞 1936 年為該專案揭幕時的介紹辭。「拆掉爛掉的陳年老鼠洞，拆掉破爛屋子，除掉疾病，拆掉火災時難逃生的屋子，讓太陽照進來，讓天空進來，新的一天正要破曉。」

譯註 5：依地語（Yiddish），猶太裔和部分德裔使用的語言。

風的疾病

艾哈邁德‧蓋姆‧阿爾‧薩耳爾聶（Ahmad Qavam al-Saltaneh）在 1918 年抵達了馬什哈德，他這十天的旅程從德黑蘭（Tehran）跨越沙漠，或許還坐了四輪旅行馬車。我想他可能在敬禮山（Mount of Salutation）暫停了一下，這地方是朝聖者第一眼看到殉道者墳墓的地方，往下俯視，那些墳墓金黃色的頂在陽光下閃閃發亮。他知道前方有非常艱鉅的工作在等著他：政府派他來接管一座瀕臨無政府狀態的城市。

那時候的馬什哈德是波斯東北的大省霍拉桑（Khorasan）唯一的一座城，是什葉派回教徒的一方聖地，每一年都要接待從世界各地過來的什葉派朝聖者，人數和本地七萬居民一樣多。他們來伊瑪目禮薩（Imam Reza）的聖陵祈禱。伊瑪目禮薩是他們十二個聖伊瑪中的第八代，被什葉派徒認為是先知穆罕默德精神上的傳承人。但是，這地方也是番紅花和綠松石工業的中心，以漂亮的毯子聞名。它同時還是兩條貿易路線上的重要據點，一條從英屬印度往西，另外一條由波斯往俄羅斯。

政府遠在德黑蘭，離馬什哈德有九百公里之遙，在馬什哈德沒什麼控制力，不過馬什哈德卻無法置身於政治與經濟危機之外，而且這個危機也把國家其他地方一起捲進去。半個多世紀以來，波斯一直是帝國主義者利益的戰場──所謂「大博弈」的背景地所在。大博奕是指英國與俄羅斯爭相施力，爭奪在裏海與阿拉伯海之間廣大地區的控制權，而到了 1918 年，波斯政府國力弱小，經濟上幾近破產，實際上已經是個受保護國了。

在十一、二年之前，也就是 1907 年，英國與俄羅斯簽署了一項協議，將這國家分為三區：北部靠俄羅斯區、南部靠英國區、以及中間的中立區。而這個令人不安的暫時休戰狀態一直維持著，直到 1914 年被打破。波斯宣布自

己從一開始就是中立的，不過結果也沒什麼差別：它已經代表成為戰爭的舞台了。英國和俄羅斯發現他們站在戰爭的同一邊，對抗正從西北方過去威脅該國的鄂圖曼人（Ottomans），以及他們的德國盟國。對英國人來說，印度是他們皇冠上的寶石，而波斯是保護這顆寶石免於敵人進犯的最基本緩衝地，所以當沙皇的皇家陸軍在俄羅斯革命覺醒後崩潰，強力的吸塵器在北方開啟，英國就開始憂心忡忡了。（譯註6）在俄國人簽署了布列斯特—立陶夫斯克條約（Treaty of Brest-Litovsk）後，英國人立刻出兵占領了波斯整個東邊。而一直以來都是他們深具價值的監聽站的馬什哈德，在1918春天成為一個價值更高的軍事基地。

無論如何，到了1918年，馬什哈德已經不是一個能舒服待著的地方。這個地方飽受圍攻之苦，實際上已經被周圍山上的部族所控制，只是尚未實名化而已。這些部族早就習慣在朝聖者騎著驢子或馬接近聖陵時，進行搶劫，而現在更是厚顏無恥的將進行襲擊的隊伍直接派入馬什哈德。朝聖客還是不斷的從各地集結過來，只是他們的數量當時因為白俄羅斯軍人的加入膨脹得更凶了，這些軍人很多在與更北方的布爾什維克黨作戰時受了傷，況且該地還有饑荒問題。一連兩季缺乏雨水，導致糧食欠收，飢餓問題因占據當地的軍隊而更加惡化，因為軍隊需要糧食來餵養。[21]

蓋瓦姆（Qavam）是來恢復城市安防的。他素以談判技巧靈活著稱，但若有必要，也不會畏戰，會利用武力把事情做好。他把幾個部族的首領抓起來，用鎖鏈鎖起來，等著用伊斯蘭法律來進行懲處。公開執行死刑很快就變成馬什哈德生活中常見的特色。有些部族在英國的要求下和平相處，英國人

譯註6：一戰期間，俄國沙皇政權原本與英國站在同一陣線，對抗同盟國，但戰事連連失利，國內民不聊生，發生革命，蘇維埃政權借勢崛起，北方強烈動盪。

需要他們來付軍隊稅，而有些人，他則去進行幹旋。「總督滿意的解決了哈扎拉族（Hazara）首領薩伊德・海達（Saiyid Haidar）棘手的問題，」英國領事克隆・葛銳（Colonel Grey）在蓋瓦姆抵達幾個月之後報告道。他顯然說服了海達繳出兩百枝來幅槍來撤銷對他的所有控告。[22]

供需方面的情勢解決起來比較困難。到了 1918 年春，美國的波斯大使約翰・羅倫斯・寇德威爾（John Lawrence Caldwell）對上報告，表示波斯人已經在吃草和死掉（而非被殺）的動物屍體，連人類的屍體也沒放過。麵包的價格從 1916 年連年翻漲，現在漲了四倍，薪水倒是沒漲，而馬什哈德基本上已經吃不上肉了。聖陵接收棄嬰，人則躺在外面的街上。有些人在電報室內尋求庇護，這是他們遇到困難時的一個古老習俗，只是他們選擇避難所的靈感更可能是出自於最近的信念，認為電報可能會把他們的祈求直接帶到德黑蘭君主所在的皇宮。

饑荒的情況在六月最嚴重。在那之前，英國人每天已經在領事館的庭院外放食賑濟數千人了，話雖如此，有些人還是認為英國人在紓解饑荒的付出上和他們徵用放在庫存裡的相比，只是杯水車薪而已。[23]葛銳自己報告說，在齋月期間，馬什哈德一位有名的傳道就公開批評英國，並威脅他們會受到神的報應。那時候，斑疹傷寒、傷寒、也或許兩者都可能在馬什哈德肆虐（當時在該城中流行的到底是什麼疾病，診斷上非常混亂）。快到六月底時，霍亂被報告出現在更北方的俄羅斯城市阿什哈巴德（Ashkhabad）。葛銳從印度準備了血清，城市令人失望的衛生情況讓他感到憂心：「關於保護供水的事，沒什麼好做的。」到了七月，情勢開始明朗，下一季應該不會沒有收成了，紓解饑荒的事務稍微緩解，但是英國對於霍亂還是十分擔心，他們試圖去阻礙大批人潮進行傳統朝聖，朝聖活動是在齋月（Ramadan）結束後，從現在

的巴基斯坦到馬什哈德。[24] 他們在西班牙流感這種藉由空氣傳播的瘟疫入城時，依然在擔心那些因水而生的疾病。

西班牙流感或許是由特蘭斯卡斯皮亞（Transcaspia，現為土庫曼斯坦〔Turkmenistan〕）回來的俄國士兵，沿著一條穿過波斯東北角科彼特山脈（Kopet Dag moutains）的粗石道路帶入的。這種病抵達的時間是八月的第三個禮拜，剛好和一個寒冷的暴風撞期，所以讓當地人以「邪風之病」來稱呼它。不到兩個星期，葛銳就報告，這病襲擊了每個家庭和每個做生意的場所，而英國人之前所徵召並已經在城裡面集結的步兵隊伍，受到了嚴重的感染。城裡醫療設施極度缺乏的問題至此顯露無遺。

除了英國領事館的十二床醫院和藥局，馬什哈德只有其他兩個傳統的市民醫療設施，用現在的觀點來看，兩個都很小：一個在聖陵裡，另外一個由美國傳教士所經營。聖陵從十九世紀開始就有自己的醫院（更久之前就已經有類似醫療設施的場所），它服務的對象主要是朝聖者，根據報導有時候還會有醫療神蹟出現。不過當傳教士醫師羅拉·霍夫曼（Rolla E. Hoffman）在1916年抵達馬什哈德進行拜訪時是這麼形容的，「那是個進去後只能等死的地方；整個地方沒有一片玻璃窗，木製的床架上也沒有床單或枕頭，地板充滿灰塵，沒有暖爐。」[25]

長老教會（Presbyterian）的傳教士居然敢進入像馬什哈德這樣神聖的穆斯林之地，似乎讓人頗感意外。不過多年後，他們另外一個成員，威廉·米勒（William Miller）用令人驚訝的直白方式解釋了他們的這份衝動：「因為馬什哈德是伊斯蘭教信仰的一個重要中心，所以基督徒到那裡去插個旗子似乎也是職責所在。」[26]1894年，第一位冒險進入的是路威斯·伊斯特林（Lewis Esselstyn）牧師。他引起了一陣騷動，而一個仁慈的當地人把他偷渡了出去，

但他在 1911 年又回去了，講著波斯話，這次他終於留了下來。當霍夫曼在五年後加入他的行列後，很快的提供了他的觀點，認為原來基督徒之所以被容忍留在該地，純粹只是因為所提供的醫藥。

在 1918 年，馬什哈德的人民還是過著中世紀的生活，不過它的泥巴牆正在逐漸倒塌之中。它是一個陵寢之城，朝聖的人來到這裡，希望死後能安葬在此，幾世紀來層層疊葬在彼此之上。有時候，舊墳會被棄置，融入成為供水系統的一環。這樣再以人工渠道，叫做「坎兒井」（qanats）的形態，將鄰近山區的水引入城裡，這種水在沒加蓋的情況下流過主要街道的中間，主要街道則長期是朝聖者、商人、駱駝和驢子大量聚集的地方。在沒有分離及密閉式下水道系統的情況下，水非常容易受到汙染。1918 年，病菌說已經在波斯開始嶄露頭角，不過只在百分之五的識字人口裡。一談到水，大部分人都會被宗教上對水的長期說法所引導，認為水只是要流動的，超過一個「korr」（350 公升）就是潔淨的，因此他們便在非常靠近開放式坎兒井的地方清洗鍋碗瓢盆，洗他們的驢子，也洗自己。

德黑蘭政府不遺餘力地想在全國建置衛生的基礎架構，其中包括了傳染病用的防疫隔離系統，但由於缺乏經費，以及英俄兩國一直以自己的政治和經濟利益為先搞破壞，所以每每以失敗作收。這樣的架構要能發揮作用，國家必須團結一心，而 1918 年的波斯顯然相去甚遠。馬什哈德地方政府嘗試改善衛生的努力也失敗了。當霍亂在 1917 年爆發，蓋瓦姆的前任已經設置了衛生委員會，提出一些長期改革事項的建議，例如，將墓地移到城牆外面，引入傳染性疾病的上報系統，但是沒有一項被建置完成。[27]

由於馬什哈德是個聖城，聖陵管理者的權力很大，不僅在精神上如此，經濟上也是，因為聖陵擁有大量的房產地契。1918 年遇到疫病流行時，伊斯

蘭教的思想依然以九世紀的教誨為基礎。[28] 它接受傳染的概念，不過只限於某個程度。它的整體規則是，在瘟疫區裡的人不應該往外逃，而外面依然健康的人則應該遠離不要靠近。這個規則也帶著聽天由命的成分：對信眾來說，疫情是一種殉難，是對異教徒的一種痛苦懲罰。一旦生病了，大多數的波斯人會轉向哈基姆斯（hakims，[譯註7]）或草藥大夫以尋求治療。而這些醫生們是依據兩種明顯為輔助療法的方式來治療的：古希臘的蓋倫式療法（Galenic），以及一種靠可蘭經來提供最佳保護以對抗疾病的方式。他們可能把疾病歸咎於體內體液不平衡，所以建議改變飲食，這是第一種；他們也可能認為病因是被精靈叮咬，建議將祈願者的手臂用帶子綁起來，這是第二種。

伊斯特林的傳教士們跑斷了腿，在饑荒期間幫助英國領事館方發放食物。伊斯特林有時會去當霍夫曼的助手，將他紅色的長鬍子放進外科袍子裡，然而霍夫曼和伊斯特林兩人都得了傷寒。伊斯特林死了，被葬在俄羅斯公墓裡，而霍夫曼活了下來，只是也感染了流感。就在這個節骨眼上，蓋瓦姆第一次著手處理公共衛生問題。藉著英國人的幫助——利用害怕布爾什維克黨會進攻過來的恐懼感——當時他掌控了城裡大部分的公共機構，並讓沉睡的衛生委員會復甦。衛生委員會回報他，重新啟動了前年在霍亂爆發期間（當時幾乎沒時間做任何其他的事）所做的建議。建議中加入一個提案，禁止將屍體埋在城內，至少在流感爆發期間不能，一起禁止的還有將屍體從周遭地區帶進馬什哈德的作法，而且衛生監察員會負責控管城牆之內所舉行的所有喪葬事宜。

九月十八日，蓋瓦姆寫信給聖陵管理者，要求他們執行所有的建議。[29]

譯註 7：哈基姆斯（hakims），伊斯蘭國家的醫師。

他要求他們要暫停幾百年來的老傳統，但暫停這件事可能會違背經文的教誨，所以他一定分析過被拒絕的可能性，然而他出了名的說服力最終還是助他渡過了難關。聖陵的行政首長在同一天回覆了他的信，表明他對委員會所採用的特定用字與表述並不贊許，覺得那對聖陵的尊嚴是一種侮辱，不過無論如何他還是會同意總督的要求，並忽略對他個人的不敬。接著他寫信給屬下，告訴他們要做什麼。也許他本人曾對災難的規模印象深刻，因為他同意讓委員會的監察員控管喪葬事宜，並由聖陵負擔他的薪資。他下令，墳墓挖掘的深度至少要有一公尺。當屍體放進去裡面後，必須覆以一層厚厚的泥土和石灰，「以降低有害氣體從屍體上飄出的風險」，任何不遵守新規定的人都會受到嚴厲的懲罰。

某種程度來說，這也算是個突破，雖然還不能稱得上已經控制住這個像旋風般的疾病——肯定還沒有到那個最後階段。流感的疫情在馬什哈德依照自然程序走著。最糟糕的時候在九月二十一日前就結束了，那時霍拉桑省和隔壁的錫斯坦省（Sistan）已經徹底被感染，流感正以「草原上的大篷車（prairie schooner）」（美國人對公共馬車的暱稱）的速度，向西傳播到德黑蘭去。從馬什哈德開始，疫情一路波及了朝聖者、商人和士兵，一直傳到了全國各地。到了九月底，這個病雖然還在偏遠的地區苟延殘喘，但幾乎已經從城市裡消失了。在那個時間點上，馬什哈德人的生活在某個方面上是舒緩了些，但也只限於一個方面：對朝聖者進行的突襲和攻擊變少了。蓋瓦姆對於土匪零容忍的政策開始出現不良的影響，但是短暫的空白或許也只是個不好的徵兆，代表流感可能在山區造成大混亂了。

在一個擁有不到一百個病床位的城市裡，有四萬五千多人，或者說，三分之二的人口因為流感而倒下。該市的首席占星師在接近九月底的一場公開

會議上，講出了對存活者（不僅僅是馬什哈德活下來的人，而是從波斯整體來看）內心狀態的檢視。占星師通常是波斯人在危機時刻轉而相求的神祕人物，而他們的可信度也是由伊斯蘭教對於命中註定這種信仰所支撐的。首席占星師傳遞的預言在幾天之前，由他在德黑蘭的對應占星師先行說出，意思大概是英國政府在接下來的一年之中會被徹底打敗，1920 年會見到現任君主的父親回歸波斯，他是在 1909 年被廢黜的，而 1921 年回教的馬哈迪（Mahdi），也就是救世主、等待已久的第十二任伊瑪目（Twelfth Imam）將會回歸，驅除世界的邪惡。十月份伊斯蘭教什葉派的神聖月份，也就是聖月（Muharram）開始，會在阿舒拉節（Ashura）達到最高潮。在什葉派曆中，阿舒拉節是最神聖的事件，紀念第三代伊瑪目候賽（Hussein）在戰役中殉難。幾年後，傳教士威廉・米勒描述了他在馬什哈德目睹的聖月遊行：「一群上身赤裸到腰部的男人走過去，他們邊走邊用鎖鏈鞭打自己赤裸的背部，」他寫道。「隨後來到的是割頭人，他們立誓以劍去砍自己的額頭，直到流下來的鮮血染紅了身上的白袍。」[30] 群眾張大眼睛看著，口中大聲哀號。熱血劇（taziyehs）會被搬出來表演。聖月是那一整個月中吸收整城能量的主要事件，但是在 1918 年，葛銳寫道，聖月安靜的過去了。「由於城裡近來的病情，參加遊行的人數不如以往。」

霍夫曼最終還是在 1918 年十二月把美國醫院關掉了，他隻手支撐醫院度過危機，實在太累了，況且他自己還染上了傷寒和流感。在正式進行他應得的休息前，他想辦法寫了最後一封信給家鄉的教會，要求他們挹注資金，支持醫院的擴充，並支援第二個醫師。信中，他對於在馬什哈德以「行醫傳播福音」的可能性充滿熱忱，認為能把福音傳播到這地區所有道路能通往的地方，並且提供這裡的朝聖者身體與靈魂的健康；而資金及時獲得許可。

1921 年，蓋瓦姆在禮薩汗將軍（Reza Khan）由英國支持的政變動盪中存活下來，他發現新的君主很支持他，所以就持續當了國家五任的首相。事實上，君主以直線計畫的方式重建了馬什哈德，將它與德黑蘭用現代化的道路連接了起來，而且把墓園都拆除了。霍夫曼一直在那邊待到 1947 年，目睹了轉變。「好幾世紀的遺骨都被劃進獨輪推車，倒進沒有標示的坑裡。墓碑則被用來當做街道的邊石，以及舖設人行道。」[31]

安慰劑效果

和今天非常相似，十九世紀末，當人在歐洲或美國生了病，他可以去看一個「一般」的醫生，也可以去看順勢療法、自然療法、整骨療法（osteopathy）、宗教信仰療法（faith healer），或乾脆多管齊下，五個全看。那時候一般醫師與現在的差別在於沒有專科的分類，他的醫療沒有所謂的「正規性」，別人的也不是「替代性」，一般醫師只是許多醫學派系之中的一派。在二十世紀初期，這些一般醫師必須面對來自其他「非一般」醫師的競爭。在歐洲，他們主要是靠國家增加了醫療照護上的規範，而在美國則是透過一連串痛苦的法律之戰，但是在兩地的結果都是一樣的：正統醫療贏得了群眾的芳心，到了 1918 年，它已經成為無可爭議的主流醫療方式。

所以當西班牙流感爆發後，工業國家裡大部分的民眾都還是去找一般醫師治療。那麼，醫師能提供什麼呢？當然沒有有效的疫苗。要治療這些伺機性細菌感染，肯定也沒有抗病毒的藥物，因為這類東西是在 1960 年才首次出現於醫療院所的，也沒有抗生素，它們是二次世界大戰之後才出現的。面對這些咳得氣喘吁吁、臉色發青的病人，他們覺得必須做點什麼事，所以便採取了一種叫做多重用藥的方式（polypragmatism，或 polypharmacy）：把藥櫥裡對症的藥物一股腦的投下去。

那麼在 1918 年，一個正規醫師的藥櫥裡面有什麼藥呢？當時還是個「調和物、植物萃取以及其他一些尚未被證明的療法混合的紀元」。[1] 西藥的發展當時還在襁褓期，有些藥物雖然已經在動物或人體上測試過了，但是沒有經過測試的依然很多。藥物進行人體測試時，通常都是小規模的。今天我們所了解的那種非常精密、超級昂貴的藥物測試，以及「盲」測和安慰劑控制對照等，那時候聽都沒聽過。就算在那些曾經進行過藥測的國家中立法來確保藥物的純淨、不摻雜其他物質也只是最近的事。大家並不真的了解藥物中的有效成分是如何和活體組織進行互相作用的，也不了解在什麼情況下，靈藥會變毒藥，甚至在發生時，大部分醫師都還不知情；因為這不在他們接受的訓練範疇裡。

　　醫生們伸手去拿的第一組小玻璃罐之一，裡面就含有阿斯匹靈，這種大家都知道能解熱止痛的「神奇藥物」。在 2009 年，阿斯匹靈被大量用於處方藥，一位名叫凱倫‧司塔爾寇（Karen Starko）的醫師還提出了懷疑的論述，認為阿斯匹靈的毒性或多或少與流感病患相當比例的死亡有關。阿斯匹靈劑量太高會讓肺部充滿體液，這個事實，1918 年的醫師們是不知道的。而我們知道，他們會習慣性的開兩倍於我們今日認為是安全的最高劑量。不過，阿斯匹靈有毒性的理論頗具爭議。有一些科學家則認為，阿斯匹靈這種藥物在很多國家並不普及，例如，大部分的印度人根本沒機會用到，所以就算它在美國與其他富有國家發生了讓病情惡化的情況，看起來也不至於對全球的總死亡人數有具意義的貢獻。[2]

　　許多感染西班牙流感的病人還是很可能因醫師開立了過量的其他藥物，試圖改善他們的症狀而受苦。舉例來說，奎寧（Quinine）是一種已知能治療瘧疾與其他「因瘧疾引起的黑尿熱（bilious fevers，[譯註 1]）」的藥物，[3] 但是並

無證據顯示它對流感有效，然而即使如此，它還是被大量開立使用。「現在，在流感原來的症狀上還必須加上由這些萬靈祕藥引起的症狀：耳鳴、眩暈、聽覺喪失、血尿和嘔吐，」巴西的佩德羅・那瓦（Pedro Nava）寫道。雖然少見，但攝取過多的奎寧可能會有色彩視覺受到干擾的副作用，這意味著這種藥物可能會使某些流感患者的感官惡化，世界變得蒼白，彷彿褪了色。

砒霜製劑（砷，Arsenic）也是很受歡迎的，因為有提神止痛的功能，就如同樟腦油可以治療呼吸急促一樣。毛地黃製劑（Digitalis）和馬錢子（又稱番木鱉〔strychnine〕）被用來刺激血液循環，瀉鹽（Epsom Salts）和蓖麻油則是被用來作為通便劑，而從碘衍生出來的各種藥物則是作為「內部消毒殺菌」之用。當這些東西沒一項管用時，醫師們只好用回老技術。由於觀察到有病人在流鼻血或是月經期，甚至是創傷性的流產之後，病情有好轉現象，有些醫師就用回了放血的老作法。遵循希波克拉底或蓋倫傳統醫理的醫師認為放血可以清除血液中的不潔之物，而在 1918 年也曾注意到從流感病人身上流出的血液通常濃得不正常，顏色也很深。不過，這種作法還是引起了一定程度的質疑。「雖說這類資源並沒有解除病人的痛苦或是治好任何人，不過卻能給病人自己和他們的家人帶來安慰。」一位西班牙醫師寫道。[4]

爭議更多的是酒精，特別是在號稱「禁酒運動就是獲取力量」的州裡（譯註2），沒有處方箋是無法取得酒精的。有些醫師聲稱，少量的酒精有刺激的效果，也有些人呼籲要完全禁止。商人抓住了這一點點說法，想要大聲吹噓他們商品的藥用特性。瑞士沃州（Canton of Vaud）的衛生官員害怕會引起另一種疾病的流行，因此便發了一個備忘錄，敦促醫師們要「大力反對在大眾

譯註 1：黑尿熱（bilious fevers），瘧疾嚴重的併發症。
譯註 2：1920 至 1933 年，美國施行全國性的禁酒運動，禁止各種含酒精飲料的製造、輸入、運輸與販賣。

心目中根深蒂固的『高劑量酒精具有保護作用，能對付流感』這種觀念」。即使如此，同一批官員還是批准了「當病人已經發燒、無法自行進食時，酒精可能會有用」的作法。有些醫師宣稱，抽菸能殺死病菌，而大家自然會小心仔細的挑選適合自己的忠告來聽。瑞士出生的建築師勒・柯布西耶（Le Corbusier）就選擇在疫情最嚴重的時候，回到他在巴黎的房子，小口小口啜著康邑白蘭地，抽著菸，仔細思考著要如何去著手改革大眾的生活方式（雖說他甚至連張建築系的文憑都沒有）。

有些具有開創精神的「實驗專家」們根據自己的觀察結果，建議了一些新的預防措施或治療方法。當瓦倫汀・麥吉利卡迪（Valentine McGillycuddy）醫師在加州聖・貝尼托郡（San Benito County）的新艾德里亞水銀礦地（New Idria mercury mine）治療病患時注意到，操作熔爐，把水銀從金屬礦萃提成金屬的工人沒有人染上流感。他推測，這應該是因為水銀消毒的特性，又或者是水銀蒸氣刺激了唾液腺（麥吉利卡迪之後會在阿拉斯加再度現身，我們等會兒再談）。無獨有偶，法國的軍醫也獨立觀察到，當流感入侵一所陸軍的性病診治所時，除了梅毒病人，所有的病人都喪生了，而軍醫們便在猜測是不是因為這些病人每天施打水銀針劑，所以保護了他們。一位來自維也納的醫師便進行了一個小規模的實驗。由於他二十一個流感病人在進行水銀療法後，沒有人死去，所以他便下了結論，認為那是一種有效的流感治療法。[5] 不幸的是，許多梅毒病人也發現水銀也是有毒的，水銀中毒的症狀包括了失去協調力，以及皮下有螞蟻爬行的感覺。就這個例子來看，這種療法有爭議，結果比原來的病更糟糕。

在當時的環境下，取得專利藥物的廠商要找到一群能夠接受的新用戶，透過櫃檯把依然有疑慮的產品賣給他們來發個小財並非難事。他們的補藥和

靈丹通常是以植物為基底，號稱來自拾遺古方，舉例來說，基爾默醫師的草澤之根（Dr Kilmer's Swamp-Root）在當時的美國就是一個有名的配方。而近來，研究少數族群對於原生植物的使用，也就是民族植物學（ethnobotany），本身是一個值得敬重的領域，而製藥公司也紛紛在這些原住民的藥典裡尋找是否有可能造成轟動的新藥。但是在 1918 年，專利藥物沒什麼管制，少有實證能證明藥物有效。而一般藥物（或許本身可能就沒效）則被人指控製造商吹噓不實。而上面兩種都不想採用的人轉而去求取非尋常性藥物來替代。受夠了正規藥物過高劑量不良副作用的人，「自然療法」或採極端稀釋方式的順勢療法所展露的前景可能就對他們有吸引力了。他們轉而將信心放在家中的治療偏方：芥末敷泥、糖塊泡煤油、根據古老家族配方浸泡的藥湯、用芳草植物每日兩次在屋前點燃兩次（以清除有害瘴氣）。

在尚未工業化的世界裡，人們會去找傳統的醫者求助，有時候是在找過西醫之後，有時候是之前。印度的阿育吠陀（Ayurveda）、日本的「漢方」，都是使用草藥的古老治療形式，相較於西藥，是民眾信賴且比較便宜的選擇，而他們就算對西藥有信心，往往也無法取得。印度山裡的巫醫用麵粉和水做成人形偶，在病人身上揮動以引出邪靈。在中國，除了鄉鎮裡排列的龍王像之外，民眾還去公共澡堂洗澡出汗，以祛除風邪，也抽鴉片、吃銀翹散。銀翹散是一種由金銀花和連翹為主藥製作出來的混合藥粉，是清代研究出來治療「冬季風熱病症」的方子。

這些「療方」的效果大多數比安慰劑好不到哪裡去。安慰劑的效果是正向思考力量的放大，出自於一個人對於藥物或其他介入方式能治癒疾病的期望，本身的效果可能非常強大。根據一些估算，今日大多數的藥物處方中有百分之三十五到四十其效果未必勝過安慰劑。[6] 關於安慰劑，有趣的是，發

揮的程度取決於病人與醫師之間的信賴度。如果病人對醫師沒信心，或者他知道醫師並不尊重他，安慰劑的效果就會打折縮減，而這縮減未必會在零停住，有可能還會進入負值，變成有害，或是產生「反安慰劑」（nocebo）效應。

1918 年使用的這些治療方式，有些被說會讓症狀更加惡化。事實上，從生化方面來看，真有可能如此，又或者是發揮了反安慰劑的作用，而這一點放諸西方與其他傳統療方皆然。「反安慰劑」這個名詞一直到 1960 年代才進入正統醫學的專業術語裡，而某些醫者可能本能性的抓住了這種概念。曾有報導指出當大家發現薩滿教的宗教儀式沒有效果後，四下奔逃。或許他們是害怕小命不保，也或許是了解到他們可能在承受弊多於利的風險。西醫遵循著不同的行為規範，堅守崗位，一次又一次的嘗試著不同的治療方式，希望能從中找出有效的方式。事實上，任何醫師想要提高病人生存機會能做的只有兩件事：確保病人不會脫水、以及小心謹慎的照護。

民眾當然抱持更大的期望，部分原因是因為之前被過度承諾。失望之餘，許多人會轉向更高的權威。回教徒會在清真寺尋求庇護，而那時全世界的猶太人社群則舉行了一種稱為「黑色婚禮」的古老儀式，最佳的描繪則來自俄羅斯的敖德薩港（Odessa），下一節中將會敘述。處在大熔爐中的則是紐約市，裡面各種情況繽紛並陳，單單在下東區一區，就有祈求「la grazia」，也就是聖母瑪利亞治癒恩典的，於此同時，他們的鄰居，從東歐來的猶太人則在希伯倫山猶太公墓（Mount Hebron Cemetery）的墳頭上見證了他們群中一對男女的結婚儀式。（譯註 3）當上帝也無力時，人們就放棄了，像生病的獾一樣躲進自己的家裡，足不出戶。

譯註 3：黑色婚禮是東歐的一種迷信，由兩個出身貧窮的男女在公墓舉行婚禮，希望引起上蒼的垂憐，施恩保護他們出身的社群。

黑色儀式

當第一波西班牙流感在 1918 年五月侵襲俄羅斯時，這個國家大多數的地方其實是沒有注意到的。不過在敖德薩港，一位名叫維亞切斯拉夫・史提芬斯基（Vyacheslav Stefansky）的醫師記錄了老城市醫院（Old City Hospital）裡面的一百一十九個病例。

讓人驚訝的不是這波流感在其他地方沒有引起注意，而是，它居然在敖德薩港受到了注意。1918 年的俄羅斯正處於內戰狀態，緊跟著前一年的十月革命之後而來。敖德薩現在屬於烏克蘭，但是 1918 年，它還是俄羅斯帝國排在莫斯科和聖彼得堡之後的第三大重要城市，這是內戰在南俄羅斯的主要戰場。敖德薩人在俄羅斯以帶點酸味的幽默而聞名，喜歡把自己的城市比成一個妓女，跟某個客人上床，起床時身邊又是另一位。單單在 1918 年一年之中，它就從布爾什維克黨人手中轉到德國人和奧地利人手中（根據布列斯特—立陶夫斯克條約），之後轉到烏克蘭民族主義者手中，最後到法國人和他們的白俄羅斯聯盟者手裡。

敖德薩並未親眼目睹讓北方諸城破裂的紅色恐懼（Red Terror）暴力。雖說它並未完全逃過那些由布爾什維克黨祕密警察——契卡（Cheka，[譯註4]）挑起的殺戮、折磨和鎮壓，但是它的確經歷過一次在腐敗官僚底下崩潰的生活，導致食物和燃料短缺，以及安全朝不保夕的中空期，那段期間，當地犯罪頭子們激烈的介入。一個被暱稱為密沙・亞彭恩契克（Misha Yaponchik，[作者註]）

譯註 4：契卡（Cheka），全名為「全俄肅清反革命委員會」。

作者註：密沙・亞彭恩契克是伊扎克・巴別爾（Isaac Babel，譯註 5）在他 1921 年的《敖德薩故事》（Odessa Tales）中的猶太流氓頭子班亞・克瑞克（Benya Krik）的原型。

譯註 5：蘇聯猶太小說家、劇作家。

的土匪頭子帶著一班爪牙，控制了大街小巷，這批人號稱有兩萬之數，成員包括了土匪流氓、老鴇和妓女，就像近代的羅賓漢持續不斷的恐嚇富人。

敖德薩在其他方面和另外兩個北方城市也有兩點不同。首先，它是溫暖、熱愛享樂號國際化的都會型城市，也對西方開放。猶太勢力龐大，官方人口數字五十萬人中，有三分之一強是猶太人，而非官方則多過一半。而且它對於傳染性疾病的了解與監控也比較先進。這個位於黑海岸的港口被稱為「俄羅斯的馬賽」，好幾百年來一直是絲綢和香料從東方往西運往君士坦丁堡及其後地區的一個休息站。一直以來，它都很容易受到由海上過來的病原體感染，幾乎從凱薩琳大帝（Catherine the Great，^{譯註 6}）在 1794 年在此建城開始，所以它一直有一套運作中的檢疫隔離系統。不過，要靠檢疫隔離將疾病完全阻隔於外是很困難的，這個城市的許多座瘟疫公墓就是明證。在這些瘟疫公墓中，可見度最高的是一座叫做強姆卡（Chumka）的瘟疫之丘，到現在還屹立在城市的外環郊外。

所以當俄國的微生物學家埃黎耶・梅契尼可夫（Ilya Mechnikov）在 1886 年選擇敖德薩為俄國第一座瘟疫管控所——敖德薩細菌研究站（Odessa Bacteriological Station），也就合乎邏輯了。這個設施是以巴斯德在狂犬病疫苗研究上的成果為基礎設置的——和他一起的還有艾密爾・魯（Émile Roux）——它還負有生產並完善各類疫苗的目的。在開始的前六個月，研究站就對三百二十六個從俄國、羅馬尼亞和土耳其各地前來，被得到狂犬病動物咬到的人施打了抗狂犬病的針劑。不過，梅契尼可夫很快就和其他俄國同事鬧翻了。不像他們，他是一個務實的科學家，不是醫生，而且他發現很難

譯註 6：凱薩琳大帝（Catherine the Great），俄羅斯帝國在位期間最久的女皇。

在他們身上施展自己的權威。當他在兩年後搬到巴黎，為離開他心愛的俄國而倍感淒涼時，他把這研究站留給他能幹的助手（也是合格的醫師）雅可夫‧巴爾達科（Yakov Bardakh）。

在巴爾達科的指導下，研究站繼續進行對於炭疽病、傷寒、霍亂、瘧疾以及肺結核的重要研究。當他展示飲用水的測試結果，而水中出現傷寒菌時，負責該城市供水的公共衛生人員還攻擊他，拒絕相信這種病是經水傳染的。之後，他被證明所言非虛，但是當窮人開始聚集在研究站外要求治療時，研究站就不堪負荷了。敖德薩一直以來都被視為革命異議者的溫床，所以官方便把研究站納入警方的監控之下。

或許是由於那些髒兮兮的供水管路、或許是因為他實驗的是致命的疾病，又或許是因為他是猶太人，巴爾達科在 1891 年被人從職位上拉了下來。俄國法律禁止猶太人擔任某些機構的領導職位，並嚴格分配管理能夠接受教育與聘僱的猶太人人數。有些猶太人取了俄國名字來規避這些限制規定，但巴爾達科沒有這麼做。「我是猶太人，」他在每一份需要註記出身種族的官方文件上驕傲的寫道。梅契尼可夫為他的離開嘆息，「科學界失去了一位很有天賦的工作者。」但是當巴斯德提供巴爾達科在巴黎的一份工作時，他拒絕了，他想要繼續留下來，服務自己的國家。[7]

研究站的指導權被移轉給他的學生史提芬斯基，而巴爾達科則轉為私下操作。不過，官方無法讓他扶搖直上的聲望停止。他在城裡的猶太醫院和自己家裡幫病人看病。他是猶太學者與教師之子，雖然他出身清寒，但是他的妻子漢芮塔（Henrietta）是銀行家之女，他們每天都要在位於樂夫‧托爾斯街（Lev Tolstoy Street）的家中，那寬敞、以高級橡木板裝潢的餐廳裡接待許多來訪的客人，在那裡，漢芮塔會用俄國式的莎慕瓦茶炊（samovar）來上茶。

很多人一到敖德薩火車站就會問巴爾達科住在哪裡，而馬車夫也都在心裡牢牢記著他家住址。他在城裡的大學教授細菌學，在俄羅斯，這樣的課程是首度出現，而他也開啟了敖德薩在公眾面前進行科學演講的傳統。大批觀眾過來聽他講瘟疫的起源以及巴斯德的發現，而他往往能把觀眾牢牢黏在椅子上，直到深更半夜。到了 1918 年，巴爾達科已經是南俄羅斯最出名的醫生了，在更西邊的首都提起他的名字，大家也帶著敬意。

在經歷五月份 ispanka（流感）病例的高峰期後，六、七月，數字往下掉了。「Carpe diem」（及時行樂）是敖德薩那年夏天的座右銘，而大學也似乎共同出力，要和他們一起忘記疫情這個麻煩。到了六月，他發現自己在這被占領的城市裡，居然被一個奧地利軍官批評他們日子過得太快活，不夠謹慎，也太活躍了。同一個月，薇拉‧霍洛德納亞（Vera Kholodnaya）來到了敖德薩，這位二十四歲的女演員無疑是俄羅斯的銀幕女王，一樣出名的還有她灰色、迷倒眾生的眼眸，以及她美麗又背叛的女人角色。她是跟隨一批從莫斯科及聖彼得堡一起撤出的藝術家們抵達的，在那裡，政治與經濟的一團混亂已經讓所有的電影業停滯了。崇拜她的群眾跟她打招呼，她的目光整個八月裡都隨著她最近一部上映中的片子《創造愛情的女人》（The Woman Who Invented Love）停駐在他們身上。而這位女明星被謠傳與地下組織有關的事傳得沸沸揚揚，給大家提供了另外一則轉移注意力的談資。在基輔，根據作家康斯坦丁‧帕烏斯托夫斯基（Konstantin Paustovsky）的說法，她「自己組織了一個軍隊，就像聖女貞德（Joan of Arc）一樣，騎在一匹白馬上，領著她那打勝仗的軍隊，進入普里盧基（Priluki）城，自稱是烏克蘭女皇。」[8]

光鮮浪漫的假象在八月三十一日被一連串位於布格艾卡（Bugaevka）窮郊區中的強烈軍火庫爆炸震得粉碎。這號稱是白俄羅斯做出來的事，為的是

避免按照預定計畫將大砲彈藥移交給德國和奧地利人。這幾場爆炸摧毀了方圓七公里內大部分的建築,其中包括了糧倉、一座糖廠、及好幾百戶人家。路透社報導,死亡總數「有限」,但是好幾千人沒有了食物和遮蔽之所,任憑風吹雨打。在九月的最初幾天,*ispanka* 病例開始陸陸續續出現,之後病人便大舉湧入了猶太醫院。那時,除了 *ispanka* 之外,城裡也開始發生霍亂的問題。霍亂是八月份隨著奧地利軍隊一起過來的,而在鄉下則普遍流行著傷寒。德國和奧地利的占領者對於城裡面的健康問題沒有興趣,他們在意的是犯罪問題,唯一的目標就是取得該地區的存糧,送回他們鬧著饑荒的國內,而他們要確保的就是維持能完成這項工作的最低治安。結果,這個城市對於「檢疫隔離的藝術」訓練有素,而且從五月開始就已經在追蹤流感了,所以沒有什麼立即可用的策略。咖啡店和戲院仍然門戶大開,充斥在其中的群眾想要忘掉所有煩惱,或是至少讓其他事情暫時分神,而且還有亞彭恩契克的一班爪牙們在他們出門時打劫了他們家,甚至連有人在家時也上門。

巴爾達科能做的都做了。他主持了一連串的敖德薩醫師學會(Society of Odessa Doctors)會議,告訴成員們若無普及全城的計畫支持,而以個人之力對抗發生在窮人和工人階級身上的流感,無異杯水車薪。他回應紐約柯貝蘭的作法,表示如果有證據顯示孩童是在學校,而非家裡染病的,那麼才會建議關閉學校,他也指出「透過空氣傳染」這個表達方式被廣泛的誤解了。他知道,在城市裡貧窮的區域,家宅暗又潮溼,也住得太擁擠,容易滋生細菌,甚至連有錢人和受過教育的人都懷疑新鮮空氣也可能致病。他告訴聚會的醫師們,一定是那些破爛的居家環境惹的禍,雖然大家應該避免和咳嗽的人接觸,不過新鮮空氣對於保持身體的健康是非常重要的。

由於城市裡並不禁止公開聚會,巴爾達科似乎便下定決心,他應該能繼

續他在大眾教育上的計畫，或許目標設在激起對流感流行的「從下而上」的反應。那年秋天，他和其他幾位帶頭的醫師在戲院、劇院、猶太教徒的聚會堂，以及出名的 Pryvoz 食品市場演講，他們甚至進入了當時在上演《浮士德》的市立歌劇院，在中場時講話。他一再跟聽眾保證，*ispanka* 不是什麼大家一直心懷恐懼的新型可怕瘟疫，而是一種致命性強的流感類型，大家應該「可以」保護好自己不要得到，而其中最重要的就是保持家裡面的通風良好。很多人並不想聽到這麼理性化的解釋，而在十月一日，敖德薩就目睹了一場黑色婚禮。

「*shvartze khasene*」是黑色婚禮的依地語，這是一種古代的猶太儀式，兩個人必須在墓地裡結婚，以驅除致命的傳染病。根據傳統，新郎和新娘必須從社會中最不幸的人中挑選，「在分區中選出腳跛得最厲害、最下層的窮人家，以及命運最多舛、什麼事都做不好的人」，十九世紀的敖得薩作家曼德利・蒙契爾・斯佛瑞姆（Mendele Mocher Sforim）在小說中描述這樣一個婚禮時寫道。

在基輔和其他城市的一波黑色婚禮後，一群敖德薩商人在九月時聚集在一起，當時霍亂和 *ispanka* 的疫情都在逐漸增溫中，所以他們決定組織自己的黑色婚禮。某些猶太社群強烈反對這種被認為是邪教，甚至是褻瀆的作法，但是城裡的猶太大儒卻給予祝福，連市長也是，他認為這樣做對公共秩序並無威脅。他們派人到猶太墓地去，從在那邊出沒、等待別人施捨的乞丐中尋找兩個適合的人選，一個一身五顏六色、頭髮亂蓬蓬的新娘，和一個新郎被選上了。當他們同意在他們的「工作場所」結婚時，商人們開始籌募基金，準備支付這場結婚慶典的費用。

好幾千人聚集在墓地觀看儀式，時間是下午三點，地點在第一猶太公墓。

隨後，有一支隊伍便會在樂師們的伴奏下，前往市區中心。到達將要舉行接待會的大廳堂時，會有很多人靠近要一睹新婚夫妻模樣，也避免他們從馬車上爬下來。最後，群眾會向後退避，而這對新人也終於能進入大廳堂，大開宴席慶祝他們的婚禮，他們也會收到很多昂貴的禮物。**9**

1910 年，猶太醫院曾經被形容為俄羅斯周邊地區最有錢的醫院，但當時當地的報紙上則出現了公告，要求大家捐獻以維持營運。這同時，在兒童醫院裡，過度擁擠的情況導致了悲劇的發生。「這是護士的罪過嗎？」《敖德薩之紙》（*Odesskiy listok*），該城市一家主要的日報上頭條詢問道。一個發燒的孩子從二樓的陽台上跌下來死掉，而有位護士因此受到責難。這篇文章的作者傾向於原諒她：醫院的兩層樓一共有七十五個生病的孩子，而照料他們的護士只有兩個。這些護士不眠不休的工作著，她們不可能二十四小時一直盯著所有的孩子。

一整個秋天，史提芬斯基都在監看著流感的疫情。雖說大部分的人都在自己家中度過病情，不過根據他以住院治療的情況來判斷，城裡秋天這波的疫情應該是在九月底達到高峰的。十月八日，巴爾達科宣布疫情高峰已經過去，而籌劃黑色婚禮的人便宣布他們的努力奏效了。他預期霍亂也會在冷天氣到來之前結束，但西班牙流感的時間則會再長一點——這兩個時間點，他都算對了。當敖德薩人在十月的第二個禮拜從他們的報紙上得知，英國首相大衛・勞合・喬治（David Lloyd George）因為 *ispanka* 病倒了，有人還建議要為他籌辦一場黑色婚禮呢。不過當地一位猶太大儒還回覆，絕對不可能，因為這個儀式只有在原地舉行才有效，遠距離是沒用的。

十一月，停戰協議簽訂，德國與奧地利離開了敖德薩。烏克蘭的民族主義者在基輔掌權，但是有好幾個禮拜的時間，不同的派系進行爭奪，想取得

敖德薩的控制權，而亞彭恩契克的爪牙們則在這個權力的空窗期繼續做威做福。電力的供應斷斷續續，市區的有軌電車不跑了，燃料供應也短缺，而醫院裡儘管職員不斷大量損失，醫院還是繼續運作。醫生們都認為 ispanka 就在自己身後追著。十一月二十二日，巴爾達科告訴敖德薩醫師學會，這次的西班牙流感比 1890 年代，也就是所謂的「俄羅斯流感」更糟糕。

他繼續補充，西班牙流感的種類因為有大量的神經及呼吸道併發症而跟之前的有所不同。在十二月，法國人來了，在白俄羅斯軍力的協助之下，把敖德薩的烏克蘭軍隊清理掉了。這城市現在已經因大量的難民而像「擁擠的巴士」一樣臃腫，由於跟國內的供應線被截斷了，所以，食物價格飛漲。[10] 為窮人而設的粥棚都搭起來了。錫安主義者（Zionist，猶太復國主義者）平夏斯・魯騰貝格（Pinhas Rutenberg）在 1919 年早期經過敖德薩，記得那時候的敖德薩「物價瘋狂飛漲、飢餓、寒冷、黑暗、瘟疫、賄賂、搶劫、襲擊、殺人。」[11]

或許是因為眼下那種即將毀滅的劫數感，敖德薩人繼續及時行樂，在所有殺戮和狂歡作樂中，西班牙流感回來了。二月初，薇拉・霍洛德納亞星光閃閃的去贊助參加了一場在文學藝術俱樂部舉辦的慈善音樂會，為失業的藝術家籌錢。[12] 在電影中和她同演的明星歐西普・阮尼契（Ossip Runitsch）陪她一起演出一段他們電影《最後的探戈》（Last Tango）中的精選片段。俱樂部裡面非常寒冷，觀眾緊緊包裹在自己的皮毛大衣裡，但是她只穿了一襲單薄的晚禮服。當她演出結束返回旅館時，拉車的馬失蹄摔倒了，剩下的距離她不得不走路回去。第二天她就病倒了。所有被召喚到她床邊的名醫沒人能救得了她，她在最後一場演出後八天過世。她的家人要求將她的遺體進行防腐處理，這樣當皇朝復辟後（他們相信這事一定能成真）才能運回家鄉

莫斯科安葬。負責老城醫院（Old City Hospital）太平間的病理學家提金高森（M. M. Tizengausen）有幸為她施行檢驗，他在她死亡證明書的死因欄填寫了「ispanka」——西班牙流感。

二月十八日，霍洛德納亞過世後兩天，傳統的正教會（Orthodox）離別祈禱會在城區天主教堂舉行。參加的群眾極多，裡面有不少猶太人。然後，爭執就發生了：無論是主持儀式的牧師還是女明星圈子裡的某些成員，都不希望對方人員在場。不過，這些猶太人拒絕離開，他們也想向這位給他們帶來快樂的美麗女星致敬。一位更資深的牧師出來解決這件事，他下令祈禱會繼續，而猶太人可以留下來。

她的喪禮在祈禱會之後的一天舉行，地點同樣也在天主堂裡，而且有相機拍攝，有如回到俄羅斯影業之都莫斯科進行演出一般。一位當時在現場的記者之後寫道，她感覺自己彷彿置身在電影場景裡，而這部電影的主演正是銀幕女王。他記得在自己在看她最後一部電影時，當她首次露臉的那幕一出現，觀眾爆出陣陣熱烈掌聲。天主堂又一次擠滿了人，群眾在通往第一基督公墓的沿途排著隊，霍洛德納亞將暫厝於那邊公墓教堂的地下室裡，等待遷回莫斯科。她開放性的棺槨由一些愛慕者抬著，而躺在棺中的她身著一套電影裡的戲服，那是她最受歡迎的電影之一，一部叫做《在火之側》（U Kamina）的愛情悲劇。

霍洛德納亞的遺體再也沒回到莫斯科，不知道什麼時候遺體消失了。最可能的解釋是，遺體一直放在第一基督公墓的教堂裡，不過當 1930 年代教堂被毀時也一併毀去了，這個地方被鋪上了瀝青。但是遺體神祕失蹤也讓許多「她是被害身亡」的說法甚囂塵上，這樣的傳言至今依然存在。其中有一個說法表示，她是被一把白色的百合花——也是她最愛的花——毒害的，這把

花是一個法國外交官帶來的，他懷疑她是紅軍的間諜。在她喪禮後的幾天，喪禮影片在她去年夏天上映《創造愛情的女人》的同一個戲院播放，就在帕烏斯托夫斯基寫作的同時，亞彭恩契克的爪牙們抱著搶劫得來的財物坐下來，把敖德薩的夜總會擠滿，唱著心碎的歌，哀傷霍洛德納亞之死。

戰爭和瘟疫結束了，堅持不懈的巴爾達科將自己的家改造成全國性支持消滅傷寒和霍亂的地區總部。他繼續進行自己的研究，無視於接踵而來的各種短缺問題，總是去適應環境的改變。「1921 至 1922 年的冬天對敖德薩來說是很艱辛的，實驗室沒有暖氣，」他寫道，「因此只能研究在非常低溫下還能繼續繁殖的細菌。」[13] 在他的指導下，城市的新俄羅斯大學（Novorossiya University）成為了蘇聯首屈一指的頂尖細菌學中心之一。

他在 1929 年過世之後被葬在敖德薩的第二猶太公墓，「周圍有阿什肯納茲（Ashkenazis）、格森（Gessens）和愛福拉西（Efrussis）──這幾位分別是大名鼎鼎的守財奴、從容自若，只愛美酒佳餚的雅士（bons vivants）、以及創造財富與敖德薩軼聞的名人」，巴別爾如此形容。這座公墓在 1970 年代被拆毀，原墓被棄，只有一些墳在墓主家族的抗議下逃過一劫，轉移到第二基督教公墓。這其中就有巴爾達科，他現在的墓暫時坐落在另外一位著名的敖德薩猶太人旁，在一片正教派的十字架之海中。這位猶太人就是曼德利・蒙契爾・斯佛瑞姆，也就是在作品《書販子曼德利的故事》（*Tales of Mendele the Book Peddler*）中描述黑色婚禮的作家，他寫道，黑色婚禮是基於一種信仰，認為「將結繫在教區的墳墓之間，傳染病終會停止。」

仁慈的撒瑪利亞人

　　一個人最佳的生存機會就是完全的自私。假設，你有一個能稱為家的地方，最理想的策略就是留在裡面（但可不是自我監禁，足不出戶），不要應門（醫生尤其如此），好好提防，守護你的食物和飲水存量，對所有要求幫助的請求都置之不理。這樣不僅能提高你存活下來的機會，而且如果人人如此，易感人群密度很快就會掉到足以維持流行的最低門檻之下，流感自然就自行消滅了。不過一般來說，大家是不會這樣做的。他們會彼此伸出援手，展現心理學家所謂的「集體復原力」（collective resilience）。[1]

　　「我不否認在壞年頭裡，搶劫和邪惡勾當不勝枚舉，」1722 年，丹尼爾‧德佛伊（Daniel Defoe）寫道，這是他形容 1665 年疫情在倫敦爆發時的情形。不過他接著描述，「鄰近村子裡的居民是如何以同情之心，在情況允許的時候帶上食物，每隔一段距離設下據點，讓附近居民能夠取用。」[2] 西班牙流感流行時，也能看到類似的行為模式。當然也會出現反社會的行為，舉例來說，坦桑尼亞西南邊的一位威爾少校警官就報告過，由於疫情的關係，該地區的犯罪和竊牛案件都變多了，當食物、醫藥和棺材都短缺時，投機牟取暴利的大有人在，[3] 但是就整體而言，這些都是證明規則中的例外。

研究發現，大多數人在危機之中還是心存善念、行善舉的，常常能讓人感到溫暖，不過這也顯示出大家對於疫情流行的想法有一個基本的不合理處。當法國的和平主義者兼作家羅曼‧羅蘭（Romain Rolland，1915 年諾貝爾文學獎得主）下榻於日內瓦湖畔的一家旅館時，出現了西班牙流感的症狀，不過旅館的工作人員卻拒絕進入他的房間。如果不是他高齡老母親的關愛，剛好決定去探視他，他可能就活不下來了。我們一般會傾向於責怪旅館工作人員，說他們心冷無情，不過，事實上他們的行為或許限制了疫病的傳播，甚至還多救了幾條人命。他們不知不覺中在不幸的羅曼周圍設下了一個範圍極小、只限於原地的衛生防疫封鎖線。

醫生告訴我們，在疫情爆發時要和染病的人保持距離，不過我們做的剛好是相反的事。為什麼呢？害怕神的懲罰報復可能是一個原因，特別是在較早的年代。伊斯蘭教、猶太教和基督教這三個一神教，都堅持家庭、仁愛和尊重別人的重要性。而害怕疾病一旦過去，自己會被社會排斥可能是另一個原因。又或許因為一個更簡單的慣性：在正常的時候，甚至在發生不同性質的災難時（例如地震）幫助別人或許是最適當的反應。只有面對傳染病時，道理才反過來，不過我們太慢了，又或許是迷茫了，所以才沒反應過來。但心理學家提出了一個更為複雜有趣的解釋，他們認為集體復原力會在人類得知遭受生命威脅時一躍而出：他們不再將自己視為個體，而是群組中的一員——被定義為「身為災難受害者」群組中的一員。根據這個理論，幫助該群組中的其他人在這理論的框架下，仍然屬於自私的一種形式，只不過「自我」的定義較寬。就是這種想法，我們今日才會以這種方式相處在一起，無論這災難是地震或流感，只是對於其中一種，這樣的反應是合理的，而另一種不是。

以健康的工作人員為例，這些人在任何傳染病流行時，都是在站在前線的，而政府也經常擔心他們一旦發現自己的生命有危險，就會擅離崗位，拒絕他們「要擔負的職責」。[4] 西班牙流感時表現出來的剛好相反：大部分的醫師都一直留在崗位上工作，直到他們的身體無力負荷，或是自己會給病人帶來風險為止。「然後，流感找上了我們，」住在紐澤西州陸斯佛（Rutherford）的詩人醫師威廉・卡羅・威廉斯（William Carlos Williams）寫道。「我們當醫師的一天要接收多達六十個病人。我們之中有幾個人被擊倒了，一個年輕的醫師還死掉，其他的人也得了這個病，我們沒有任何有效的東西能用來檢查這個橫掃世界的劇毒。」[5]

　　「我們都在一條船上，在危險的疫情之海上折騰，心中生了病又感到挫折。」英格蘭赫爾市（Hull）的一位內科醫師莫銳斯・賈可伯（Maurice Jacobs）寫道。「不只一位醫師表示自己真想犯個小罪，讓自己在疫情期間被關起來。不過，不說也知道，這種念頭從未付諸行動。」[6] 在日本，由東京醫師醫療學會組織的志願醫師，利用晚上去幫窮人和 burakumin（無家可歸的人）免費施打疫苗，而在德國的貝登（Baden），天主教會實施了一個計畫，訓練年輕的女性來當護士。這些女性必須去做家庭訪問，她們顯然以無比熱忱來執行職責，因為在 1920 年，一位不曾透露姓名的德國醫師就曾抱怨，這些天主教護士實在太過熱心，所做之事已經超出她們能力所能負擔的範圍，對鄉村的地方醫師造成困擾。

　　當沒有醫師、傳教士、修女和其他宗教人士來接手工作，或是他們撥不出空時，一般民眾就介入了——即使在正常情況下，他們被極深的社會階層所劃分。一位南非白人理查德・柯里爾（Richard Collier）是地方的一個通訊員，就寫信告訴他，他家在南非西開普省（Western Cape）的一個鄉下，他

襁褓中妹妹的性命就是被一位住在他家隔壁的「有色」媽媽所救。他的父母親都病了，而這個正在哺乳自己孩子的母親就把寶寶接過去，一直幫忙餵到他雙親康復為止。

不過還是會有例外，但看看這些人是誰還是挺有趣的。「醫院的清掃人員開小差，拒絕靠近他們口中所稱的『白人的瘟疫』。」一個英國士兵把他在印度得西班牙流感後康復的經驗寫出來。在醫院工作超過四年的清掃人員，也許還記得 1896 至 1914 年間印度爆發瘟疫並殺死八百萬個印度人時，英國人對此所出現的反應。相同的，被判刑的人受僱在里約熱內盧挖掘墳墓，而如果謠言所傳非假，這些人承認了在屍體上種種令人髮指的罪行，他們或許覺得已經沒什麼好失去了。

根據集體復原力理論，在某些時間點上群組的認同會分裂，成員再度回歸成對個人的認同。可能就在最糟糕的狀況即將過去，生活即將回歸正常之時，真正「惡劣」的行為可能就出現了。曾一度被一波不合格卻又志願成為護士的女性所感謝的瑞士紅十字會，感嘆事實上有些人顯然是因為某些「有道德疑慮」的理由而做。這些冒名的騙子即使在疫情結束之後，還緊緊抓著他們的新角色不放，據報導，「她們表現出自己是很有經驗護士的樣子，穿上了各種不同的制服，有時候甚至還偽造了專為欺騙大眾與醫療隊而設計的醫學資格證明。」[7]

1919 年，里約的嘉年華會以神的懲罰為主題，參加人數的踴躍程度更勝以往。流感還沒完全從城裡消失，死亡依然處處可見。嘉年華會的歌曲永遠能修補創傷，而有些 blocos，也就是鄰里區塊組成的嘉年華會群組，給自己取了以流感為主題的名稱，像是「聖屋區」（The Block of the Holy House）、「午夜之茶區」（The Block of the Midnight Tea）。或許是一種想要發洩的心態，

在這些嘉年華週六的狂歡者身上發生了一個改變，報紙記錄了這吞沒全城的「異常歡樂」。「我們開了一個派對，」一位編年史家寫道，帶著玩笑似的輕描淡寫；「大吃大喝狂歡，滿滿是人，」另一位也寫道。「嘉年華會開始了，經過一個晚上，過去的種種慣例和節制變成老舊、過時、光怪陸離。大家開始去做、去想、去感受從前沒聽過的事，甚至是凶惡的壞事。」[8]

類似的事在第十四世紀黑色死亡覺醒時可能也發生過。「做這事的不僅僅只有世俗之人。」喬凡尼‧薄伽丘（Giovanni Boccaccio）在《十日談》（*The Decameron*）裡面寫道，他描述了在義大利佛羅倫斯發生的一段插曲。「唉，即使是在專制獨裁下閉緊嘴巴的人，也說服自己，對他人是不是合適、是不是合法其實都一樣，可以排出先後順序並且不受禁制的施用在他人身上，所以他們便違背了服從的法律，讓自己置身於嘉年華的歡愉中，想著要逃避，並變得越加好色淫蕩。」

在里約，在這種不尋常的氣氛之下，界線變得模糊。據知發生了許許多多 *defloramentos*（姦汙處女的情況），以致於一群被謔稱為「流感之子」的小孩誕生了。這樣的報導不容易證實，但是歷史學家蘇伊‧考菲爾德（Sueann Caulfield）去梳理卷宗時，發現了緊跟著流感疫情之後，里約的確有一波強暴案件，數量之多在短期內暫勝過其他所有類型的犯罪。[9] 有些人把這波猥褻淫行視做對於沒人疼愛死者的報復；有些人則把它當成一種令人心驚的宣告，對於生活暴力無法消除的再次宣告。無論是什麼，它帶來了結局：流感大流行的疫情結束了。人性進入了一個後流感世界。

鬼鬼祟祟徘徊的狼

人類行為「最好」和「最壞」的寫照，或許可以在阿拉斯加的布里斯托

爾灣（Bristol Bay）找到。當西班牙流感在 1918 年秋天掃過阿拉斯加時，兩個族群的愛斯基摩人逃過了一劫：生活在阿留申（Aleutian chain，從北美洲往西走，不必溼腳穿越河流所能走到的極西之地）外圍島嶼群的愛斯基摩族群，以及布里斯托爾灣的尤皮克人（Yupik）。阿留申群島位於太平洋，擁有天然的防疫隔離線，但是位在白令海最東岸布里斯托爾灣，則是另外一種形式的海角天涯，極為偏遠。以阿拉斯加半島為南邊界線，翻過幾座山脊以及一座位於內陸，由水澤地形成的凍原向北，就算在今日也不容易到達，更何況是之前，當時蒸汽船和狗雪橇車隊是主要的交通工具。在冬天，白令海有可能會結冰，把海洋航道完全阻塞。不過在 1919 年春，當海洋上的冰開始破裂，第一批季節性的漁船抵達時，也把流感一併帶去了。

「周圍真的又寒又凍，」凱薩琳・米勒（Katherine Miller），一位在西雅圖受訓的護士在那年春天第一次注意到布里斯托爾灣。「除了青草和青苔之外，廣大的一片沼澤平原和凍原上沒有其他植被，從每一個方向看去，似乎都是無邊無際。」[10] 一位早兩個冬天來到阿拉斯加探索的牧師言詞則稍稍寬容一點：「基本上橫跨的野地上，淒冷荒涼，一如我想像，是地球之最，而氣候則是令人詛咒的苦寒；但此地並非毫無壯麗美景，景色甚至說得上極致，冬天的容貌帶著言語無法形容的魅力；一束光輝、細緻絕美的天藍與粉紅流燦輝彩，將稜角分明的冰與風掃過的雪，轉化成大理石、雪花石膏以及水晶。」[11]

事實上，布里斯托爾灣屬於副北極氣候，並非真正極寒的北極氣候。夏天可以是溫暖的，只不過時間很短暫，而到了冬天，氣溫會降到攝氏零下四十度。這片土地用冷淡打擊南方來客，但本身天然資源非常豐富。流入布里斯托爾灣的河流是世界上鮭魚最大的產卵之地，庫克船長（Captain Cook）

二十日，有時剛好會和「西方」的復活節撞期。而根據報告，布里斯托爾灣的第一個病例出現在五月十二日，日期是活動的三星期之後。就算留一些空間給可能染病，卻並未上報的例子，但是從潛伏期來看三個星期也久得不合理，比較像是有人跟在「火熱威士忌」的腳步後，將病毒帶了進來。

1919 年，阿拉斯加已經是美國的領土，只是還不是一個完整的州。所以當時該區的總督湯瑪斯‧里格斯（Thomas Riggs）在國會還沒有投票權，而他的聲音被當時聲音較大的其他四十八個州代表們壓了過去。不過，里格斯還是想辦法說服政府提供款項，讓整個阿拉斯加領土能在 1918 年秋季的疫情中進行防疫隔離。款項在三月提出申請，不過當幾個月後疾病再度出現時，他重新提出的請求卻宛如石沉大海。在四十八州裡，這個第三波的疫情相當和緩，於是管理阿拉斯加新爆發疫情的重責大任就落在由 APA 聘請的，在灣區罐頭工廠任職的醫師們身上，一起承擔責任的還有位於迪林漢姆的州立醫院。

這家醫院由一位名為萊納斯‧希蘭‧法藍西（Linus Hiram French）的醫師負責管理。他認識並熱愛阿拉斯加這片土地，之前就已駐在罐頭工廠裡面當廠醫了。他在 1911 年接受政府的職位之後，出發去視察這塊遼闊的河流流域。他在冬季的月份乘著由狗和麋鹿拉的車隊旅行，有時則穿著雪靴徒步。當他在 1912 年夏天返回之後，向他的政府主管報告，他拜訪過的那些大陸上的屋子都是溫暖、潮溼又黑暗的，「因為本地人全都聚集在空氣溫暖的地方，以免多砍木頭，」而狗和人類則共享生活空間。肺結核和梅毒很常見，沙眼這種眼疾也不少。他治療了部分病人，把另外一些病人送進醫院，發佈指示，告訴他們如何預防可以預防的疾病。他非常訝異，因為他遇見的人之中居然有那麼多人以為阿拉斯加還是俄國人的：「每個屋子裡都還掛著俄國牧師或

沙皇的照片，而時間則是以俄國曆計算的。」**16**

當流感一出現，法藍西立刻在這地區實施了防疫隔離措施。那些還沒抵達自己村子前去捕魚季的尤皮克人發現自己和村子的聯繫被切斷了，如果他們已經穿過了感染區，就必須自行負擔費用，住在「拘留小屋」裡十天。APA 的醫師也在個別的村莊周圍宣布了防疫隔離區，並提供食物、燃料和藥物給為病所苦的人。儘管施行了這些措施，迪林漢姆醫院還是立刻啟動了最高收容量，並讓 APA 的醫師在木質平台上搭起帳棚，設置臨時收容醫院。在五月底，疫情最高峰時，法藍西和兩個協助他的護士都病倒了，所以法藍西便發電報給美國海岸防衛隊快艦「烏納爾加號」（Unalga）的艦長，要求提供緊急協助。

「烏納爾加號」在一個多月前已經離開舊金山，進行一趟巡防海岸線的例行航程，而有時也守護航程中各個停泊點之間的渡船乘客、郵件和貨物。這艘船的艦長菲德雷克・道奇（Frederick Dodge）對阿拉斯加知之甚詳，不過，這是「烏納爾加號」新廚師兼觀察官在這些水域的第一趟航程，這個不幸的傢伙名叫尤金・寇芬恩（Eugene Coffin）。他稍後在自己的日記中寫道，他發現道奇艦長特別偏愛充滿俄羅斯風味的圖片（Russian icons）和莎慕瓦茶炊（samovars），很多阿拉斯加人家裡都有這些東西，而他則沿路收集：「我猜他付了一些代價來換這些東西，無庸置疑。」**17**

「烏納爾加號」上面有醫生，當船抵達烏納拉斯卡島上主要的城鎮——烏納拉斯卡時，時間是五月二十六日，船員們發現這城市已經淪陷在流感之中。道奇艦長組織了援助行動。在寇芬恩註記為五月三十的日記裡，他寫道，「烏納爾加號提供食物並照顧了整個城鎮，還幫忙埋葬死者。」根據船艦的官方日誌，在那之前艦長已經送了一個訊息給法藍西，告訴他，「烏納

爾加號」已經疲於應付了，無法再幫助他。法蘭西似乎從沒收到過那份訊息，而罐頭工廠的兩位醫師也送了求救信給「烏納爾加號」的管理人員，卻聲稱從未收過回覆。到了六月七日，烏納拉斯卡城流感的高峰期過去了，但是道奇卻收到總督里格的來信，表示另外一艘援救船「馬布爾黑德號」（USS Marblehead）預定六月十六日抵達，船上會攜帶由美國紅十字會提供的新鮮補給品。他便等著另外這艘船的到來。

「馬布爾黑德號」和另外一艘船是聯邦政府給阿拉斯加新悲劇的唯一支援，而「馬布爾黑德號」上搭載了一位重要的乘客：瓦倫汀·麥吉利卡迪（Valentine McGillycuddy）。麥吉利卡迪是一名醫師，曾因擔任跟印地安人溝通的中間人而有名氣，不過，他可不是一位尋常的中間人，因為他的同情心至少有部分給了北美印第安的蘇族（Sioux），而蘇族領域正是他被送去「教化」的地方。朋友之間稱他做「瘋馬」（Crazy Horse），他 1877 年過世時，蘇族偉大的酋長就陪在他身邊。當美國參戰時，他聞到了冒險的氣息，便要求戰務辦公室送他到歐洲去當外科醫師或是勘查軍官。他們嫌他太老，當場就回絕了。他向紅十字會提出服務申請，也收到了相同的回覆。只有美國公共衛生局在西班牙流感一開始爆發時，對他感到興趣。他被召喚到舊金山去找其中的一個代表，他對代表承認他「對流感其實什麼鬼都不懂。」「我也無法提出忠告給你，」代表回答，「我們所有人對它也是什麼鬼都不懂。」[18]因此這位已經七十歲高齡的醫師走出了他的退休生活，第一次來到加州的新艾德里亞（New Idria）水銀礦地跟流感對抗（他在那裡觀察到水銀蒸氣應該有預防的功效），而他現在到了阿拉斯加。

「馬布爾黑德號」抵達烏納拉斯卡的當天，麥吉利卡迪帶著其他兩位醫生、三位藥師同事和四位護士，登上了「烏納爾加號」，帶了一些供給品，

乘著小艇出發前往布里斯托爾灣進行兩天的考察行程。「船抵達港口後，醫師站在汽艇的甲板上往海岸掃視，」醫師的妻子兼自傳撰寫員茉莉亞‧布蘭查德‧麥吉利卡迪（Julia Blanchard McGillycuddy）寫道，「一陣溫和的微風從岸上吹向海面，帶著一陣屍臭。一定有什麼不對，醫師說道，而且就在內陸不遠之處。」[19]

「烏納爾加號」在六月十九日啟錨離開迪林漢姆。而「馬布爾黑德號」隨後也載著船上剩下的醫療人員和供給品離開前往海灣的另一個地方。據罐頭工廠的一位廠醫表示，這兩艘船「要提供幫忙都已經太遲」，因為最糟糕的時候已經過去。法藍西和政府醫院裡的兩位護士蘿達‧雷（Rhoda Ray）和美咪‧寇內利（Mayme Connelly）已經恢復，而從阿拉斯加港口城市瓦爾迪茲（Valdez）來的兩位護士也已經抵達。她們一路走了八百公里，又坐船又換狗雪橇，風塵僕僕的到來。其中一位，也就是之前提過的凱薩琳‧米勒則記錄下她抵達迪林漢姆的觀察所得：「這裡和伍德河（Wood River，布里斯托爾灣的另外一個支流）流感造成的災害最嚴重。有的村莊整個滅村了……整個家族被援救隊發現患了病，躺在自家棚屋的地板上。」[20]

「烏納爾加號」的日誌記錄了水手到所需之地執勤提供幫助的事，但是當地漁業監察員提出的事件版本完全不同。他的報導表示，小艇在一個染病的村莊外下了錨，送了一支隊伍上岸來，他們不是在執行救援行動，而是去打獵以獵取紀念品：「愛斯基摩屋子被入侵——有些地方以來福槍射擊——周圍被蓄意破壞。」監察員寫道，在迪林漢姆，四個從「烏納爾加號」下來的護士倒是去報到並執行職務。「不過她們待了不到一個鐘頭，就邀請政府醫院的兩位護士上船去參加當晚船上的舞會。」[21]

雷和寇內利向四位護士解釋，就算加上兩位從瓦爾迪茲來的護士幫忙，

她們的人力也緊繃到極限了，她們要看護病人和不斷增加的孤兒，同時還要負責醫院的洗衣工作，保持醫院的清潔。她們拒絕了邀請，而訪客們便離開了。當他們在幾天之後回來時，雷和寇內利告訴她們不需要她們的幫忙了，因為她們不想多餵幾張嘴。漁業監察員對救援隊中一位不具名的醫師倒是讚美的，或許是麥吉利卡迪吧。這位暫時接手了醫院，展示出「對職責的效率和熱忱」，讓法藍西能騰出身前往村子裡。

「烏納爾加號」在布里斯托爾灣不曾讓自己披上榮光，但是它倒是有一個最後的貢獻要做。六月二十五日，包括寇芬恩和麥吉利卡迪在內的一支隊伍在法藍西的發起下乘坐著「阿圖號」（Attu）沿著伍德河航行。次日的清晨，一座村莊進入了他們視線，或許是愛格亞拉木特（Igyararmuit），意思是「居住在喉嚨上的人」，因為這個村莊就位在河流入伍德湖的附近。「阿圖號」和政府的駁船有密切關係，因為這艘船是作為調查鮭魚數量之用，而船上的人儘管被蚊子轟炸，還是試圖想要補些眠。早上他們上了岸，發現整個村莊都被廢棄了。一陣難聞的氣味從其中一間巴拉巴傳了出來，他們便冒險入內探查。寇芬恩描述了接下來發生的事：「在進入低矮狹窄，通向兩個房間其中一個的門時，出其不意撞見的是三隻巨大的雪橇犬。他們即時後退把門關上，打破在屋頂上的窗戶，並射殺了狗。發現室內是兩付骸體以及許多大骨頭，全都被拾奪得乾乾淨淨，散佈在地板各處，事實證明，這些狗已經跟遺體奮戰一陣子了。」[22] 在 1900 年「大病」期間，還有一個殘忍的說法呼應了另一個美國人的觀察所得，「到處遊盪覓食的狗群吃著死屍，而小山丘上傳來了一聲聲令人毛骨悚然、拖著長長尾音的呼嚎，表示狼群就在附近。」[23]

隊伍隨後返回這個村莊，將村子潑上煤油，放火燒掉，還射殺另外三隻

身材有如森林灰狼一般大小的狗。火燃燒之後，他們往河的下游航行，在六月二十八日，「烏納爾加號」設定航線前往烏納拉斯卡。「所有人都很高興，」廚師寫道，後來他又兩度回到了白令海，只是從沒再跟道奇艦長一起。三天之後，「馬布爾黑德號」噴發蒸汽往南駛向舊金山，結束了麥吉利卡迪的阿拉斯加冒險之旅。在麥吉利卡迪接下來二十年的人生裡，他一直在加州柏克萊的克萊蒙特（Claremont）旅館當駐館醫師，直到九十歲過世為止。

　　流感流行在七月收尾，那時鮭魚洄游又再度失敗已成定局。布里斯托爾灣，阿拉斯加地區受西班牙流感影響最嚴重的地區已經喪失大約百分之四十的人口了，而存活下來的尤皮克人應該都會記得那段「*Tuqunarpak*」，這個詞硬要解釋的話，大約是「大死亡紀元」之意。努沙加克地區受創程度似乎特別嚴重。有些村莊，包括愛格亞拉木特在內，全村覆滅；其他的也受創嚴重，所以留下來的居民便棄村了。法藍西在他 1912 年的遠征行程中曾經計算過，在努沙加克河沿岸的村子有十九個，居民人數從十九到一百五十個（其中只有三個被標示在地圖上）。假設平均一村有居民七十個，那麼估計起來總數大約在一千四百人左右。1920 年，當哈托維特茲基神父提出報告的時候，在努沙加克教區，「留在所有村莊裡的教徒不超過兩百人。」[24]

　　很顯然，哈托維特茲基對於一路隨他旅行的醜陋謠言沒放在心上，他為阿留申總鐸區（Deanery）的亞歷山大‧尼繆羅夫斯基（Alexander Nemolovsky）主教閣下、阿留申群島暨北美大主教，準備了一份查核結果報告。裡面除了充滿仁心的穿插了殉難者以及醫者聖潘捷列伊蒙（St Pantaleon）的故事外，他還解釋，他負責的教區教徒人數在 1919 年大幅減少。他寫道，「活下來的教民都虔誠的過完了年，感謝神的恩典。」然後補充：「在努沙加克一地，教堂關閉了，因為已經沒有正教派教徒了。在疫情期間，

美國人從教會裡偷走了很多物件。」[25]

在流感肆虐時，將近一百五十個孤兒從灣區各個地點被救了回來。「他們在寒冷的小屋中受凍發抖，沒有火、也沒有食物，只有一點點衣物或被單能蔽體；很多孩子都在哭泣，和死掉的人擠在一起，」一位 APA 管理階層報告道。[26] 更多孤兒在流感退去之後被發現，雖說數字並不太可靠，不過被帶到迪林漢姆醫院的孤兒實際人數可能接近三百人，[27] 而當時迪林漢姆的居民人數還不足兩百人。

一開始，讓護士們為難的地方就是怎麼讓他們有衣服穿。「很多人都只穿著從鄰近的貿易站取得的舊麵粉袋改成的衣服，」米勒寫道。[28] 法藍西請求政府撥款設置孤兒院，而款項被許可了。這是這位醫師最後的臨行秋波，在流感疫情之後的幾個月，他離開了布里斯托爾灣，終生再不曾回來過。將近半個世紀之後，一位名叫詹姆士‧凡史東（James VanStone）的人類學家做了一份尤皮克人的研究，他發現這些流感孤兒長大成人後，大多留在迪林漢姆及附近區域，而不是回到他們的出生地。今天，迪林漢姆所有的原住民都宣稱自己是他們的後裔。

第五卷：

疫情
之後

尋找零號病人

「我們亟欲提出初步意見，懇求考慮比較現在之流感與 1910 年十月在中國哈爾濱爆發流行之肺炎瘟疫，該疫情當時迅速且持續的散播到中國整個北方；因此建議考慮此病是否與此次流感疫情為同病同症，只是因種族與地形之故產生些許變異。」[1] 美國陸軍醫療團上尉詹姆士・喬瑟夫・金（James Joseph King）在 1912 年十月寫道。

即使是在 1918 年，醫護人員也懷疑豐斯頓營區（Camp Funston，陸軍位在肯薩州的基地，1918 年三月四日，伙夫艾伯特・吉契爾〔Albert Gitchell〕發病了）是「西班牙」流感的起源。另外一個流感起源的說法也很盛行，一開始他們把矛頭指向了中國。這個說法由金上尉起頭，其他的人加以附和。而手指頭很快指向東方，儘管他們並不自知，卻可能是受到當時西方人對東亞人的態度影響，集體認為東亞人是「黃禍」。在這種說法到達最極端的時候，仇外心理被擴大，西方人指控歐洲出生率之所以降低、犯罪率提升、綁架白人女性去進行白奴交易，甚至連吸血鬼都是東亞人的罪過（認為吸血鬼是中國經絲路，傳到羅馬尼亞的特蘭西瓦尼亞〔Transylvania〕）。[2]

金上尉無疑是真心實意這樣認為的，他絲毫不覺得這大流行有可能起源

自他自己的國家。美國人自然只是受害者。「因為我們的士兵和水手都是從法國戰場回來的，」他寫道，「（這病）已經到處流行了，而且非常嚴重，無論是在我們營裡或是國內各城鎮。」不過，中國起源說在這幾年又重新被提起，根據的是新的歷史證據顯示中國在戰爭中所扮演的角色。儘管黃禍一說是一種可能性，但是流感大流行是從東方開始也有其可能性，來了解一下我們為什麼必須回溯到 1910 年病在滿洲爆發的原因——的確，這正是金上尉在他「初步提出的意見」中所提出的爆發。

1910 年的中國被稱為東亞病夫。在真正的意義上，它的確是病了，公共衛生問題嚴重，從比喻意義上來看，它從上個世紀中葉開始便對外國勢力割地、開放租界。疫情爆發在敏感的滿洲邊陲地區，將真正的意義與比喻的意義之間的區別給消弭了，當這消息傳到位於北京的滿州人耳中，他們看到的就是事情本身，是統治方清朝來自遠方的第一個喪鐘。革命正在醞釀待發，帝國十分屛弱。俄國和日本已經將鐵路伸進了礦產含量豐富的滿洲，而日本在那之前更是吞併了韓國，正和它自古以來的世仇在大陸上共享邊界。疫情不但會對這些國家造成威脅，對歐洲和美國也一樣，而歐美對中國是存有利益私心的，疫情可以給他們進攻的藉口——由穿著白袍的人領導衝鋒陷陣。滿人知道他們必須在沒有外國介入的情況下把瘟疫控制住，他們必須把疫情交在能信賴的醫師，也就是自己人的手中，而他們選擇的人叫做伍連德（Wu Lien-teh / Wu Liande）。

伍連德是一位中國金匠的兒子，1879 年出生於檳城，檳城當時是英國的殖民地，現在是則是馬來西亞的一個城市。他在 1902 年畢業於英國劍橋大學，是第一個念劍橋的華裔醫學生。後來他到巴黎接受梅契尼可夫（Mechnikov）指導，還去德國的哈勒（Halle）大學醫學院跟著科霍（Koch）的學生卡爾．

法蘭克爾（Carl Fränkel）繼續研究。（譯註1）1908 年，在他返回亞洲後，應清廷之聘，在天津陸軍軍醫學堂任職，專門訓練軍醫。這就是 1910 年十一月他所在的地方，當時他收到了來自外交衙門的一封電報，命令他趕赴北方去統籌疫情事務。

當他抵達靠近俄羅斯邊界的哈爾濱時，發現情況不妙。「身為地方首長的人愛抽鴉片，以業餘的醫師身分而自豪，根本不相信細菌或是外國的醫學，」他在之後回憶道。³ 那裡沒有醫院，只有一些「不乾淨」的瘟疫屋子，也就是把疑似病例扔進去收容的地方。許多人已經因為驚慌而四處逃竄，而有些人則正在準備動身前往南方，和家人一起歡慶舊曆新年。伍連德把所有非必要的火車旅行都暫時中止，並把學校、戲院、澡堂變成消毒站。寺廟和廢棄的客棧變成疫情醫院，而靜止的火車車廂則成為隔離病房。七百個警察和一千個士兵隨他調遣，他利用這些人進行挨家挨戶的搜索以及防疫隔離。滿州人比較不配合，他們被防疫隔離嚇壞了，這倒是情有可原。他們知道進了那裡幾乎沒什麼人能活著回來，但他們有盡孝的義務。當病人活著的時候，他們通常不會去報告，等病人不幸身亡，有時候還會想把屍體藏起來。

伍連德很快就懷疑，自己面對的就是肺炎疫情。他的病人有發燒和胸痛的問題，他們很快就咳出了血，皮膚上還出現青紫色。染上病的人沒有人活下來，而死亡通常就在幾天之內發生。只是懷疑疫情是不夠的，他知道要準確辨識疾病，必須把瘟疫的細菌分離出來，也就是必須進行解剖。在革命發生之前的中國，冒犯屍體是大罪，最高可以判處死刑，所以是否能做，就是滿人看待疫情嚴重程度的指標，願意御賜他權力來進行。最後選定一位日本

譯註 1：科霍發現了致病的炭疽桿菌、結核桿菌和霍亂弧菌，發展出判斷病原體的「科霍氏法則」，而他的學生則陸續發現了其他病原體，疫苗和藥物因此得以發展。

籍客棧女掌櫃的大體進行解剖，這位女掌櫃的客棧就在哈爾濱附近。他分析了從她肺部組織中培養出來的細菌，發現感染她的真的是鼠疫桿菌（Yersinia pestis）。在這同時，因疫情死亡的受害者屍體就堆在城外。氣溫是零下二十度，地上凍得十分硬實；葬禮是不考慮的。伍連德獲得了特別許可，可以將屍體進行火化，這又是個完全違背中國習俗的作法；而燃燒屍體的火葬柴堆在一月底的舊曆新年間，足足燃燒了兩個晝夜。

疫情在四月逐漸趨緩，伍連德的皇家主子甚為高興。雖然疫情最南傳播到了河北和鄰近的山東省，宣稱死了六萬人，不過並沒有入京，對京城的威脅解除了。「一夜之間，我就被授予高階的皇家陸軍少校職，賞藍翎軍銜。」伍連德誇耀道，「所以以後我再見清廷的人就不必行一些不必要的虛禮了。」[4] 不過，清朝的緩解期很短。接下來的十月，清朝覆滅，一個新的共和國在中國誕生。個頭小小卻舌燦蓮花的伍連德（他站起來只有一百五十七公分，穿上襪子大約一百六十公分）受到新政權的喜愛，在 1917 年十二月，他又被徵召去對付另一波致命的呼吸道流行病。

這一次，爆發的地點在山西，在總督閻錫山的治下。和伍連德一起對抗瘟疫的同僚還有波西・華特生（Percy Watson）。伍連德很快就發現他的想法不受歡迎的程度不下於七年前在北方的鄉下，在保守的山西尤其如此。當他在沒徵詢死者親人同意的情況下，試圖進行解剖時，憤怒的群眾把要載他回住宿地方的馬車團團圍住，放火燃燒。這個事故讓華特生在一年之後不敢在王家坪進行解剖，雖說那次如果解剖，他應該就能進行確切的診斷，「因為伍連德博士去年為了要進行這種採樣，在北方（山西）惹出了大麻煩。」

伍連德逃到了北京，帶著兩組他想盡辦法取得的組織樣本。1918 年一月十二日，他宣佈自己在其中發現瘟疫的病原體。其他曾到過瘟疫爆發中心的

醫師立刻對他的診斷進行了爭辯，就如同山西的官員一樣。雖說，它的確具有許多該病的特徵，例如痰中帶血、胸痛、發燒等，不過被認為比 1910 年爆發的流行溫和一些。但是，死亡情況倒是明顯的在意料之外。官方堅稱它只是「冬季風熱病症」的嚴重形式，比較像是一般流感。

如果是流感的話，那麼有件事是肯定的：伍連德無法以實例證實，不過他依然堅持自己看到了瘟疫的病原體。有些人認為他對於自己的診斷太過自信，是想要說服官方施行他認為至關重要的管制措施，又或者更簡單的說，他已經說服自己，他面對的就是瘟疫。不管何者為真，1917 年冬天在山西肆虐的疾病本質是什麼仍然令人存疑，而這點懷疑也讓大家思考，這病是否真是西班牙流感第一次顯露出來的地方。如果是的話，那它是怎麼從被隔絕的山西一路旅行到世界其他地方的？根據重新復活的東方起源說，中國勞工旅（也稱中國勞工軍團，Chinese Labour Corps，簡稱 CLC）提供了關鍵資訊。[5]

當流感在山西肆虐流行時，世界的另外一頭，戰爭也在肆虐著。中國從 1914 年就宣佈中立，但事實上因為交戰中的雙方國家在中國都有租界地，所以它很難置身事外（最後，終於在 1917 年對德國宣戰）。不過，從戰爭一開始，北洋政府就試圖找出一個不損及中立地位但又能有所貢獻的方式，希望在未來無可避免的和談過程出現時，能在談判桌上取得一席之地。他們把這過程當成重新奪回清朝時期割讓給外國勢力領土的機會。他們提出來的計畫是，和英法兩國政府合作，建立一個提供勞力的機制，不直接參與戰鬥，但是負責後備的重活，像是挖戰壕、修理坦克並組合槍砲。於是始於 1916 年的中國勞工旅在大規模的私下運作下，保護並輸出多達十三萬五千人到法國和比利時，而另外二十萬人送到了俄羅斯。

這些人都是從北方精心挑選出來的，身材要高於平均水準，也比南方人更能適應寒冷的氣候。他們大部分都是來自山東和河北的農民，有部分則遠從山西過來。河北省位於山西和臨海山東的夾心地帶，這三個省分在 1917 年冬天都受到了「瘟疫」的影響。英國人經常利用傳教士來進行招募。美國記者暨特務喬瑟夫・華盛頓・霍爾（Josef Washington Hall）則在山東境內走動。他敘述了在這地區頗有知名度、並採用中文姓氏的費牧師靠著滔滔不絕的口才在廟前廣場招募苦力的情形。霍爾詳細敘述了費牧師告訴群眾的話：

> 我來是告訴你們一個看見世界的機會。你們這些身體健全的人應該要橫越兩座海洋，到達一塊土地，那裡的人在乾淨如打穀場般的城市裡，和你們用相反的方向看天空，那裡的建築物龐大如加了外牆的村莊。你們每天二十四個小時裡，只要花三分之一的時間在工作上，而每個人收到的是三個人的工資，你們在家鄉的家人每個月還有伙食費可領。你們的安全無憂，沒有危險，因為有大如三樑屋，鋼鐵一般的主子會保護你。當偉大的英國國王贏得勝利之後，便會送你們回家，還奉上足夠的金錢讓你們每個人都能買一塊新地，在鄰里和子孫之間贏得令人尊敬的好名聲。上面所說的一切，我以我的榮譽作為保證。如果不是真的，你們回來後可以來找我。**6**

很不幸，這些話並不是真的。雖說史書上並未記載這些被牧師說動的人回來之後是否有來找他。他們因為種族歧視被錯待，當成下等的「弱雞」被剝削，和前線戰事也未能一直保有安全距離。從 1917 年春天開始，他們主要是在青島被招募的，當時英國人占據了青島所在的山東省，他們在青島接受健康檢查之後才被派遣到世界各地。這個檢查剛開始是相當嚴格的，直到招

募的人數變得過多，系統開始崩潰為止，然而這個檢查主要是為排除所謂的「亞洲病」而設計的（像是可能導致瞎眼的沙眼），而不是一般常見的流感（關於這個，他們反正也沒有測試）。這些被派往法國或比利時的勞工如果從東走，就會經過加拿大，如果從西走，會經過好望角。如果他們走的是往東路線，會從英屬哥倫比亞的維多利亞進入加拿大。這趟行程需時三週，他們被塞進通風不良的貨艙，擠得像沙丁魚，而到達溫哥華島的威廉頭站（William Head Station），也就是他們被進行檢疫隔離的地方，情況也沒好多少。他們被集中趕上貼了封條的火車，火車由武裝守衛保護，之後橫越整個國家，被送到蒙特利爾（Montreal）或哈利法克斯（Halifax），從那裡再上船，進行最後一趟海上航程，抵達歐洲殺戮之地。往西走的人則從馬賽進入法國。

當時存留下來的殘破間接證據支持了中國起源說。1917 至 1918 年間在青島倉庫的人數已經大為膨脹了，而不到一月，很多人就開始抱怨喉嚨痛。當費牧師在山東招募勞工時，類似流感的事不久之後就會發生。雖說霍爾並未提到他看到費牧師的確切日期，不過應該是在 1918 年春天，那晚霍爾身上一陣發冷醒了過來。「第二天早上，」他寫道，「流感，或者中國人所稱的『小瘟疫』的所有症狀我都有，而那病當時已經害死一、兩百萬人了。」那年春天，中國勞工旅有好幾千人離開青島，有證據顯示被指派在溫哥華島守衛他們的士兵有很多出現了呼吸道疾病。這個情形有可能只是季節性流感而已，不過無論是哪一種，士兵們和當地市區人口混雜在一起，很可能會把疾病傳播出去。

不過，這些都只是間接證據而已，因為我們並不知道 1917 年尾在山西爆發的是什麼病，這個病在次年的四月逐漸和緩，據稱估計有一萬六千人死亡。伍連德離辨明病症最接近，但公平也算不公平的是，這件事情的可靠性上面

籠罩著陰影，因為他冒著生命危險獲得的組織樣本已經不存在了，就我們所知，這將永遠成為懸案。

中國來源說存在了好長一段時間，不過就在這個世紀，兩個對立說法被提出了。其中一個說法表示，零號病人，又稱指標性病例（第一個染上「西班牙」流感的人）並不是在中國發病的，而在歐亞草原地帶寂靜的某些所在，從西線戰事，也就是歐洲戰事的心臟搭乘火車過去那裡，車程很短。[7]

從 1916 年到戰爭結束之間，英國人送了一百萬名，甚至更多戰士到西方戰線上去——這條寬十六公里的戰地壕溝將法國與比利時切割開來，以瑞士邊境為界——但這個作法卻有一些邏輯上的挑戰性。當法國、德國和俄國都有數千平方公里的土地可以分配進行支援補給，囤備補充品並照料傷病士兵，而英國整個支援作業卻只能擠在前線與大西洋之間的一片狹窄之地，他們想出來的解決辦法就是在埃塔普勒（Étaples），也就是法國濱海布洛涅（Boulogne-sur-Mer）的一個小漁港建營地。

到現在我們還能看到埃塔普勒營地留下的殘跡。這個營地始於該鎮的北方邊緣，沿著海岸線往上延伸，占據數十平方公里的土地，彈藥庫的遺跡偶而還會破土露出來。如果你在 1916 年坐著軍機飛過上方，往下俯瞰從埃塔普勒流入英吉利海峽的康什河（River Canche），或許還能窺見新兵在四周寬闊的沙丘上操練，或是一小群一小群藏匿的逃兵。往北走，就會經過「鬥牛場」，這是一個惡名昭彰的運動場地，被逼迫到極限的英國士兵 1917 年曾在這裡發生過暴動；再過去則是射擊場、拘留營、以及最重要的，一排單調、木頭搭建的兵營。最後，你會來到營地最北的邊緣，或許會令人印象深刻，又或許令人沮喪，入眼而來沿線而建的一整排醫院群。這裡號稱有二萬三千個床位，讓埃塔普勒成為當時世界上最大的醫院體之一。

每一天，這座雜亂開展、七拼八湊的城市總住著十萬個男人和女人。補給每天從大英帝國的各個地方送達，而這裡附近就有德國的戰俘營和從印度支那，也就是中南半島來的法國軍隊。南方五十公里的濱海努瓦耶爾（Noyelles-sur-Mer），靠近索姆河（Somme）河口灣是中國勞工旅的總部所在，那裡還有屬於該旅的一座醫院，正確名稱叫做「第三號本土勞工總醫院」（Number Three Native Labour General Hospital）。總而言之，有大約兩百萬人在法國北方的一個小角落搭營而居。到了 1916 年，埃塔普勒已經變成一座擁擠過頭的待宰欄，是給知道自己即將赴死的人住的。英國詩人威爾弗雷德・歐文（Wilfred Owen）在經過這個地方之後，在一封給自己母親的信中，特別針對這個營地的「奇怪樣子」加以形容：「不是絕望，也不是恐懼，是比恐懼更可怕的東西，因為這是一種雙眼被矇上的樣子，沒有表情，就像死了的兔子。」[8]

1916 年的七月到十一月之間，也就是索姆河戰役期間，有個晚上，多達十列的救護火車抵達了埃塔普勒。許多受傷的士兵都因為曝露在芥子毒氣中而肺部起泡。十二月，在山西那場冬季風熱病症的整整一年前，那裡出現了像是營地爆發流感的情況。在一月底天氣轉冷之前，情況到達了小流行的規模，到了三月天寒地凍時，情況趨緩。一個由哈莫德（J. A. B. Hammond）中尉帶領的英國陸軍軍醫三人小組在 1917 年七月的發行的醫學期刊《刺胳針》（Lancet，[譯註2]）中進行了描述。他們稱它為「化膿性支氣管炎」（purulent bronchitis），也註明特徵有臉部出現微帶著黑的藍色。他們對一些死者進行了解剖，發現他們的肺部有充血和發炎情況，而這也是西班牙流感的特徵。[9]

譯註 2：《刺胳針》（Lancet），歷史最悠久，極受同行看重的醫學期刊。中國稱《柳葉刀》。

化膿性支氣管炎是西班牙流感的前兆嗎？英國病毒學家約翰‧牛津（John Oxford）認為是，也感謝軍醫們在一次世界大戰期間勤勉的記錄，他才能建立一個具說服力的案例。一位和他一起工作的歷史學家道格拉斯‧吉爾（Douglas Gill）研究了位於法國盧昂市（Rouen）英國軍醫院裡的死亡病例，這醫院是一個住院醫療中心，重要性等同於埃塔普勒。他們發現了那邊在同一時期也有疫情，1917 年初，幾乎完全相同的疾病也在英格蘭奧爾德肖特（Aldershot）的軍營中爆發。[10]

不過，埃塔普勒起源說倒是有一個問題：在同一個時間點，法國北部的一般市民並沒有爆發的紀錄。一種危險的傳染性疾病在同一時間，只在一定數量的軍營之中爆發，而地理位置在其間的一般市民社區卻沒受到影響，感覺起來似乎蠻奇怪的，尤其是我們知道，埃塔普勒的軍營在生活上與市鎮是有交集的。[11] 英國軍人和當地的女人十分「親善」，也常去鎮上的商店、酒吧和窯子走動（小姐自稱為「伯爵夫人」後，特別容易受到追捧），但是這件事也可能有個很簡單的解釋：在當時運行的法國文化體系下，個人隱私權受到保護，死因的記載和公布死訊是分開的。雖然公開的死亡登記留存了下來，但提到真正死因的醫師證明通常付之闕如。換句話說，一般市民之中可能也有疫情爆發，只是就算有，記錄也沒留存下來。[12]

哈莫德針對化膿性支氣管炎提出了很詳細的說明，但是他在病毒分離上，配備並不比伍連德好，因此，埃塔普勒起源說也只能持保留的推測態度。由於提出了這麼早的通報案件，所以說明為何嚴格意義上稱之為大流行的疫情要那麼久才爆發，便也是病毒學家牛津的責任了。他的建議是，雖然法國北方的情況對於 1916 年整年出現的新一波流感大流行頗有助長的可能，但是矛盾的是，他們也圈限了它。旅行被限制在基地與前線之間的往返（如果你夠

幸運，去了之後能再回來），又或是最多加一趟橫越英吉利海峽的短程旅途。在哈莫德所描述那一年，或是爆發的幾個間隔之間，在 1918 年春被第一次認定為大流行的那波，病毒可能維持在小型、本地規模的流行程度，這同時病毒則正在取得分子變異，變得更可能在人與人之間高度傳播。

如果 1918 年的大流行不是從中國或法國開始，而是更往西，一路下到第一個案例被記錄的地點呢？第三個來源說提出，零號病人不是吸了毒氣而在埃塔普勒休養的士兵，也不是在山西的山崖深谷工作的鄉下農夫，而是一位在美國地理中心——肯薩斯這個「太陽花之州」附近工作的農夫。

豐斯頓營區是從一個包括哈斯克爾郡（Haskell County）在內的兵源區域募兵的，而營區位在該郡東邊五百公里處。哈斯克爾郡是當時肯薩斯最窮的郡之一。當地居民住在草泥牆屋子裡，種植玉米、飼養家禽和豬隻。1918 年一月，居民開始生起病來，有些人還轉成肺炎並死去。當地一位醫師羅力恩・麥內爾（Loring Miner）因為疫情爆發嚴重而心生警惕，即使當時流感還不是美國需要上報的列管疾病，他還是把情況上報到了美國公共衛生服務部（US Public Health Service）。疫情在三月中旬和緩下來，沒人再多想什麼（除了哀傷的哈斯克爾郡居民）以及在那時之前，豐斯頓營區內被生病士兵擠爆的醫務所。

三月三十日，營區首席醫官送了一份電報給華盛頓特區的官方，報告了他營區爆發的狀況，而同一天，稍早哈斯克爾郡發出的報告也出現在公共衛生服務部的週報上。幾乎在九十年後，才有一個美國記者約翰・巴利（John Barry）想到了兩者之間可能有關連——可能是一個出身自哈斯克爾郡的年輕人，或許還是個敬畏上帝的男孩，自小在農場長大，對農場之外的生活一無所知，在無意之間帶著病毒進入了美國的戰爭機器裡，從那裡把病毒輸出到

全世界其他地方。¹³

当你试图把春季这波大流行的进程画成图表时,从丰斯顿营区的首例开始,往东到法国,出现的似乎是令人满意的直线线条,而且是单向的。然后,你便记起了中国劳工旅那些人数庞大的劳工就在那年春天,在北美进行横越性的移动,他们搭的是有人守卫的火车。虽然我们没理由相信他们会跟经过地区的人群有任何接触,不过守卫如果一时失神不查也是很有可能的,又或者他对某个可怜的旅客心生同情,让他出来伸伸腿。他收到的指令是要尽可能谨慎的让劳工往东移动,可并不觉得也要进行防疫上的护卫。到了 1918 年四月,中国出现了另外一波类似流感的疾病,无论时间上是否与前一年冬天在山西开始的流行有所重叠,都显然是一波新的流行。¹⁴ 中国医学界一致同意,这波新的流行肯定属于冬季风热病症,不是瘟疫。这病不致命,一般来说四天就能捱过去(伍连德不同意;他确信这病症和之前在山西爆发的是同一种,两种都是疫病,但他是非常少数持此意见的人)。因此,流感是由中国劳工旅坐船往东到北美时带去的可能性是存在的。如果想让事情更加混乱,还有证据显示从 1918 年二月底开始,纽约人就生病了,这时间点在吉契尔自行到丰斯顿营区的医务所检查的时间「之前」,所以有些人因此推测纽约市是被由法国返回的军队感染的。

因此,我们暂且把这三个「西班牙流感」的来源说法都摊开放在桌子上。要在他们之间进行选择,需要把引起化脓性支气管炎事件的流感病株,和 1918 年秋天流行的病毒株进行比对,但这件事直到现在都还是不可能的。二十一世纪,科学家们提出了一种新型态的证据,可以指出其中一个说法比其他两种可能性更高(我们后面会介绍),但是这个证据听着虽然让人觉得兴奋,却不是绝对的。因此,在 2017 年我们唯一能说的一件和事实接近的事

就是：西班牙流感不是從西班牙開始的。

　　就目前來說，如果中國起源說是正確的，那麼流感的大流行嚴格上來說就不能被說成是戰爭的產物。零號病人是個貧苦的農夫，生在中國內陸偏遠的村子裡，在他生病的當時，他做的事情和他好幾代的老祖宗們沒什麼大不同，而他甚至不知道世界上有地方正在發生戰爭。如果起源是在堪薩斯州，那麼情況也是一樣的。只是，如果起源是法國，那麼把大流行形容為衝突的結果倒是沒錯，因為如果是法國，那麼這流行就是在人員被聚集起來的軍營裡（還有一些女性）醞釀出來的，為的是要快速殺掉其他人。最後還有一個可能性：這三個說法沒一個正確，大流行的真正起源還需要去研究並提出。

計算死亡人數

　　有多少人死亡呢？疫情結束後大家就想知道，不僅僅是為了要評估這次的大流行對於人類的影響，也為了要讓歷史記錄留下真實數據，讓未來能夠借鏡。之前流感大流行的規模，也就是 1890 年代的俄羅斯流感，大家心中有底。當時的死亡人數約在一百萬人左右。如果西班牙流感大約是那個數字，那麼或許流感大流行只是一個週期性發生的東西，我們必須學習如何去應付。不過，如果數字大很多，結論就一定要有所不同：和該次特定流感，或者說，與 1918 年世界的狀況，又或是兩者都有關的某種東西導致了致命的異常。

　　1920 年代，美國一位名為愛德溫・喬丹（Edwin Jordan）的細菌學家估計有二千一百六十萬人死於西班牙流感，因此，從一開始就很清楚，它就是遙遙領先的狀況。這個流感死亡的人數高於第一次世界大戰死亡人數的總和，比當時的俄羅斯流感高出了足足「二十倍」。現在我們知道，喬丹的數字是低估了，不過這個數字保留了將近七十年，意思是在該事件之後很長的時間裡，人類對於自己到底失去多少人口一直所知太少。

　　不能責怪喬登。在 1920 年，流行病學才剛起步不久。對於流感和肺炎診斷的準則還沒摸清，很多國家在太平時期並沒有去計算死亡人數，更何況是

在國界變換不定、一片混亂的戰時。資料都在時，他可以計算出超額死亡率（excess mortality rates），但是這些數據裡隱藏著相當程度的診斷之誤。1918年的流感沒有所謂的「經實驗室檢測證明死因」這種事，因為沒人知道流感是病毒引起的。更甚者，流感大流行並沒有真正的開始或結束。而是進入了季節性流感的循環週期，所以它的罹病和死亡曲線出現了怪異的扭曲，之後降下來，直到曲線再度顯示出來。即使在現在，區別季節性流感和大流行流感病毒株差異，以及定義大流行界線的工具在本質上也是相當自由心證的。

1991年，美國的兩位流行病學家，大衛·派德森（David Patterson）和吉拉德·派爾（Gerald Pyle）將喬登的數字拉高到三千萬人，暗示這是個更大型的災難，不過還不到二次世界大戰的規模，而後者造成的死亡人數幾乎是兩倍。他們將喬丹時期以來揭露出來的新數據納入，但是只計算從第二次、秋天那波開始的死亡總人數。至於世界有些地區的資料，他們手上所掌握的並沒比喬丹的好。舉例來說，對於他提出的四十五萬人的數字，俄國就用一個告誡來回應他，表示這最多只是一個「沒有實際根據的盲目猜測」。「對中國的死亡總人數所知極少，」他們寫道，「但說失去生命的人數在四億到四億七千五百萬之間，數字可能太大。」[1] 俄國和中國都是地廣人稠的國家。他們死亡總數的計算錯誤對於全球數字是否相符，影響巨大，所以值得花功夫去細查一下派德森和派爾估計時的細節。

之所以估計俄國死亡人數在四十五萬人左右，是以他們當時人口的約百分之零點二去估算。如果這些數字正確，那麼俄國在歐洲這場流感相關的死亡率是各國之中最低的，對一個正值內戰，日常生活架構已經崩潰的國家來說，這似乎有點違反常理。事實上敖德薩港的例子就能間接證明這個數字不對，真正的數字應該要更高。我們知道，敖德薩港在同一時間經常有一種

以上的疾病在傳染，所以誤診的機會很高。老城醫院的病理學家提金高森（Tizengausen）就在大量的屍體上發現了肺部充血的狀況，這是西班牙流感的確實症狀之一，數量比在活著時被診斷為西班牙流感的人數更多。提金高森在老城醫院的太平間裡還兼任了第二個職務，而相同的症狀在被誤診為霍亂，又或是更含糊的「疫病」的病例上都能發現。他還發現，有些被正確診斷為西班牙流感的病例，同時也感染了傷寒、痢疾、肺結核和其他嚴重的疾病。

維亞切斯拉夫·史提芬斯基（Vyacheslav Stefansky），雅可夫·巴爾達科（Yakov Bardakh，[譯註1]）之前的學生也在老城市醫院工作，他注意到，因為流感而入住他們醫院的病人，大約有百分之八死於這個疾病，而另外一位醫師在一所猶太醫院裡面記錄到的比例也很類似。這可以拿來跟全球病例百分之二點五的死亡率相比對。[2]1950 年代，由日丹諾夫（V. M. Zhdanov，[譯註2]）所領導的一群俄羅斯流行病學專家估計 1918 年十月的西班牙流感大約有七萬個敖德薩人得病。[3] 如果他們的數字正確，而且由史提芬斯基和他在猶太醫院工作的同事所計算的疾病死亡率也正確，那麼該月死於 ispanka 的敖德薩人應該在六千人左右。相當於人口的百分之一點二，或者就整體上來看，是派德森和派爾估計該國在秋天那波流感死亡率的六倍。

日丹諾夫覺得敖德薩受害的程度高於俄國的其他主要城市，所以如果俄羅斯只由城市組成，那麼我們或許得把數字往下調降。但是俄羅斯當然不單單只有城市。事實上，都市人口只占極少數，大約在總人口的百分之十到二十之間。所以，如果流感在敖德薩的情況嚴重，在周圍的鄉間大約也好不

譯註 1：雅可夫·巴爾達科（Yakov Bardakh）是埃黎耶·梅契尼可夫（Ilya Mechnikov）在敖德薩細菌研究站的助手，後來接手研究站。

譯註 2：日丹諾夫（V. M. Zhdanov），蘇聯時期重要的領導人之一。

到哪裡去，因為在那裡成千上萬的人只靠一個醫師也不是什麼稀奇的事，而醫師手上還常常沒多少藥物可供支配。如我們所見，藥物是不管用的，但是醫師本身以及更重要的護士的確可以讓情況不一樣，不過醫護極端缺乏。當國際紅十字會在 1919 年派遣法國官員歐內斯特・萊德里（Ernest Léderrey）到烏克蘭去檢查該地的衛生狀況時，他回報有些村莊在前一年因為傷寒和西班牙流感失去了百分之十到十五的居民，而痢疾更是讓疫情雪上加霜（醫師注意到，西班牙流感通常都是以飢餓作結）。在冬季疫情爆發之後，地方自治局（zemstvos，即俄國十月革命之前的省級議會）曾嘗試設置臨時性醫院來因應。「但是當時家家戶戶至少有一個需要隔離的病人，醫院只有五、六十張病床，」萊德里寫道，「實在是杯水車薪呀！」[4] 如果把百分之一點二的死亡率套到全國人口，那麼死於西班牙流感的俄國人就有二百七十萬人。

中國的情況是個謎，主要因為無法去定義中國疫情的流行情況。在一個一整年都有疫情流行的國家裡，西班牙流感夾在兩次肺炎疫情之間出現是很可能的事。而三波的呼吸道疾病，1917 年十二月、1918 年十月和 1918 年十二月，都是由流感病毒引起的，又或者，其中的一或多次是由未明的微生物所引起。

美國和英國這些富裕的國家，因為西班牙流感大約失去了百分之零點五的人口。派德森和派爾對較窮困的國家進行推測，但假設中國染病的程度沒印度那麼高（印度的比例比美國高十倍），提出中國因西班牙流感死亡的人數在四百萬到九百五十萬人之間。不過，他們並沒有中國的數字資料可供參考，因為中國那段時期屬於軍閥割據狀態，所以中央並未收集健康資料，而過去提供病患救援協助的傳教士也並未有系統的將統計數字蒐集起來。當時中國有健康統計數字收集的地方都是在外國控制下的地區，而且是當成例行

公事來辦理。日本學者飯島涉（Wataru Iijima）就利用這些資料來提出新的估計數字，他的計算方式根據的是在外國控制下的香港與南滿洲，在帶著許多限制條件的情形下，他估計中國的死亡人數只有一百萬人。[5]

不過，飯島的估計問題很多。他使用的假設之一是流感是透過海港進入的，而不便的交通往來，讓疫情並未滲透到內陸。不過，山西首府太原就是地處內陸深處，而且在 1918 年跟北京已有鐵路銜接。傳聞中的跡象也顯示，山西疫情的流行絕對說不上和緩。1919 年，曾經有處理致命疫病第一手經驗的波西・華特生就形容過那裡爆發的情況，是「過去一年，醫學文獻中報導的流行疫情中，最致命的其中一波。」他指的是 1918 年十月在那裡肆虐超過三週的疾病。[6] 十一月二日，《北華捷報》（North China Herald，[譯註 3]）曾描述過同一波爆發，提到山西的太谷縣（Taigu）有幾千人死亡。中國郵政（Chinese Post）的辦公室裡還保留了同時期的一些報告，提到兩個與山西相鄰的省分——東邊的河北以及西邊的陝西，也有許多受害者。據報在河北，這波流感殺死的郵工人數，高於 1918 年稍早的一波肺炎疫病。因此，在 1918 和 1919 年，流感至少可能已經在中國廣為流竄，而之後又和世界其他地方一樣，一波類型相似的隨之又來——春天出現一波溫和的疫情後，秋天一波災情嚴重，而 1919 年初可能再度復發，至少就這個國家的某些地區來看，死亡總人數真的很高。以中國的例子來看，派德森和派爾的數字可能是比較接近的。

1998 年，西班牙流感大流行八十週年，澳洲的歷史暨地理學家尼爾・強森（Niall Johnson）和德國流感歷史學家里奇・穆勒（Jürgen Müller）重新上

譯註 3：《北華捷報》（North China Herald），曾是中國最有影響力的一份英文報紙。

調了全球的死亡總人數。他們的判斷是，早期的估計數字顯露的只是冰山一角，其下還有許多未報的部分，這些被少報的部分對於鄉村人口以及少數民族人口的影響是極不相符的，而且也有跡象指出這些人口之中，有些損失情況非常嚴重，大家之所以不清楚，是由於歷史上的隔離所致。在那之前，單單印度一國，死亡的總人數估計在一千八百萬左右，比印度人相信在他們在1919年死亡的人數高三倍。相較之下，喬丹的二千一百六十萬人就「低得可笑」了。強森和穆勒提出五千萬的數字，其中亞洲就占三千萬。但是他們強調，「即使是這個龐大的數字都極可能把實際總人數低估了，或許低估的程度高達百分之百。」[7]

人數低估了百分之百意味著死亡數字可達一億人。這是個如此龐大的完整數字，人類曾經遭受過的所有已知苦難，相較之下都是大巫見小巫。零號火車上的慘狀是無法想像的。我們能做的就是跟其他另外的零號火車相比（特別是第一次和第二次世界大戰的死亡總人數），並將這問題縮小成一個算數式，然後下結論，這可能是二十世紀受害人數最多的災難，或許比任何世紀都多。

在流感大流行的周年紀念日裡，西班牙流感是非常獨特的。現在大部分的科學家都同意，無論當時世界是否處在戰爭狀態，挑起它的事件（也就是將流感的病毒株從禽鳥宿主轉移到人身上的事情）都會發生，而戰爭只是讓病毒的毒性變得更強，同時幫助病毒在全世界擴散。我們很難想出有什麼散播機制能比大量的軍隊在深秋那波中移動更有效率的，這些士兵回到全球各地，而各地也因此都是這些狂喜返鄉的隊伍。而西班牙流感教會我們，就本質上而言另一波流感的大流行是無可避免的，但是流行中會殺害一千萬人還是一億人則是由它出現時的世界所決定的。

第六卷

科學
亡羊補牢

流感嗜血桿菌

　　1914 年八月，天氣酷熱，年紀漸老的埃黎耶‧梅契尼可夫，這位被俄羅斯放逐的諾貝爾獎得獎人，路易‧巴斯德的「中尉」，雅可夫‧巴爾達科、伍連德和其他人的指導老師，在一番動員之下一路奮戰，穿過巴黎來到了巴斯德研究院（Pasteur Institute），世界研究傳染性疾病以及製作疫苗最頂尖的研究中心之一。當他到達研究院時，發現提供的職位是一個軍職，而院裡大多數的年輕科學家都已經離開，進入軍隊裡面服役了。而所有的實驗用動物也都被殺死。這個在八歲就離棄上帝，一心相信文明要進展必須仰賴科學進步的男人，重新檢視拋棄他的帝國，激動發抖。

　　路易－斐迪南‧賽林（Louis-Ferdinand Céline）在他的小說《長夜行》（*Journey to the End of the Night*）中，讓梅契尼可夫化身為一個偏執又瘋狂的天才佘吉‧帕拉皮恩（Serge Parapine），「兩邊面頰上一定會有足夠的毛髮，讓他看起來就像個逃犯，」他一邊生氣，一邊咕咕噥噥的穿過飄著一股怪味道的走廊。走廊屬於一家知名的巴黎機構，是他工作的地方。這家機構裡的其他住民是「灰色頭髮，帶著雨傘的學童，因為迂腐的日常規定和一大堆令人厭惡的密集實驗而顯得呆滯，他們成年後的整個人生被微薄到不足以果腹的工資綁在這些小小的微生物廚房裡，他們的漫漫長日都花在加熱這些混合

的果皮菜渣、令人窒息的天竺鼠，以及其他看不出是什麼的垃圾上。」但是在那個夏天，梅契尼可夫直覺感受到，那個被賽林形容為如此不堪的年代——他的年代，那個對抗群眾疾病都獲得勝利，對科學的信心也是極為高昂的年代——就要結束。

首先，戰爭還是要打，疾病要被阻擋。在戰爭爆發時離開巴斯德研究院的年輕科學家之中，有一位二十九歲，名叫賀內・杜加里克・德・拉・里威耶荷（René Dujarric de la Rivière），來自於佩里戈爾地區（Périgord）的貴族階層，他和同年齡層的其他人一樣，被陸軍的實驗室組織網羅了。四年後，第二波西班牙流感爆發時，他正在特魯瓦（Troyes）城的中央陸軍實驗室工作。「我正在那邊的香檳區，當時一支砲兵部隊正要越過該區到前線去。他們沒走成。所有的人，無論是士兵還是軍官都一樣，突然之間就全部倒下來，緊急住院了。」[1] 陸軍發動了施打疫苗的行動，使用的是巴斯德研究院在流感大流行開始前研發的疫苗，利用的是肺炎致病菌。杜加里克曾在理查・菲佛位於波蘭的布雷斯勞（Breslau）的實驗室待過。在那裡，菲佛被同事稱為「Geheimrat」，意思是地下顧問，深受敬重，但是他這次卻開始懷疑菲佛的桿菌是否真是流感的病因。

他不是唯一一個有這種想法的人。菲佛的芽孢桿菌（bacillus）用精確的科學名稱來說，稱作「流感嗜血桿菌」（Haemophilus influenzae），是一種真正的細菌，寄宿在鼻子和喉嚨裡引起感染，這些菌有些非常厲害，被分析過的許多流感裡面也曾發現它們的蹤跡，只是並非全部都有。在紐約，市立衛生局的細菌學家威廉・派克（William Park）以及安娜・威廉斯（Anna Williams）曾在流感病人過世之後，採集過數十個肺部組織，並放在洋菜凝膠中培養，以便辨識存在於其中的細菌種類。即使菲佛的芽孢桿菌也在裡面，

他們還是發現這病似乎存在於不同的菌株裡。這種情況很奇怪：在一個大流行的流感中，你會預期能一直發現相同的菌株。它當然不是唯一一種混合在裡面的細菌：鏈球菌（streptococci）、葡萄球菌（staphylococci）、肺炎鏈球菌（pneumococci）也都在這個大軍團裡，而這些菌也都能引起呼吸道疾病。亞歷山大・弗萊明（Alexander Fleming，^{譯註1}）是英國陸軍醫療團的上尉，他肯定了派克和威廉斯從許多地點中選擇了埃塔普勒來採取組織樣本所做出來的結果。有些組織樣本還進行了更進一步的研究。早在 1916 年，波士頓的米爾頓・羅斯諾（Milton Rosenau）醫師就曾提出懷疑，認為流感的病原體（causative agent）是病毒。病毒是一種有機體，小到能穿透瓷製的張伯倫濾菌器（Chamberland filters，那是當時用來將細菌從液體中分離出來的慣用器材），因此通常被稱為「濾過性病毒」。

杜加里克對於弗萊明的工作可能有所認識，他甚至還知道派克和威廉斯，以及羅斯諾的懷疑。1915 年，在搬到特魯瓦之前，他已經在加萊的北部地區負責陸軍的實驗室一段時間了。在那裡，他與英國傷寒疫苗的發明者艾爾姆羅斯・賴特爵士（Sir Almroth Wright）巧遇。賴特爵士要求濱海布洛涅附近的一家夜總會提供實驗室，把賭桌換成床，把華麗水晶吊燈用亞麻床單罩起來，讓他年輕的同事弗萊明和其他人到裡面工作。他們和由美國哈佛大學設立的醫院共享空間，那時候，賴特已經很清楚，這家夜總會接待絡繹不絕的訪客。據弗萊明法國籍的傳記作者安德烈・莫羅伊斯（André Maurois，擔任與英國陸軍之間的翻譯官暨聯絡官）表示，除了在英法對於戰爭態度的歧見外，他和法國人關係良好。對法國人來說，（戰爭）就像一個宗教儀式，必須以非常莊嚴肅穆的態度對待，而英國人則認為盡責了就好，有機會放鬆就

譯註 1：亞歷山大 ・ 弗萊明（Alexander Fleming）是最早發現青黴素的人，後來獲得諾貝爾生理醫學獎。

要放鬆。莫羅伊斯曾經仔細描述過，有一天弗萊明和另外一個英國人（可能是賴特）正在玩摔角，門一打開，一支資深的法國陸軍軍醫代表團走了進來。玩摔角的人馬上站起身來，立刻就和訪客們展開科學性的討論，一個目擊當時情形的人回憶道，「我永遠忘不了法國醫師們在看到那幕情景時，臉上的表情。」

他們可能並不贊同在戰爭舞台的所在進行任何有身體接觸的運動，但是他們卻能聚集在一起，推敲「流感的病因可能並非菲佛桿菌」這個概念。因此，當杜加里克在 1918 年的十月初在特魯瓦的街上行走，遇上了一個昔日老友兼巴斯德研究院同事——安東尼·拉卡薩涅（Antoine Lacassagne）時，一個想法就逐漸成了形。這兩個人從戰爭開始後就沒見過面，這次拉卡薩涅是被派到特魯瓦來幫助軍隊進行疫苗注射的。「在聊了一陣子後，杜加里克對我提出了一個很奇怪的提議，」多年之後，拉卡薩涅回憶道，「他請我幫忙，為他注射從流感病人身上抽出並過濾（血液）後的物質，他覺得這個實驗應該能證實他的假設。我對他說，他這樣做是陷我於道德的兩難中。不過他最終還是說服了我，由我在最好的狀況下來做，總比他自行注射來得好；這件事無論我是否幫忙，他都已經下定決心要做。我在十月八日禮拜二的早上幫他進行了注射，就在他的陸軍實驗室裡。」[2]

拉卡薩涅第二天必須動身前往巴黎，所以他在好幾個月後才得知實驗的結果。前兩天，杜加里克身體狀況都還好，之後他發現第一個症狀出現了。他自己形容了這疾病的進程：「第三和第四天，在突然發作之後，額頭出現強烈而持續的頭痛，到處都痛……體溫在攝氏 37.8° 到 38.2° 之間……第四個晚上心神不安、夢魘、出汗。第五天，疼痛消失了；在前兩天不知如何形容的微恙感消失之後，身心都感到愉快。在接下來的幾天，除了一直揮之不去

的倦怠感之外，一切都回歸到正常。之後的一天，心臟的症狀出現了，而且一直都有：斷斷續續，但是極不舒服的胸痛、脈搏不正常、即使沒做什麼事也呼吸急促。」

第二次的實驗在幾天之後施行，他用從流感病人取出的痰過濾做成乳劑，塗在喉嚨上並等了一些時間，不過沒再出現什麼症狀，所以他下了一個結論，那就是第一次的實驗讓他在對抗第二次時產生了免疫力。非常神奇的是，在那樣的健康情況下，且儘管周圍一片混亂，他居然還是把發現寫下來，在幾天之內就送給巴斯德研究院的院長艾密爾・魯（Émile Roux）。他在報告中承認，這只是一份初期的研究，由艾密爾・魯代表他在十月二十一日到法國科學學會報告，但重點是，他用來注射的血液已經被過濾過了，所以沒有細菌。那麼，流感是由病毒引起的可能性便產生了。[3]

那麼，杜加里克說的「病毒」（virus）是什麼意思呢？他自己或許也不清楚。他真正能說的就是，它比細菌小，能傳播疾病。在將它描述成一個活的有機體時，他或許猶豫過，不過（事實上，病毒到底是活的還是死的，至今仍持續爭議中：如果一個有機體能夠自行繁殖，是否能被形容為是活的？）他利用類似毒液的東西讓自己受到感染，讓這個可能性至少是存在的。

無獨有偶，在學術界，其他兩位巴斯德研究院的人查爾斯・尼科勒（Charles Nicolle）和查爾斯・雷伯利（Charles Lebailly）也做了同樣的程序，並提出相同的結論。這兩位是在巴斯德研究院突尼斯（Tunis）外站工作的，他們在九月最初的幾天將西班牙流感病人身上取得的痰接種到一隻猴子和兩位志願者身上——在猴子身上的是未經過過濾的，而人類的是經過過濾的。猴子接種的地方是眼瞼內層和鼻孔（認為是空氣傳播的路徑），幾天之後，流感的症狀出現了——高燒、食慾不佳、疲乏。接受皮下注射過濾源的人在

同一天就生病了，不過其中一個注射到血管中的倒是還健康。尼科勒和雷伯利所下的結論是，致病的是一種濾過性病毒，無法透過血液傳播。

杜加里克・德・拉・里威耶荷以及尼科勒和雷伯利是首批發表流感或許是由病毒引起的科學家，他們獨立作業但時間剛好同時。在 1918 年尚未結束之前，德國、日本和英國的科學家們就都進行了類似的實驗，得到了類似的結果。柯尼斯堡大學（University of Königsberg）德國籍的雨果・薛德爾（Hugo Selter）採取像杜加里克的作法，也在自己身上進行實驗。二十世紀上葉就像是個流行親身實驗的紀元（梅契尼可夫也是在各種可能會致命的疾病中，特意選擇霍亂親自實驗），但是當時是戰時，當身邊的人都在拿性命冒險時，視死如歸或許會變得比較容易。英國團隊的成員在 1918 年十二月公布了他們發現結果的原始詳細過程，他們就沒在自己身上實驗。但是他們其中的一員，葛瑞姆・吉布森（Graeme Gibson）在準備後續報告時，因為在陸軍靠近埃塔普勒的阿布維爾（Abbevillea）實驗室長時間工作，過於疲勞，染上了流感。他在來年春天三月報告正式發表之前就過世了。

除了大家勇敢的表現外，這些科學家們發現結果的可靠度是受到汙染的。實驗在流感大流行期間進行，根本無法確保實驗室不受到無所不在的流感病毒汙染，所以很難去確認他們的實驗對象是經由哪種管道受到感染的。只要稍加注意一下杜加里克、尼科勒和雷伯利的結果，就會發現這幾份結果之間有互相矛盾的情形：杜加里克認為他是經由注射過濾物的方式將流感注入自己血液中的，而突尼斯的雙人組卻把血液排除在傳染途徑之外。事實上，尼科勒和雷伯利是正確的，流感不是經由血液途徑傳染的，所以杜加里克不可能是經由拉卡薩涅的注射染上流感的。他可能是經由一般途徑感染的（空氣傳染），也就是在彎身到四個病重的士兵身上抽取血準備實驗時得到，經過

兩到三天的潛伏期發展出症狀的。就如同許多在科學上發生的例子一樣，換句話說，杜加里克是歪打正著。

羅斯諾和他的同事，波士頓的約翰・基甘（John Keegan）也試過。他們在秋天那波流感正盛時進行，想證實流感的病原體是可以被過濾的，不過他們卻沒染上病。有些人的實驗也失敗了，但是他們的結果就和法國同行們一樣不可靠。其中一個原因是他們的志願實驗者並未生病，例如，有些人在春天那一波中已經曝露在流感病毒中，所以得到一些免疫力。無論如何，在當時的科學圈裡，大家紛紛採用自己偏好的理論來闡釋結果。地下顧問理查・菲佛自己就相信「他的」桿菌是最可能的致病原因。他的支持者覺得如果羅斯諾沒找到病毒，是因為根本沒有什麼病毒，所以找不到（羅斯諾信任數據，所以同意了他們的話——這是一個正打歪著，因為正確理由導致錯誤結果的例子）。另一方面，到了要解釋為何無法在某些流感死者的肺部中找到菲佛的桿菌時，菲佛陣營便把責任歸咎於工具不良、方式不好。對於要穿透這些如影隨行的細菌致病說法，這是沒用的，抗菌疫苗的確顯示出一些效果，因為這種疫苗對付致命的續發性感染症狀確實有作用。

一直到 1930 年代，這些形影不離的說法，才煙消雲散。1918 年大流行的流感最特別的情況之一，就是跟一種非常類似的豬隻疾病幾乎同時流行。這兩種病實在太類似，所以便把這種豬的疾病稱為「豬流感」。當時，獸醫把這種病視為豬隻的一種新疾病，但從那時起，這個病便定期的在豬群之間爆發。1931 年，美國再出現一次類似的爆發後，一位病毒學家理查・秀浦（Richard Shope）確定了杜加里克、薛爾德（Selter），以及其他人稍早在更困難的環境中試圖想證明的：流感是由一種濾過性病毒引起的。兩年之後，英國一支在倫敦國立醫學研究中心工作的科學家團隊對人類進行了相同的

事。當一隻雪貂當著他們其中一人的面打了噴嚏後，威爾森·史密斯（Wilson Smith）因為流感倒下了。他們是要證明，有種能被過濾的濾過性介質可以將流感從雪貂身上傳播到人的身上，然後回傳（這介質是有機體還是毒素在當時仍然是個開放性的問題，尚未有定論，只是在 1950 年之前，倫敦團隊已經開始相信，他們正在對付的確確實實是一種有機體）。

從雪貂一個噴嚏這樣一個微不足道的開始，龐大又複雜的流感生態學於焉展開。當病毒感染人類時，人類的免疫細胞就會分泌一種極少量的蛋白質，稱為抗體，而抗體則會黏附在病毒之上讓它無法作用。抗體可以在流感消失之後仍在血液之中存在很多年，留下流感曾經來過的記錄。而到了 1930 年代，科學家已經有方法能在血清中測得抗體（血清〔serum〕是一種透明的體液，血液中所有其他元素都在其中漂浮）。某次流感爆發時產生的抗體未必可以保護人體免於另外一波侵襲，因為流感有不同的類型。事實上，流感被驗出有三型（第四型可能在最近就會被列入）：A、B，和 C。A 和 B 型會引發流行，但是只有 A 型會產生大流行。C 型相較於其他兩種，比較溫和，傳染性也沒那麼強。而引起西班牙流感的病毒類型，不用說，就是 A 型。

科學家們之所以如此難以相信引發大流行的是病毒，因為它和許多伺機侵犯流感病人肺部的細菌不同，無論提供怎樣的滋養凝膠，就是無法在培養皿上培養出來。所謂的「培養」，意思是要促使病毒自行去製造出更多的拷貝。如我們所知，病毒無論如何都無法在宿主細胞之外進行繁殖。病毒要進入一個宿主細胞，必須通過細胞表面的蛋白質結構，稱之為抗原（antigens），而抗原首先必須與細胞表面的受體（receptors）結合。這兩種必須配合得很好，就像鎖頭和鑰匙一樣，一旦配合得當，一連串的分子事件就會突然被解鎖，讓病毒得以進入細胞內部（抗體的作用方式是附著在這些相同抗原的其

中一個上，以免抗原附著到宿主細胞上）。病毒一旦進入細胞之中，就會要求細胞的繁殖機制製造它組成元件的新拷貝，然後這些元件組合起來就變成新的病毒，爆破細胞，在過程中將細胞殺死，再繼續去感染新的細胞。在人類身上時，流感病毒會進攻呼吸道內膜上的細胞，損傷內膜，直到細胞死亡，呈現出來的結果就是流感的症狀。

1931 年，也就是秀浦認定病毒是豬流感病因的同一年，美國的病理學家艾莉絲‧伍德洛夫（Alice Woodruff）和歐內斯特‧古德帕斯徹（Ernest Goodpasture）成功的在一顆已經受精的雞蛋中培養出病毒。這個結果是他們觀察雞蛋，發現雞蛋會受到一種叫做雞痘（fowlpox）的禽類疾病感染，而這種病就是由病毒引起的。他們的成就意味著病毒現在可以在實驗室中大量培養，不會受到細菌汙染，也代表現在科學家們可以在實驗室中安安靜靜的對病毒進行研究，置身於流行疫情之外，開始好好研究對抗它的疫苗。第一支流感疫苗是由俄羅斯籍的史莫羅迪西夫（A. A. Smorodintseff）在 1936 年研發出來。他取了一隻流感病毒，在雞蛋裡面培養，他取了一隻流感病毒，在雞蛋裡面培養，之後再從繁殖出來的病毒後代之中，把複製情況最差的萃取出來，用另外一個雞蛋進行培養。他把這個步驟重複了三十次，直到培養出一隻幾乎無法再好好自行複製的病毒──換句話說，也就是溫和的病毒──然後再把它注射到人體去。第一批被當成白老鼠的人幾乎沒有出現什麼發燒，不過卻保護了被施打者，沒再感染流感。

史莫羅迪西夫的疫苗給一群俄國工廠的工人施打，目的是為了要降低因為呼吸道疾病而出現的缺席情況。同一種疫苗在接下來的五十年間都在蘇聯使用，施打過的俄國人約在十億人左右。不過，這支疫苗只能對抗 A 型流感，而且它還有其他限制，尤其是病毒有可能會在被施打者身上繼續繁殖，恢復

毒性。之後科學家們發現，用甲醛來處理就能讓病毒停止複製。雖說疫苗的需求量非常大，但是「不活化」（inactivated）的病毒還是能提供保護，免於再次受到感染。

能對抗一種類型以上流感類型的疫苗，也就是所謂的「多價」（polyvalent）疫苗被研發了出來。1944 年美國軍隊抵達歐洲參加第二次世界大戰時，就曾施打第一批量產的流感疫苗，這一劑疫苗裡面含有一種類型以上的不活化病毒。研發這種疫苗的工作人員之中，有一位叫做喬納斯·沙克（Jonas Salk），他後來因為發明了小兒麻痺疫苗（polio vaccine）而成名（在1950 年代，對美國人來說，他的名氣還勝於他們的總統）。他對於病毒的迷戀始於二十世紀初期，那時候世界的病毒學家們正試圖解開班牙流感之謎，其中有些還住在他土生土長的紐約。

因此，到了 1940 年之前，科學家們已經將流感予以分類，把病毒引介到各種令人意想不到的動物身上，甚至還研發出疫苗來對抗（這點真的需要向人類的聰明才智致敬）。但是即使在所有的懷疑都因為流感病毒確實存在而沉靜下來時，病毒還是保持了一個神話之獸的形象，一個就像小精靈的東西，或是希格斯玻色子（Higgs Boson）在 2012 年出來之前的樣子，因為沒人看到過。它屬於一種被艾密爾·魯在 1903 年所寫的前驅性文章中，歸類為理性存在（êtres de raison）或是理論上存在的生物種類：有機體，雖說之前從未有人直接偵測到，但是可以從它發揮的效果中推測它的存在。[4]

問題是，即使是借助於光學顯微鏡，能看到的東西大小還是很有限制的。基本上，比可見光波長度還小的東西是看不見的。紅血球是可見的，其他感染它們的細菌也是可見的，但是病毒看不見，因為更小。兩位德籍人士，馬克思·克諾爾（Max Knoll）和恩斯特·魯斯卡（Ernst Ruska）在 1930 年代

突破了這層障礙，發明了電子顯微鏡。就像光的光子（photon），一顆電子的行為方式既是波又是粒子，但是它的波長比光子還短數百倍。1943 年，流感病毒第一次被親眼看見，就在杜加里克・德・拉・里威耶荷冒著生命危險一心一意要證明它存在的二十五年後。

就病毒來說，流感病毒屬於中等大小，接近圓球型（雖然有時候樣子可能像個桿子）：是一顆很小的蛋白質球，包覆著更小的核心基因資訊。它整個結構是被一層薄膜包圍起來的，上面安置著最重要的抗原，叫做血球凝集素（haemagglutinin），簡稱 H。H 看起來像一支棒棒糖。它的柄會往下插入薄膜裡，而圓形，有時可說是有點曲度的盤旋形頭則是向外的。事實上，有些流感病毒（包括會引發大流行的 A 型流感病毒）表層上攜帶了不是一種，而是兩種主要抗原。H 可以比做橇棍，讓病毒可以破門而進入細胞裡，而第二種主要抗原，神經氨酸酶（neuraminidase，簡稱 N），則好比是玻璃切割器，讓病毒可以從細胞裡出來。

流感的基因物質由單鏈核糖核酸（RNA）組成，和人體中雙鏈的 DNA 相對照，這個 RNA 被安排在八個分節裡（為了簡單起見，我們稱它為基因）。這些基因的其中兩個會被轉譯成表面的蛋白質 H 和 N，而其他六個（所謂的內部基因）則是負責編碼調節功能的蛋白質，像是病毒繁殖複製或是抵擋宿主的免疫反應。當流感病毒自行繁殖時，這些基因也都必須被拷貝，但由於 RNA 在化學上的穩定性不如 DNA，複製的機制有些草率，所以可能會不自覺的產生錯誤。這種草率性正是流感穩定性惡名昭彰的關鍵所在，也就是這種能力讓它可以自行產生無限多的變異，因為在基因層級轉譯到所編碼的蛋白質結構變化時生錯誤，所以即使是很小的錯誤，影響也可能很大。舉例來說，每一年，這些被稱為胺基酸（amino acids）的單元，也就是構成流感表

層的蛋白質有百分之二左右會被取代。這已經足以改變 H 抗原的形狀，讓曾經一度能發揮作用的抗體不再那麼有效。病毒能「部分」「逃過」宿主的免疫系統，並引起一波新的季節性爆發。這就是為什麼流感疫苗每年必須更新的理由。

錯誤的緩慢累積被稱為「漂變（drift）」，不過流感還能以更激進的方式自行重塑。這種情況發生在當兩種不同的流感病毒在同一個宿主身上相遇時，基因交換，產生了一個新型流感，舉例來說，就是擁有新的 H-N 組合。這種類型的改變，稱為「移變（shift）」——或是用更容易記憶的詞語，叫做「病毒變異（viral sex）」——比較容易引發大流行，因為極端不同的病毒需要免疫系統極端不同的反應，而反應需要時間來發動。如果這兩種「親代（parent）」病毒來自於兩類不同的宿主，例如，一個人類，一個鳥類，那麼它們相遇可能會導致一種對人類來說是全新的抗原，被引介到一種人類本來已經適應的病毒上。二十世紀的每一個流感大流行都是因為 A 型流感中出現一個新的 H 引起的：1918 年是 H1，1957 年是 H2，而 1968 年是 H3。

當人類的免疫系統經啟動以對抗新的病毒時，和宿主之間就會進入一種比較穩定的平衡關係。當大流行過去，病毒還是會繼續以一種比較溫和、季節性的方式繼續散播，當它在漂變的進化過程中，會引起偶發性的爆發。這種穩定的關係會一直維持著，直到另一種新的病毒出現。不過，如果是出現在對該舊型流感沒有免疫力的人口之中，也就是從未曝露在這種病毒的一代人身上，舊的 H 也能引發新的大流行。換句話說，在人的一生中，它很可能是會反覆出現的。有證據可以證明 H3，也就是在 1968 年引起「香港」流感大流行的類型，也曾在 1890 年代引起俄羅斯流感。而在 1918 年引起西班牙流感的 H1，也在 2009 年引起所謂的「豬流感」（事實上是人類的流感）。

新的 N 也有能力引發新的大流行（這個現在正是爭論中的話題），而直至今日，一共有十八種已知的 H 類型以及十一種已知的 N 類型。因此，現在的 A 型流感還會依照亞型來分類，就看病毒帶的是這兩種抗原的哪種版本。一個已經定名的亞型根據其內部基因的組成方式，還可以細分為某某病毒株。引起西班牙流感的亞型是 H1N1，所有的「1」，都像是法國陸軍軍醫們戲稱為「第十一號疾病」的幽靈回應，這又是另外一種浩瀚飄渺的學問了！

留意庭院

　　直到 2005 年為止，引起西班牙流感的 H1N1 病毒株一直是滅絕的，而今天它不僅活生生的（如果我們可以用「活生生」來形容病毒的話），還活得很好，一直被關在美國喬治亞州亞特蘭大裡安全性極高的保存設施中。它之所以「被復活」是為了進行科學研究，但並非全部的人都相信這麼做是明智之舉。科學家同行們控訴那些負責復活計畫的人所起死回生的病毒「或許是效力最強的生化武器介質」，因為重建這種病毒的方法在網路上就能找到，因此他們認為「病毒被不良科學家們複製，是有真實可能性的」。[1]

　　使這些病毒復活的研究人員（至今，有兩組人員）則反擊這種說法，認為這樣做有助於他們解答 1918 年發生的重要關鍵問題，日後才能避免類似的災害再次發生。這些病毒被安全的收藏在安全等級為第四級的生化實驗室，沒有人可以將它解放到世界上來，而且它也真的解析了 1918 年的大流行，因此就目前來看，在成本效益上還是讓它復活的人較占優勢。[2]

　　到了 1990 年代，關於西班牙流感還是有很多未解的問題。若檢視在現存記憶中的流感大流行，甚至把只能從歷史文字中追溯尋來的大流行也一起納入，會發現西班牙流感都是特別突出的一個。它是最致命的，雖說大多數患

者經歷的病情並未比季節性流感嚴重，但是死於它的人口比例卻高出很多，它的死亡率至少是百分之二點五，和其他低於百分之零點一的其他流感大流行相比，確實很高（致死率至少高出二十五倍）。這種流感本身已經很惡毒，更何況經常還可能併發肺炎，肺炎通常是致死的最大原因。它的死亡「曲線」是 W 型，而不是典型流感的 U 型，年齡介於二十到四十歲之間的成年人特別容易被感染，另外就是年齡非常小和非常老的人。它似乎有三波的襲擊，但是前兩波表現的樣子非常不一樣。第一波跟季節性流感混淆了，第二波則跟肺炎疫情扯在一塊，但是許多人懷疑他們是由相同的有機體所引起（第三波引起的好奇較少，這波病毒的毒性介於前兩者之間）。之前的流感大流行一般都要三年時間才會席捲全球，但這個流感速度很快，最多只花了兩年，而且，最後還不清楚它的源頭出自於哪裡：自於法國、中國、和美國的說法，都有人提出。

　　大多數人都認同的唯一一件事就是，它可能起源於禽鳥。從 1970 年代起，野生的水鳥被認為可能是 A 型流感的自然宿主，而美國一位名為理查・史雷門斯（Richard Slemons）的獸醫則將病毒從一隻野鴨身上分離了出來。[3] 他的發現激勵了更多人進行野鳥群口的調查；歸功他們的努力，我們現在才知道水鳥身上寄宿著非常多種的流感，而且不像人類是出現在肺部，而是在牠們的消化道裡，而且一般來說沒什麼生病的症狀。牠們經由糞便把病毒下在水中，而其他水鳥再從水中拾來，這樣，不同的病毒株便在同一隻鳥身上進行基因交換，製造出新的病毒，其中鴨子是特別優良的流感培養器。就在史雷門斯發現之後不久，法國的病毒學家克勞德・漢農（Claude Hannoun）調查了在索姆河河口灣棲息的五種候鳥水鴨，發現牠們體內聚集了將近一百種不同的病毒株。通常來說，一隻鳥的身上會有一種以上的病毒株，有些是雜交種，和現在已知的所有亞型都不吻合。漢農得到了流感，換句話說，他是當

場得到的——就在演化的過程中。**4**

　　無論如何，在 1990 年代，沒有人會懷疑鳥類的流感居然可以感染人類，或造成大流感。人類肺部細胞內層上受器的形狀和鴨子腸道中某個細胞上的並不一樣，因此，當時流行的想法是這樣的，病毒若要轉到人類身上，就需要一個中間宿主，在這宿主身上，病毒可以先從一個受體類型去適應另一個受體。這中間的宿主被認為是豬，豬隻呼吸道的表層細胞攜帶了禽鳥和人類流感病毒都能結合的受體，意思是，豬隻提供了一個理想的場所來混合出能感染人類的新病毒株。

　　跟隨著這一路思考方向，約翰‧牛津（John Oxford），也就是曾提出西班牙流感源自法國的人，指出埃塔普勒距離索姆河河口灣只有五十公里，是水鳥類候鳥從北極圈飛到非洲的一個重要停留點，而該營地有屬於自己的養豬場。營地的伙頭軍們會從周邊的村莊購入活禽，但是這些當地的家禽有可能被過境河口灣的野生飛禽混入雜處而被感染。（順便提供資料以供比較，被推測是堪薩斯州流感大流行起源地所在的哈斯克爾郡，距離最近的大面積溼地巴頓郡〔Barton County〕夏安底〔Cheyenne Bottoms〕約兩百公里，而距離山西首府太原最近的溼地大約有五百公里，在靠近省界附近。）一直到 1997 年香港一個小男孩死於一種存在於禽鳥而之前並未在人類身上偵測過的流感亞型 H5N1 時，流感病毒有可能直接由鳥傳人這種駭人聽聞的可能性才為大家所知。在那個時間點，不得不提一提這個問題：1918 年也可能發生這樣的事嗎？

　　到了 1990 年之前，基因序列（gene sequencing）已經成為一種強大的工具了，科學家們開始期盼它能幫助解開西班牙流感的謎團。一個基因是由數千個被稱為鹼基（base）的小單位所組成，如果能決定這些單位在西班牙流

感病毒所有八個分節中的排序，或許就能查出為什麼那次的流感那麼不尋常。不幸的是，在 1990 年代之前，西班牙流感早已成為一個遙遠的記憶，所以第一個挑戰便是要取得病毒的樣本。這代表要去找出被感染的肺部組織，而且是被保存了八十年之久的肺部組織，不僅僅是組織本身必須留存，連當初相關的記錄也必須能找到存本。於是，競賽開始了：病理學家開始在世界各地到處搜尋這難以捉摸的微生物。

成功的第一線曙光在 1996 年出現，生物學家安・瑞德（Ann Reid）和病理學家傑佛瑞・陶賓伯格（Jeffery Taubenberger）發現它居然就放在幾乎算得上眾目睽睽的地方——他們的工作場所，華盛頓特區的美國國軍病理研究所（US Armed Forces Institute of Pathology，簡稱 AFIP）裡。樣本是一片肺部刮取的組織，病理學家從二十一歲死於南卡羅萊納州軍營的人——洛斯可・蒙罕（Roscoe Vaughan）身上取得後便一直存放在那裡，時間是 1918 年九月。這份組織以甲醛（formaldehyde）進行防腐，外面以石蠟封實。甲醛對病毒的 RNA 造成了損傷，所以科學家只能對碎片進行定序（他們之後從美國國軍病理研究所取得了第二份流感樣本），不過，第一份片段的部分序列還是在 1997 年被公布了，一位住在舊金山名叫約翰・胡爾丁（Johan Hultin）的醫師剛好看到了他們的論文。

那時的胡爾丁已經年過七十，他對於西班牙流感一直保持著濃厚的興趣。1951 年，他還是個熱忱的醫學生，就曾出發自行去尋找病毒。他知道阿拉斯加有些地方在人口大量死亡後會採取萬人塚的方式埋葬。他認為，如果永凍層把這些遺體保存了下來，那麼他應該有機會從遺體中取出病毒。他組織了一支探險隊伍到蘇厄德半島（Seward Peninsula）的布瑞維格米申（Brevig Mission）村（位於迪林漢姆北方大約八百公里處），該村在 1918 年中的五

天之內就失去了百分之八十五的人口。他取得村莊管理委員會的許可，去挖掘受難者被埋葬的墳墓，之後把肺部組織帶了回去，打算在實驗室進行分析。但是當時是 1951 年，雖然科學家們知道有病毒的存在，雖然他們在電子顯微鏡下看過，也在雞蛋裡面培養過，不過還是無法從好幾十年的組織中把易碎的有機體取出。永凍層是個誤導人的詞彙，因為屍體經過好幾輪的冷凍、解凍過程，可能早已受到損害了。胡爾丁只好把專案擱置，將精力轉移到其他事情上。

在將近五十年之後，他興奮到心臟幾乎停跳了一拍。他獨自一人回到了當初的萬人塚，這次他發現有個女性因為生前過胖，軀體被脂肪包覆，所以肺部受到了保護，沒有出現最糟糕的腐敗情況。他將她的肺部組織包覆起來，郵寄給陶賓伯格，用兩個大大的十字架取代了在 1951 年後就已經開始腐爛的墳墓標誌，然後搭飛機回到舊金山。陶賓伯格成功的從組織中萃取出了病毒 RNA，雖然這份樣本也已經因為結凍、解凍而受到損害，但還是進一步從更多碎片中進行定序。2005 年，經過九年不辭辛勞的「縫縫補補」，將破碎的部分序列結合在一起後，他和瑞德公布了西班牙流感病毒的第一份完整序列（陶賓伯格的小組在後來的兩三個禮拜內，利用一種新的、高能的定序技巧又再度重複這高超的本領），而更多的部分序列則是從倫敦醫院存檔的樣本中取得。

瑞德和陶賓伯格看到序列後，注意到的第一件事就是它和禽流感的已知序列實在太像了。這隻病毒還保持著和禽流感非常類似的架構，這可能可以說明為什麼它毒性如此之強：它是個非常陌生的外來入侵者，在 1918 年以風暴般的形式席捲整個人類免疫系統，但是人類的免疫系統仍然還有一點能辨識它，那就是它會和人類細胞結合。換句話說，它是個強大的疾病載體。將

它重新重組是自然而然的下一步，雖說他們對此考慮了很久，也很慎重。在病毒學家泰倫斯‧湯琵（Terrence Tumpey）和其他亞特蘭大疾病管制與預防中心（Centers of Disease Control and Prevention，簡稱 CDC）人員加入後，他們把病毒序列「餵」給生長在培養皿中的人類腎臟細胞，強迫這些細胞去製造出病毒，就像是病毒強迫宿主細胞在正常感染過程中所做的一樣。然後，他們再用它來感染老鼠，看看到底會變得多難應付。

感染流感的老鼠其主要症狀是胃口喪失與體重減輕。湯琵的團隊用復活的病毒感染老鼠後，牠們的體重掉了百分之十三。在感染之後四天，牠們肺部裡的病毒數量是感染一般季節性病毒株的將近四萬倍。在感染六天之後，老鼠全部死亡，而控制組的老鼠則還活著。老鼠不是人類，不過這對比結果差異真的很大。

病毒侵犯人體時，人體體內的免疫系統就會受到刺激，展開行動。用不了幾分鐘，免疫細胞就會開始分泌一種叫做干擾素（interferon）的物質，阻絕新蛋白質的合成，以便抑制新病毒的產生。但是流感在跟人類一起進化了千年之後，已經演化出屬於自己的干擾素阻絕方法。它隱藏了劫持細胞繁殖機制的證據，這樣干擾素就無法讓它停止運作了。陶賓伯格的團隊發現，1918 年的病毒在這一點上做得特別好，讓它在進行複製繁殖時具有優勢。

干擾素是人體防衛的第一線，當等待免疫系統發出召集令，為侵略者量身訂製阻絕計劃時，人體先行發出的一般性快速反應。如果干擾素能發揮作用，那麼入侵行動就會暫停，而個人只會感到不適而已。如果作用失敗，就代表病毒已經能夠開始複製，而身體的第二線防衛也將要發動，抗體和免疫細胞會聚集在感染處。免疫細胞會釋放出一種叫做細胞激素（cytokines）的化學物質，其眾多作用中最重要的一個是可以在感染的組織部位增加血流量，

讓更多免疫細胞能趕到。它們也能殺死其他的宿主細胞，如果需要的話，還能停止感染的擴散，而作用的結果則是發紅、發熱、腫脹和疼痛，綜合起來說，就是發炎。

大面積的發炎是全世界病理學家在 1918 年觀察到的情況，那些發紅、充血的肺部摸起來硬硬的，還會滲透出水狀的帶血液體。重讀他們的報告時，1940 年代來的免疫學家們認為這些病理學家應該目睹過「細胞激素風暴」（cytokine storm）的效果，過度活躍的二線免疫反應引起的傷害，肯定比它打算要摧毀的病毒造成的損害還大。這也是陶賓伯格和同事們在被他們用復活病毒感染的動物身上看見的。一隻良性、季節性的病毒產生的是短暫的細胞激素反應，以及局部性、表面性的肺部損害，但是 1918 年的病毒種類產生的卻是強烈、時間長的細胞激素反應，對肺部的損害也是既嚴重又深沉的，會通過支氣管（進入肺部的主要呼吸通道）往下延伸，直入肺泡（組成肺部的基本物質）。

陶賓伯格小組直到目前為止所定序的所有病毒，都來自於 1918 年秋天大流行中致死率最高的一波所死去的個人，[5] 但是美國國軍病理研究所的儲存庫裡還保存著春季那波死者的組織。後來，陶賓伯格轉到位於馬里蘭州貝塞斯達（Bethesda）的美國國家衛生研究院（National Institutes of Health，簡稱 NIH）的傳染病實驗室，到了 2011 年，他發佈了一份春秋兩波流行 H 抗原基因序列的編碼比對。從這份比對中可以清楚看到，病毒在春秋之間進行了小而重要的改變，所以後來 H 抗原跟禽鳥類的適應度變差了，跟人類的卻變好了。春季流行病例中有四分之三擁有和禽鳥類較適應的 H，而秋季流行病例中則有四分之三擁有和人類較適應的 H。

由於感染西班牙流感的人大多數都復原了，所以只專注在較少數死亡的

案例上未免有扭曲整個情況的風險。無論如何，美國國家衛生研究院團隊也對保留在美國陸軍軍營中 1917 到 1919 年的記錄進行研究，而這些記錄同時記載了死亡和康復的病例。記錄顯示，發生在 1918 年四月到八月（也就是春秋兩波之間的中間期）的流感整體數字雖然有減少的情況，但是併發肺炎的比例卻有穩定提升的現象。流感病毒在呼吸道內層黏膜中造成的損傷有可能讓呼吸道受到細菌感染，引發肺炎。從陶賓伯格的觀點來看，流感潛藏的情況越糟，就越可能引來伺機性細菌，因此他把 1918 年肺炎的標籤視為毒性更高、大流行病毒存在的旗標。如果他的想法沒錯，那麼 1918 年這一整個夏天，病毒就是在練功，以取得更容易在人類之間散播的能力。[6]

把所有的證據擺在一起後，陶賓伯格相信病毒是出身於季節性流感，時間在 1917 至 1918 年冬天的某個時間，而且已經以低度的傳染程度在來年的春天開始傳播，只是他還無法確認，病毒到底是直接來自於禽鳥，或是經過豬隻傳染。1918 年夏天，病毒發生突變，變得在人之間具有高度傳染力，這種新的、毒性更強的形式在那年夏天在人群間傳播著，等到秋天，疾病就爆發了。在那之前，季節性的背景已經淡化了，這種「純粹」是大流行種類的情況已經無法改變。

我們並不清楚是什麼在那年夏天讓病毒產生突變，不過正如果我們所見，流感不需要特別的刺激就能自行發生變化，而情況剛好非常有利於這種事件的發生。世界大部分的地方遇上了饑荒，有一些證據證明，宿主的營養不良會促使流感病毒發生基因上的變化，讓它毒性更強（這同時也會削弱宿主的免疫反應）。[7] 如果我們能接受「第二波疫情是出現於西方戰線或是接近它的地點」這種說法，那麼前線充斥的化學物品，特別是芥子毒氣，其中有部分是可以誘發基因突變（mutagenic）的，意思是這些化學品能誘使活的有機

體體內發生基因變化，其中也包括病毒。而那些同質的毒氣則會對大量群聚的年輕人的肺部造成危害，讓病毒進攻的契機變得成熟。演化生物學家保羅·愛華德（Paul Ewald）甚至力主，那年夏天流感病毒毒性的強力提升是對於西方戰線狀況的直接回應。[8]

經常會聽到一個說法，傳染病介質若要能在宿主間直接傳播，最佳策略就是毒性不能太強，這樣被感染的宿主才能活得夠久，久到能將疾病散播到更遠更廣的地方去。不過，如果這一群宿主的機動力不是很強，例如他們的移動被限制在擁擠的壕溝裡，而且如果這些宿主因為其他原因而死亡，那麼病毒本身就比較沒有進化的壓力，未必要讓毒性不強。愛華德表示，在這樣的條件下讓宿主活著就沒什麼好處。當然了，病毒在意識的世界中是沒有什麼策略可談的，高毒性病毒株反而能透過自然的選擇，支配病毒的數量，因為它們可以存活並進行複製的可能性最高。

在看到流感特有的 U 型死亡曲線後，一般會解釋道：人類的免疫系統要成熟得花上幾年時間，而在老年人身上它已經失去這個能力了。不過在 1918 年，正值生命青壯期的成年人也是大量死亡，有些人認為這完全是因為他們的免疫系統太強健，才會容易受害；他們的細胞激素風暴最具有攻擊性。不過這種解釋有一個問題：就我們所知，免疫系統在十五歲的人身上和在二十八歲的人身上是一樣活躍的。不過，在 1918 年，十五歲的人是在 W 型曲線的第一個波谷裡：雖然他們生病的人數多，不過相對來說死亡的人數較少。而有件事必須解釋一下：W 不是對稱的，右邊向上那一劃是比較低的，意思是，年長的人一般來說比平常情況受到更多的保護。事實上，他們在1918 年大流行中的死亡率比在之前十年中一般季節性流感爆發時還低。

這個謎團的答案或許就在不同年齡層之前曝露於流感中的情況。有一派

說法是，免疫系統對沒有接觸過的第一版流感病毒反應最為有效。所有之後曝露所對應出來的反應變化絕對比不上遭遇一個全新的病毒株時那麼完美。這句話隱藏的暗示是，利用從二十世紀上半葉人口中取得並保存至今的血液進行抗體測試顯示，引起 1890 年代俄羅斯流感的亞型是 H3N8。如果是這種情況，對於在 1918 年時年齡介於二十到四十歲之間的人來說，俄羅斯流感有可能是他們遇上的第一個流感流行。而他們事先已經處理過一個與西班牙流感非常不同的亞型，結果在 1918 年產生的免疫反應就不好。根據同樣的邏輯（雖說血清學上還沒有數據可以支持這個假設），年紀很大的老人在 1918 年時，身上可能已經擁有一些保護力了，因為他們可能之前已經曝露於含有 H1或 N1 的流感亞型中，那個亞型就是在 1830 年左右在人類身上傳播的流感。

那麼關於西班牙流感起源的問題又是什麼說法呢？我們之所以想得到答案，是因為這有助於我們辨識引發所謂「外溢」（spillover）事件的條件——一隻病毒「跳」過物種的障礙——了解後還能盡可能的減少它再度發生的機會。為了要從現有的三種說法中進行選擇，或者，去辨識出未曾有人提出的真正地理起源位置，科學家們必須把西班牙流感和稍早在這些地方爆發的呼吸道疾病病毒加以比對。不過這件事他們還無法辦到，因為記錄中最早的人類流感序列就是屬於西班牙流感的。基於這個原因，直至今日，每個可能發現病毒的地點幾乎都讓他們找遍了，有了像約翰・胡爾丁這種勇敢、不屈不撓的流感獵人伸手援助，那些可能仍存活的樣本還是有機會被披露出來，讓科學家們能完成比對。那是傑佛瑞・陶賓伯格長久以來一直苦苦追求卻不可得的聖杯，然而於此同時，他們也不是枯坐而毫無作為的，其他研究人員正在採用一種新的技法，希望對最可能的發源地做出有根據的推測。

這種正在討論中的技法以「分子時鐘」觀念為根據。每一個活的有機體

都必須複製自己的基因物質來進行繁殖，但如我們所見，這種機制並不完美，而流感拷貝的機制更是容易出錯。有些錯誤會改變病毒的形態（我們把這累積的錯誤稱為「漂變」），但是大部分都還是「靜默」的，意思是，它們對於結構或是功能是沒有影響的。在任何一個既定的宿主身上，這些靜默的錯誤是以一個固定的速度在累積，也就是說，計算兩個有關連性病毒的基因差異，就能取得一個時間上的估量數字，知道他們從一個共同祖先開始分開以來，一共經歷了多少時間。這就是分子時鐘：它和真正的時鐘除了計時之外，沒有任何共同點。

流感會感染很多動物，不僅僅只有人類、禽鳥和豬隻，其他像狗、馬、蝙蝠、鯨魚和海豹也都會。亞歷桑納大學的演化生物學家麥可．渥羅貝（Michael Worobey）把過去一個世紀裡，在不同宿主上正在流行，或是已經流行過的，能夠取得的流感序列都加以比對，並用這些資料建立了一個流感的家族譜。病毒在不同種類的宿主上累積錯誤的速度並不相同，但由於他知道也計算過這些速度，所以能製作出可以追溯的預測，列出歷史上各種不同的病毒株何時誕生，以及是從何種親代產生的。2014 年，渥羅貝就報告過1918 年病毒八個基因中的七個，與哪些西半球禽鳥身上發現的流感基因最為相近，而更精確的說，是北美的禽鳥。[9]

這樣會讓西班牙流感來源地點熱烈的猜測歇息嗎？所以，究竟是不是起源於堪薩斯州呢？渥羅貝的工作是提出建議，而不是絕對的確定。一般來說，分子時鐘的可靠度不如真實序列的比對。無論如何，他們從前曾經正確過。1963 年，邁阿密的賽馬馬廄裡爆發了馬匹的流感，後來散播到全美的馬身上，渥羅貝發現馬的流感病毒株和南美洲禽鳥的有關，這一點在查核當代獸醫的報告後被證實了，馬流感可能是由一些阿根廷來的純種馬帶入邁阿密的。

問題還是存在，特別是在麻煩的第八基因（編碼 H1 抗原的基因），這個基因似乎在講述不同的故事。流感的家族譜指出，在 1918 年時它已經在人類身上流傳大約十年或是更久的時間了。不知道在哪一個時間點，它和鳥類的七個基因在一次移變事件後重新混合，產生了西班牙流感。如果這正是事件發生的真相，那麼可能就能解釋這五到十五歲族群這種讓人苦惱的情況了，他們成群的得病，但是並未死亡，原因可能是他們在嬰幼兒時期曾經曝露在 H1 抗原下，所以已經對它有所防備了。不過，這個劇本本身還是有問題，特別是為什麼該抗原出現在人身上時，沒有更早引起流感大流行？當科學家們繼續想破頭思考這問題時，分子時鐘倒是有些內情可以提供參考，不過這可以算是至今最令人困擾的。

現在的共識是，就算沒有幾百萬年，至少數十萬年來，野鳥已經成為病毒原始的停駐點，而其中有些偶而會感染人類。現在的假設是，我們在無意之間干擾了這原先的儲存宿主，讓病毒得以進入人類體內。不過事情的發展和我們想像的不同，現在我們在這生態中扮演的角色可能比原先想像的還要重要。

在梳理流感家族譜時，渥羅貝注意到，野鳥流感世系圖的分支時間都相對新近，意思是，就演化上來看鳥類是個很年輕的儲存宿主。大約在聖經時期，或是說西元前 212 年，當流感在西西里摧殘了羅馬和西拉克斯軍隊時，人類流感比較可能來自於馬——另外一種從農耕革命時期以來，生活上就和人類很親近的動物。在最近兩千年來的某一個時間點，禽鳥取而代之，成為病毒比較重要的儲存宿主。看起來，把大部分基因貢獻到 1918 年人類流感病毒株的禽流感世系應該是來自於北美的，時間點和 1872 年在多倫多爆發的馬流感流行時間差不多，這隻病毒之後橫掃了北美大陸（根據新聞報導形容，

華盛頓特區的街道幾乎宛如廢棄一般，費城火車站裡的貨物棧裡堆積如山，因為生病的驢子和馬都被移了出去，沒有流通服役）。渥羅貝尚無法判斷流感是從馬傳到鳥或是反向傳播的，但是大家可以思索一下，這個切換點發生後，馬匹被機械化的運輸模式取代，而十九世紀晚期、二十世紀初期，雞鴨養殖場大量擴充。這個切換點發生在1918年之前，但是遺留下來的卻是馬（和人類一樣）現在都很容易被禽流感感染。事實上，幾個交戰國家，以及中立、卻做好衝突準備的荷蘭，他們的部隊獸醫都報告過，騎兵馬廄裡面有馬流感的流行，時間跟人類的正好相同。**10**

所以提出的意見是這樣的，我們人類透過對野生動物的豢養，主動到動物的流感儲存宿主裡把病毒帶到人群中，甚至還製造出新的儲存宿主。如果是這樣的話，那麼從下次流感大流行的角度來看，對我們健康最大的威脅可能不是野生禽鳥，而是和我們更密切得多的家禽。鴨子不是唯一一種鳥類的禽流感培養箱，但正如克勞德・漢農與其他一些人在1970年代所發現的，牠們的效果特別好。考古證據顯示，鴨子是中國南方在大約四千年前首批馴化的禽鳥，據估計，今天世界上的家鴨大約有十億隻，意思是牠們的數量可能已經多過野鴨，而且這兩者之間並無物種的障礙。舉例來說，中國人養鴨時是把鴨子放牧到稻田裡，讓他們去吃田裡的昆蟲和其他害蟲，在那裡，牠們就有可能會和野鳥雜處。流感基因可能是從家禽到野鳥這個相反方向傳播的，時間至少已經有一百五十年之久，也就是在西班牙流感發生之前。拜豢養家畜家禽作法之賜，現在我們可是把流感基因打回自然界去了。1918年的流感病毒可能是從野鳥跨界傳到人類（或直接或間接經過豬隻），但是也很可能是來自於我們養在農場中的家禽。

我們責怪其他物種的正當性，看起來非常沒道理。如果分子時鐘沒錯，

人類在 1918 年以及從那之後的不幸都是自己貢獻的。二十世紀之後還有兩次流感大流行：1957 年的「亞洲」流感，號稱奪去兩百萬條人命，以及 1968年的香港流感，死亡人數大約是前者的兩倍。這兩次分別是由亞型 H2N2 和H3N2 所引起，但是兩種病毒的內部基因絕大部分傳承自 1918 年的流感，所以陶賓伯格和同事流行病學專家大衛・莫潤斯（David Morens）才把西班牙流感戲稱為「所有大流行之母」。[11] 在 1930 年代，英國和美國團隊發出了一項流感病毒聲明，讓同行大感意外，他們證實人類可以把西班牙流感病毒傳給豬，而反向則無法成功。比對人類和豬隻流感病毒的序列證實了他們的懷疑，而 2009 年的 H1N1 亞型從 1918 年在人類中再次爆發後，一直都在豬隻之間傳播，只是後來以改變後的型式，引發了二十一世紀第一波的流感大流行。這次的流感被稱為「豬流感」，理由很明確，雖說在一段較長的時間裡它都是人傳人的，豬隻只是中間的媒介而已。

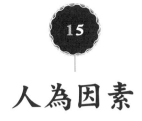

人為因素

　　西班牙流感還有一個很大、無法解釋的謎團。假設，二十多歲的族群容易被感染，但是為什麼同樣是二十多歲，有些人就是比其他人更容易被感染？為什麼西班牙流感的影響會隨空間、時間改變？例如在某個固定的年齡層，肯亞人的死亡人數就比蘇格蘭人多、印尼人就比荷蘭人多？在未來的某次大流行中，「你」會死掉嗎？你那生活在另外一個大陸上的姊妹呢？你哪一個孩子比較可能會活下來？如果我們知道誰比較容易被感染，那麼就可以採取步驟來保護他們。

　　想要了解是什麼讓某些人比較經受不住，而某些人則能輕易脫離，我們必須根據數據來看。1918 年，大家被流感在選擇受害者時可怕的隨機性給嚇著了。只有在科學家開始比對罹病率和死亡率時，他們才開始看出一些固定的模式。這個模式引導他們下了這樣的結論：人類透過社會不平等的地位、建築自家房子的地點、餐飲、宗教儀式，甚至是他們的 DNA，自己造成大流行的形成。

　　首先，讓我們用數字來進行一趟短暫的世界之旅，粗略的畫出地理上的不均現象——精確來說，就是過高的死亡率。這些數字的變化已經到了令人

震驚的程度。如果你生活在亞洲的某個地方，那麼你可能死於流感的機率是你生活在歐洲特定地區的三十倍。一般來說，亞洲和非洲的死亡率最高，但是在同一個大陸之內，變化也是非常巨大的，例如丹麥大約失去了百分之零點四的人口，而匈牙利和西班牙大約是該數字的三倍。撒哈拉以南的非洲國家流感的死亡率是撒哈拉以北國家的兩倍，甚至到三倍。而亞洲的死亡率差異很大，從菲律賓的大約百分之二，到波斯的大約百分之八到二十二（這個數字範圍如此之大，反映出當時的波斯正在危機之中，收集數據並不是大家的首要之務）。在印度，範圍包括那時的巴基斯坦和孟加拉，失去大約百分之六的人口，就絕對數字來看是全世界最嚴重的國家，死亡人數大約在一千三百萬到一千八百萬之間，意思是，單單印度一國因西班牙流感死亡的人數，就勝過人類在第一次世界大戰死亡人數的總和。

城市的受害程度往往比鄉村高，但是在同一個國家中，有些城市的數字就是比其他城市糟糕。所以，芝加哥和華盛頓特區相比，受害程度較低，而華盛頓特區和舊金山相比，受害程度就算低了。在城市之中程度上也有差異，舉例來說，在挪威首都克里斯蒂安尼亞（Kristiania，現在的奧斯陸）內，公寓的面積如果較小，死亡率就變高。[1] 在里約，郊區小鎮成長迅速，簡陋的棚屋雜亂無章地在城市邊緣的小鎮四處擴展，遭受的損失也最慘重。新抵達的移民似乎比扎根較深的老移民更容易死亡，只是這個模式因為移民相關資料少，有時候不容易看出來。一份研究 1920 年美國康乃迪克州情況的報告就提出，「在流行期間，義大利裔的死亡率幾乎是州內正常死亡比例的將近兩倍。」我們知道，義大利族群是最晚抵達美國的最新移民族群。事實上，在康乃迪克州的義大利裔居民死亡的人數高於愛爾蘭、英國、加拿大、德國、俄國、奧地利或波蘭背景的居民。[2]

是什麼原因造成這些不平均的高低數字呢？部分來自於財富與種姓上的差異——就這兩者所反應的，是膚色。[3] 人種優生主義者指出，這些「品質水準不佳」的人種體質較差，缺乏動力，居住的大雜院和棚屋環境較為骯髒，所以疾病自然就容易上身（換句話說，他們認為義大利人容易染病是因為他們是義大利人）。事實上，惡劣的飲食、擁擠的居住條件和不易取得醫療照護才是讓他們體質衰弱的原因，表現出來的便是貧窮的、外來移民和少數民族比較容易染病。這就是為什麼在韓國，韓國人和在韓日本人得病的比例差不多，但是韓國人的死亡人數大約是日本人的兩倍；[4] 以及為什麼在印度古吉拉特邦（Gujarat）當斯區（Dangs）偏遠的森林地區死亡的人口比例高於印度大部分城市（在 1911 和 1921 年間，是百分之十六點五，主要死於西班牙流感）。當斯區在「鄉村優勢」（rural advantage）中是有其逆勢優點的，或許因為那裡是愛迪瓦西斯族（adivasis，住在該地區的所謂原住民）的家，英國人和其他印度人都看不起他們，視他們為落後的叢林族。[5]

統計學者被他們在法國首都中富有區觀察到的高死亡率矇蔽了，直到他們發現在該區死亡的是哪些人。在高貴典雅的奧斯曼風格大門之後咳嗽的不是住在富貴樓層（*étage noble*）裡的主人，而是女傭房（*chambres de bonne*）裡面的僕人。正如德蕾莎・麥克布萊德（Theresa McBride）在她的書《家裡的革命》（*The Domestic Revolution*）中所解釋的，「和他們雇主夠接近的大樓公寓樓下，僕人們被隔離在屬於他們自己的圈子裡，他們必須隨傳隨到，但不能被看見。」他們一天工作的時間十五到十八個小時，通常還得和其他僕人一起共用睡覺空間。「女傭房通常很小，有斜的屋頂、光線黯淡、通風不良、沒有加暖設施、骯髒、缺乏隱私權，甚至還不安全。」麥克布萊德寫道。流感可以是平等的，一如某位法國歷史學家所指出，但是它所突擊的社會卻不是：全巴黎死於流感的女性之中，有四分之一是女傭。[6]

矛盾的地方還不僅於此。非裔美國人在美國雖然受到嚴重的歧視，但是他們受害的程度似乎比較輕微，而他們當時也發現了。「說起『流感』的事，白人可就大放光彩了。」法蘭克林・強森（J. Franklin Johnson）在寫給《巴的摩爾非裔美人》（*Baltimore Afro-American*）週報的文章裡寫道。除此之外，他還寫道，「我們不斷的聽到，沒完沒了，對有色人種的健康喊話在日報上一直都是採用超大的 72 點字來印刷的。」[7] 非裔美國人這個謎團至今尚未解開（是因為不合比例的大量人口曝露於較溫和的春季流行中，所以在對抗秋季流行時，在某種程度上受到較多保護？）但是，另一件神祕的事謎底已經解開了：那就是南非蘭德金礦和金伯利鑽石礦之間差距懸殊的死亡率。這結果似乎跟鐵軌的黑色觸角有關。[8]

　　兩礦相比，金礦的作業規模要大得多，聘用的人數幾乎是鑽石礦的二十倍，而約翰尼斯堡（Johannesburg）這個被建造來服務這兩個礦區的城市，因此成了較大的鐵路樞紐。鐵路網從約翰尼斯堡連接到南非東岸，特別是到納塔爾（Natal）省最主要的城市德爾班（Durban）。南非雖然並未記錄西班牙流感的「先驅」波，但是一位名為丹尼斯・仙克斯（Dennis Shanks）的流行病學家卻從一份埋藏很深的文獻資料中發現 1918 年七月到達德爾班的船隻上，有一些溫和、類似流感的病例。從那裡，感染一路往北傳播，沿著鐵軌到達蘭得。所以當幾個月後，流感重新回到蘭得時，金礦工人中有部分人很可能已經有保護力了。而另一方面，金伯利的鐵路交通卻相當不便，它的位置在約翰尼斯堡西南五百公里，雖然可以連接到開普敦，不過第一批流感卻是從兩艘染疫的軍方運輸艦「雅羅斯拉夫號」和「維羅那號」停靠的城市傳來，之前與流感並未有過接觸。當流感在工業中心留下驚慌恐懼的礦工之後，和南非其他德爾班─約翰尼斯堡鐵路支線沒通往的地方相比，納塔爾省再次得到了保護，最明顯的是開普省（the Cape）的川斯凱（Transkei）和希斯凱

（Ciskei）地區，那裡的死亡率比納塔爾省高三倍。

　　與世隔絕也是地球上某些偏遠地區之所以疫情慘重的原因。這些地方在歷史上沒有接觸過致死率高的病毒，而死亡率往往又因為貧窮與被排除於外的問題而被放大。在蒸汽船「塔輪恩號」（SS Talune）離開紐西蘭的奧克蘭港時，船上已經發生感染了，它把感染一路送往太平洋上的一串島嶼。之後，斐濟失去了百分之五的人口，東加（Tonga）則是兩倍，而西薩摩亞（Western Samoa）則是令人吃驚的百分之二十二。

　　城市之所以比鄉村地區容易受到感染，主要是因為人口密度高，不過城市與城市之間，謎一樣的差異又是怎麼一回事？曝露於比較溫和的春季流行可以讓曾受到感染的城市獲得一些緩衝，但是有效的疾病控制政策也能產生影響。2007 年的一份研究顯示，公共衛生的措施，像是禁止群聚、施行集體戴口罩等，在美國一些城市中最多可將死亡率降低百分之五十（美國這些公衛措施施行得比歐洲好多了），不過施行這些措施的時間點很重要，必須儘早，而且要一直持續到危險過去之後。如果太早解封，病毒又會被送到另一波沒有免疫力的宿主身上，而城市也就會經歷第二波死亡的高峰。[9]

　　在西班牙的薩摩拉（Zamora），群聚是被正面鼓勵的，所以，薩摩拉的死亡率高居全西班牙之冠，是百分之三，全國平均值的兩倍以上。事實上，宗教儀式或是俗世類似宗教儀式的化妝舞會，對於各處大流行的形成以及流行時間的長短都有影響。例如有些人會認為，真正讓人生病的只有兩波——1918 年（北半球）的春季和秋季，而看起來似乎是出現在 1919 年年初的第三波，只是第二波的尾巴，由於年末的節日慶典而有一陣短暫的中斷。舉例來說，在聖誕節和光明節（Hanukkah）期間，基督教和猶太教的孩子都不會上學，也就是說對病毒而言，一直到學生過了新年返校之前，一整池珍貴的

潛在宿主就這樣被剝奪了。

　　有些潛藏的疾病會讓人更容易得到西班牙流感。醫學歷史學家阿密爾・阿夫卡密（Amir Afkhami）曾提出，在英軍陣營中戰鬥的波斯人在得到流感時，病情比英國本地士兵嚴重得多，因為他們比較容易得到瘧疾，以及瘧疾併發的貧血症（紅血球或是血紅素數量減少，血紅素是血液中攜帶氧氧的分子），所以免疫反應會有所損害。[10] 流感大流行也在全世界奪走了非正常比例的大量肺結核患者的性命，原本這些人在接下來的十年之間可能是以較緩慢的速度死去的。肺結核在十九到二十世紀造成重大的苦難，一度被形容為「男性死亡的領隊」，而事實上，肺結核有可能是流感為何造成全球死亡率男性高於女性的主因之一。在容易被感染的二十到四十歲族群中，男性罹患肺結核的比例高於女性，部分原因可能是男性比較可能在工作場所接觸到該病症。[11]

　　因此文化便塑造了生態：在許多國家都是「男主外，女主內」，雖說整體來說，男性的死亡人數高於女性，但是在某些國家的特定年齡層，情況剛好相反。在印度，令人吃驚的是「每一個」年齡層都正好相反。為什麼在印度女性的死亡人數會高於男性呢？傳統上印度女性是撐起家庭的人呀！於是以下的理論便出現了：在有危機的時刻，向來容易被忽視而且吃不飽的印度女孩和女人會被認為要去照護病人，因此她們曝露於疾病的程度較高，對疾病的抵抗力也比較差，而在飲食上的禁忌也可能惡化她們對疾病的易感性。

　　印度的主要宗教信仰是印度教。印度教徒未必要素食，但是素食和精神上的平靜相關，女性也比男性更可能成為素食者，而根據他們的傳統，寡婦是必須吃素的。美國的人類學家兼傳教士夏洛特・梅麗娜・維澤（Charlotte Viall Wiser）對一個 1920 年代印度北部村莊的女性生活進行了詳細分析，她

注意到，村民吃什麼，主要是看田裡產什麼，例如麥片、豆類和蔬菜。她很驚訝的發現，她們大多數人居然不缺鐵（鐵質不足是常見的貧血原因），不過她也描述了她們是如何珍惜並善用每一分食物，不會浪費。舉例來說，穀物都是整顆食用，不磨，帶著完整、鈣質豐富的外層。她覺得她們的生活僅夠溫飽，一旦無以為繼，都可能把她們逼到極限。[12] 而 1918 年夏天西南季風不順帶來的乾旱，肯定就構成了無以為繼的狀況。

當所有條件都一樣，人類的兩個群組之間沒有財富、飲食、慶典假日、旅行習慣的差異，那麼還是會有令人苦惱的剩餘差異存在，意思是，十個人中還是會有一個人活得比其他人更好，或是沒那麼好，彷彿是上帝在不經意之間劈下了一個雷。舉例來說，死亡就以非常不公平的方式掃過了阿拉斯加領域。在布里斯托爾灣這個感染最嚴重的地方，失去了將近百分之四十的人口，但是其他地區只失去不到百分之一——可以和美國一些大都會區相提並論；以及相當多數的阿拉斯加人，他們五人之中有一人逃過一劫，完全沒染上病。這就是差異中頑強的核心，很長一段時間都無法解釋原因。很多人在猜，答案是否存在基因裡，在造成與宿主—病毒相遇的方式中？不過，要如何證明呢？共享基因的人通常也會共享環境，這是另外一種表示家族有群居傾向的方式，所以他們也會曝露在相同的病菌中，要把這兩種狀況的影響單獨梳理出來並不容易。

摩門教徒在無心之間提供了一種解決這難題的方式。摩門教徒——耶穌基督後期聖徒教會（The Church of Jesus Christ of Latter-day Saints）的成員相信，如果家族內所有的成員都能一起受洗就能得到永生，而生前沒有受洗的人，死後也可以受洗。因此他們有嚴謹的族譜學者負責記錄眾家族非常詳盡的族譜，這些資料就保存在數百萬卷微膠捲上，放在花崗岩山（Granite

Mountain）下的洞穴保存室裡。花崗岩山是猶他州鹽湖城（Salt Lake City）附近瓦薩奇山脈（Wasatch Range）中的一個山峰。這個山穴建於 1965 年，由一個十三噸重的不鏽鋼門保護著，能擋得住核子爆炸，不過，近來已經可以透過互聯網來存取備用資料了。更有幫助的是，這些記錄已經數位化，可以和相關的死亡證書相連，也就是說只須在鍵盤上敲一敲，就能查得到某個摩門教徒個人的死因。2008 年菲德烈克・歐布萊特（Frederick Albright）和他在猶他大學的同僚們驗證出有將近五千個摩門教徒在之前的一百年間死於流感。在重建他們的族譜之後，發現這些指標性案例中只要是某一人的血親，就比沒有血緣關係的人更容易死於流感，就算是這兩個親戚沒有住在一起共享環境也一樣。[13]

　　流感可能有遺傳因子，這是個有趣的暗示，但是其他的研究並無法複製這個發現。之後，在 2011 年的一月，法國年度流感季中，一個兩歲大的小女孩住進了巴黎內克兒童醫院（Necker Hospital for Sick Children）的加護病房，她罹患了急性呼吸窘迫症候群（acute respiratory distress syndrome，簡稱 ARDS）。醫生們救回了她的命，而其中一位醫師，雄・羅倫・卡薩諾瓦（Jean-Laurent Casanova）則對她的基因進行定序。他想知道，一個原本健康的孩子之所以差點死在大多數兒童都無大礙的疾病，基因是不是其中的關鍵。而那個小女孩剛好就遺傳了某個基因上的缺陷，意思是她無法產生干擾素，也就是對抗病毒最重要的第一線防衛。結果，她受到攻擊的免疫系統便直接進入 B 計畫：大面積的發炎反應，類似 1918 年病理學家所看到的情形。兒童的基因缺陷是很少見的，但是卡薩諾瓦進一步去辨識一群類似的缺陷，這些缺陷也同樣會導致干擾素無法被製造。他全部都進行了計算，發現這類情況大概一萬個人中會影響一個，大約就是 ARDS 在流感的年度爆發中發生的情況。[14]

卡薩諾瓦的發現意義在於，無論文化、飲食、社會狀態、或收入如何，一萬人中會有一個人特別容易被流感感染，而這個容易受到感染的情況是他們從父母身上繼承來的。在 1918 年的大流行中，這些人或許是第一批死亡的，但是一百年過去，我們已經有能力給基因一個遊戲場，讓他們有一戰的機會。理由是，基因缺失雖然會讓人無法製造出干擾素，但是卻不會影響他製造抗體的能力。因此就理論上來說，這樣的人只要打標準的年度流感疫苗就能擁有保護力以對抗流感。從 2011 年之後的每一年，卡薩諾瓦在內克兒童醫院加護病房遇見的那位女孩都會注射一支流感疫苗，和同儕一起安然度過後面的流感季節。

卡薩諾瓦發現了一個跟流感相關的基因組合，或許這是西班牙流感侵襲時為什麼如此不平均的最後一塊謎團。他的發現宛如落入了肥沃土地的種子，因為在那時候，科學家們已經開始從新的方向思考傳染病了，那就是，基因是部分原因。他們研究的方向是這樣的：「所有的」傳染病都有一個遺傳成分（genetic component），某些傳染病，宿主對該病的易感性（susceptibility）是由一個或少數幾個基因控制，但在其他的傳染病，其遺傳成分則是由許多個小基因的累積效應構成。在第一例中，這些基因其中的一個有缺陷，讓感病性大幅提高；在第二例中，卻只有小幅提高。如果這個想法證實是正確的，我們就必須重新更正對這個病的現有想法了：不僅僅是傳染病可能有部分是遺傳成分，我們長久以來認為是基因或是「環境」造成的疾病，也可能擁有部分的傳染性成分。舉例來說，有個和阿茲海默症有關的理論就認為此病是由「普里昂」（prions，或譯為朊毒體、蛋白質侵染因子、普恩蛋白）所引起──這是個感染介質，神祕程度有如 1918 年的病毒。

一百五十年前，西班牙馬略卡島（Majorca）帕爾馬（Palma）的居民要

求喬治・桑離開，因為她的情人得到的是傳染病，而不是遺傳性疾病。當時她覺得受到了侮辱。今天，我們知道肺結核是由肺結核分枝桿菌（Mycobacterium tuberculosis）引起的，但是這種細菌的感病性卻是天生遺傳的。流感的情況也是類似，一百年前這個疾病也被認為是細菌性的。就我們在 2017年所得到的最新資料顯示，流感是由病毒所引起，但是某一部分也受控於人類基因。知道這一點可以幫助我們了解它所表現出來令人吃驚的異變性，這一點讓 1918 年的人非常難以理解。他們無法看到表面現象後的東西；而現在，我們已經能夠看見「下面的林林總總」。（未來有一天，科學或許也能幫助我們解釋今天因為相同理由而讓我們覺得是謎的疾病，例如自閉症類群障礙〔autism spectrum disorder〕）

我們對於流感想法的修正看起來似乎很激進，但或許並非如此。路易士・巴斯德在十九世紀觀察生病的蠶時，發表了兩項觀察：首先，*la flacherie*（就字義上來說是「虛脫」〔flaccidity〕，蠶吃了被汙染的桑葉後，因腹瀉而很虛弱），也就是蠶發生的病症是會傳染的；其次，牠們的後代有可能是從父母身上遺傳到的。當所有的注意力都放在第一個觀察上時，第二項就被忽略了。或許，巴斯德的第二項觀察結果終於要到來了。

第七卷：

後流感的
世界

16

回春的綠芽

　　1919 年二月，亞當‧艾柏（Adam Ebey）和妻子艾莉絲（Alice）搭火車進入了印度古吉拉特邦的丘陵區，之後又換了牛車，走了四十公里，穿越柚木林和竹林，來到當斯區總部阿華（Ahwa）的兄弟會教堂（Church of the Brethren）傳教區，他們要來接手繼任傳教之職。大流行的第三波剛才爆發，很多 bhagats（也就是「傳統的醫者」）都不見了，而 sahib（「外科醫師老爺」，舊時印度人對歐洲人的尊稱）的服務，很快就會被需要，而艾柏正是擔任這樣的角色。當病情過去，不論情況如何，他都會坐下來寫信回位於美國伊利諾州的母教會，詳細敘述拉柯斯曼‧海伊帕（Laksman Haipat）的故事。

　　海伊帕是個二十五歲的農夫，已經改信基督教，並且當過一次鰥夫了。他在 1919 年一月再次結婚。第二次婚禮後不久，他為了做生意而離開村子，當他在幾天後回家時，發現他們村子已經廢棄了，他的新婚妻子躺在樹下，正處在西班牙流感的末期。他陪伴著她直到斷氣，然後為她挖了個墓穴。「她是個很重的女人，」艾柏寫道。「他抱不了她，所以就用一根繩子將她拖入墓穴裡。他還能怎麼辦呢？他在 1919 年的聖誕節後一天結了第三次婚。」[1]

　　在流感大流行出現之前，世界的死亡率是下降的，部分原因可能是病菌

說先進的帶領；而大流行讓這趨勢反轉了三年。印度付出的代價尤其高，高到讓 1964 年的諾貝爾獎得主，經濟學家狄奧多・舒爾茲（Theodore Schultz）利用該國發生的事來測試一個理論，看傳統農業系統中是否有過剩的勞動力。他的結論是：沒有，因為印度在後流感的農業產出和 1918 年之前的程度相比，縮減了三個百分點，但是，人的復原力是最大的，震撼一過去，似乎馬上就開始恢復。雖然在 1919 年印度的人口出生率減少了百分之三十，不過從 1920 年開始，出生率不但恢復到流感前的水準，還超過之前，啟動了被稱為「人口革命」（^{審訂註1}）的濫觴。[2]

　　回彈現象不是只有發生在印度。1918 年左右歐洲的出生率大跌，但僅僅兩年之後就華麗的恢復了，還稍微高過 1914 年之前的水準。大部分的觀察家把這情況歸咎於戰爭，以及隨著男人返家後出現的一波懷孕潮。但是這無法解釋為什麼中立的挪威在 1920 年也出現一波嬰兒潮。挪威的男人並未離家去打仗，但是和挪威其他人一樣，也受流感所害。大流行期間，一萬五千個挪威人死亡，1918 年的受孕人數比預期的四千還少，但是隨後那一年受孕人數超過了之前短缺人數的百分之五十。換句話說，1918 年每短少的兩個受孕，就由 1919 年的三個補上。[3] 流感可能對全球性的嬰兒潮有幫助嗎？事實上是可能的，解釋就在流感選擇受害者的方式。

　　流感的大流行要消退需要時間：W 型死亡曲線，中間的高峰會縮減，直到 W 築底成 U 型，完成於 1922 到 1928 年之間，取決於你在世界上所處的位置。[4] 西班牙流感已經被馴化了，不過它留下的是改變很多的人類。在清理過一波適合度低的，也就是已經染上瘧疾、肺結核、和其他病症的人之後，

審訂註 1：「人口革命」也稱為「人口變革」或「人口變遷」，是社會學名詞，指從高出生率和高死亡率過渡到低出生率和低死亡率的現象。

留下一批人數較少、也較健康的人口，可以用較高的速率來繁殖。有這麼一個理論，說明為何受孕率會如此戲劇性的反彈：像拉柯斯曼・海伊帕這樣的倖存者，現在娶到的，根據定義上來說，是比已經死亡的人更健康、更有活力的倖存者。

我們能說，人類在經過西班牙流感的淬鍊之後覺醒，變得更健康了嗎？聽起來非常奇怪，不過以另一種直白粗魯的方式看來，我們可以這麼說：人類繁殖的生物能力提升了，所以可以孕育更多孩子。這樣講真的毫無修飾，因為除了生物原因外，要有幾個孩子其實有其他因素要考量，例如宗教上和經濟上的。然而其他的指標條件還是有的，特別是男人必須健康一些，也就是說，他們的預期壽命提高了，能活得比較久。在 1918 年之前，女性平均來說比男性多活將近六年。流感殺死的人，每十萬人裡男性數量比女性大約多一百七十人，而到了大流行結束，預期壽命間的差距已經縮小到一年左右。女性一直到 1930 年代才重新取得之前的大幅優勢，這主要是因為到那個時候，心臟疾病已經變得更為盛行，而且更好發於男性。[5]

因此整體來說，力主後流感人口比較健康是合理的。不過如果我們仔細查看，就能看出一張有細微差異的畫面，裡面某些群組肯定比之前的狀況更糟糕。首先，來想想那些在 1918 年下半年還在母親子宮裡的孩子。正如我們之前所說，懷孕的女性非常容易感染西班牙流感，這種狀況舉世皆然。根據 1919 年的一項估計，懷孕女性得肺炎的比例比未懷孕女性高出百分之五十，而且如果得到了，死亡率也會高出百分之五十。[6] 原因還不清楚，不過有人認為罪魁禍首不是病毒本身，而是它引起的細胞激素風暴——如洪水般的化學警告訊號，將血液和免疫細胞轉向到肺部。孕婦的身體已經因為懷著胎兒飽受生理壓力了，所以更容易承受不住這種衝擊，而且如果血液從子宮中被

抽離，也就可以解釋為什麼流產如此常見了。而失去未出生孩子所留下的人口缺口，也才剛剛在我們度過了他們的預期壽命時，自然迎刃而解了。不過，這段時期的那些孩子，有些被生了下來，所以問題就出現了：流感是否曾在他們身上留下印記？如果有的話，又是什麼？

一個 1919 年出生的寶寶，在媽媽肚子裡飽受西班牙流感折磨，1941 年長大了要入伍當兵，身高卻比在胎兒時期沒曝露在流感中的人平均矮上難以察覺的一點三毫米。這看起來似乎不多，但卻是個跡象，表示壓力會影響胎兒的每一個器官，包括腦部。當這孩子人生開始展開，他不容易從學校畢業，取得合理的薪資，卻比較容易鋃鐺入獄，申請殘障補貼，在六十歲以後得到心臟病。[7]

只有男性參加 1941 年的徵兵，但是同樣的事也發生在運氣欠佳、在 1918 年前幾個月被媽媽懷在肚子裡的所有孩子，無論他們的性別或膚色為何：他們是被傷害的一代。一次大戰期間曾在埃塔普勒擔任護士的英國作家薇拉・布里坦（Vera Brittain），把「失落的一代」（lost generation）這個詞彙冠到那些出生良好、受過良好教育，卻在服役於英國軍隊期間英年早逝的年輕人身上。他們當初如果有機會返鄉，可能可以做出一番偉大的事業。不過，那些在西班牙流感期間還在母親肚子裡的人，才是真正失落的一代。他們通常被當做一個教材，告訴大家在孕婦的健康上進行投資是多麼重要的事。

其他人也一樣很糟糕。舉例來說，我們有確切證據可以證明西班牙流感是一種慢性病，對某些人健康的負面影響在最初類似流感的症狀消失後，可達長達數個月，或甚至數年之久。匈牙利的作曲家貝拉・巴爾托克（Béla Bartók）曾經受到嚴重的感染，他非常擔心會永久失聰，諷刺的是，失聰正是他的音樂英雄——貝多芬的命運。他吃鴉片劑來止痛，但是鴉片無法去除

他在病情過去一段時間後產生的幻聽。同時期，美國有一位飛行員愛蜜莉亞・埃爾哈特（Amelia Earhart），她遺留下來的鼻竇炎則是一輩子的。據說，她的平衡感受到了影響，自此無法再飛行。這位在 1928 年第一位飛越大西洋的女性，九年之後在飛越太平洋時失去了蹤影。

之前我們看到伴隨著這疾病急性期而來的感覺是焦慮，有人在發狂的狀況下自殺了。不過就算從急性期中恢復過來，有些病人還是發現自己倦怠感和絕望感纏身，一直揮之不去。這一波「憂鬱症」（melancholia）有多少是由流感引起，又有多少是因為戰爭？這個問題很難回答。流感病毒可能會影響腦部，導致抑鬱的情況，但是抑鬱也是喪親和社會劇變後很常見的反應。那麼，這兩者如何區隔呢？中立國挪威的一項研究再次提供了我們一些幫助。挪威的流行病學家斯威恩－艾瑞克・馬梅倫德（Svenn-Erik Mamelund）研究了他的國家中 1872 至 1929 年間的精神病收容所記錄，他發現如果該年沒有流感大流行的疫情，那麼因流感相關的心理疾病而住院的每年案例，數量就有限。不過，在 1918 年流感大流行之後六年中的每一年，因這種情況住院的平均人數比沒有流行的年份高出「七倍」。因為無法確切得知這些病人因何致病，所以無法回溯他們的精神疾病症狀與流感間的關係，而由這些資料中所下的所有結論也都只是初步推論。不過有了這樣的限制條件後，馬梅倫德推測，在這六年間那些住院的病人是西班牙流感的倖存者，他們所罹患的是今日我們稱之為後病毒（post-viral）或是慢性疲勞症候群（chronic fatigue syndrome）的疾病。他也相信，他們只是冰山一角，因為在從前的時代，患上憂鬱症並不會被認為是精神病而就醫。

令人非常感興趣的是，有位挪威人在這段時間裡似乎逃過了憂鬱症之劫，他就是愛德華・孟克（Edvard Munch），一個被認為相當倒楣的人，在兩

次流感疫情中都得過病，但是我們無法確定他是否是俄羅斯流感的受害者，所以影響他畫作《吶喊》（The Scream）的觀點也只是純粹的臆測。另一方面，幾乎可以確定他是西班牙流感的患者。他在復原後，畫了一系列的自畫像，其中一幅採坐姿，面色蠟黃容顏憔悴，坐在一把藤椅上。有些人認為這些畫作說明了他得到了後病毒憂鬱症，不過他的自傳撰寫員蘇·浦立多（Sue Prideaux）並不同意。她表示，他天生性情就憂鬱，只不過在流感之後進入了一個創作的高峰期。他在 1919 年至少畫了十四幅重要的作品，都是樂觀、頌揚本性而引人注目。「顏色簡約、用筆穩定，洞察力和力度並未降低，」浦立多寫道。[8]

我們並不清楚多少人從西班牙流感復原之後飽受抑鬱症之苦，但是挪威這一波顯然不是唯一的特例。舉例來說，後病毒疲勞症候群承擔了挑起「坦尚尼亞世紀最嚴重的饑荒」的罪名，許多人跛足而行、無精打采，讓本來就已經大減的人口在 1918 年底雨水降臨時也未下田耕種。「莖頭饑荒」是這次饑荒的名稱（莖頭指的是香蕉地下莖，非洲婦女在飢餓時會拿來餵養家人），時間持續了兩年。

精神方面的症狀通常是短暫的。例如在 1919 年，二百個「已經復原」的流感病人住進了波士頓精神病院，因為他們有幻想和幻覺的症狀。他們之中有三分之一被診斷有早發性失智症（dementia praecox），這是精神分裂症（schizophrenia）已經棄之不用的病名。早發性失智症被認為是無法治癒的疾病，但是五年之後，大多數患者都完全康復了。治療追蹤這些波士頓患者的精神科醫師卡爾·曼尼格（Karl Menninger）則在想著要給這種在流感復原後到來的急性、可逆轉的精神分裂症候群一個新的診斷名稱。[9]

西班牙流感還伴隨著另外一種神經學病況，那就是嗜睡性腦炎（encephalitis lethargica，簡稱 EL），用比較口語的方式說，叫做「昏睡症」。嗜睡性腦炎在 1918 年至 1925 年間席捲了世界，高峰期是 1921 年。出現時是類似感冒的症狀，然後就如俗稱所顯示，昏昏欲睡。但是這種昏睡的情況很奇怪：病人雖然對外顯現出嗜睡困倦的恍惚症狀，但對於周遭環境似乎還是有知覺的。德國有一位 1925 年建檔的女性病人在進行協調測試，把手指移動到鼻子上時睡著了，但是她居然還是繼續完成了測試，只是動作不太穩定。[10] 這些被認為有嗜睡性腦炎的人之中，有三分之一（全球患病人口估計有五十萬人）在幾個禮拜之內死亡。另外三分之一康復，而剩下的病情則持續，在拖延一陣後，時間可能長達數年，發展成一種類似晚期帕金森氏症（advanced Parkinson's disease）的麻痺癱瘓現象。

早發性失智症的流行是否跟西班牙流感有關？這個問題從 1920 年起就爭論不斷。相信這正是隨後「有力實證」的轉折點：雖說嗜睡性腦炎在歷史上其他時間也有病例報導，但是 1920 年代的一波卻是唯一被記錄的流行疫情。這波疫情中，最早被記錄的病例出現在 1916 年冬天的西方戰線上，時間點大約是在化膿性支氣管炎爆發的時候；當時流感疫情嚴重的西薩摩亞經歷了一波嗜睡性腦炎的侵襲，但是美屬薩摩亞兩者都逃過一劫；而這些感染病人的平均年齡是二十九歲。

有力的間接證據是一件事，如山鐵證又是另一件事，而至今科學家都還無法在兩個流行之間建立一個因果關係。他們知道流感病毒可以沿著嗅覺神經，一路從鼻子到達腦部，在腦部引起發炎（腦炎〔encephalitis〕），也有可能引發癲癇和中風，而他們也知道早發性失智症在早期階段表現出來的樣子會讓人懷疑是病毒疾病。但是，他們還未從早發性失智症病人過世後的腦部組織中找到病毒的核糖核酸（RNA）。這並不代表它不存在——有可能是

他們的技術還未成熟到有足夠的敏感度去偵測出來，所以就目前來看，情況是懸而未決的。**11**

繼續遭受長期神經性或精神性問題之苦的流感病人並沒有從人口中被「清除」，簡單說就是並未「死亡」，但是社會通常會找到其他方法來排除他們。舉例來說，諾恩德莎・恩克文夸（Nontetha Nkwenkwe）就因敘述她發燒時所做的夢而被關。我們在下一節裡面會講她的故事，但是在這裡，我們要用羅蘭度・皮（Rolando P）的病例來做結束。皮先生是那三分之一，疾病持續禁錮在體內的不幸病例，而這種病人的下場通常都是被放在機構裡中遺忘的，他們的臉即使在老年也沒什麼皺紋。英國的神經學家奧利佛・沙克斯（Oliver Sacks）在他的暢銷書《醒來》（*Awakenings*，出版於 1973 年）中就告訴我們這樣一群病患的故事，以及他們因為受益於帕金森氏症藥物 L-dopa 而得到暫時緩刑的事。羅蘭度・皮就是他們其中之一。

皮先生 1918 年生於紐約，出身於一個新移民、極具音樂素養的義大利家庭，他在三歲時發了燒，伴隨著嚴重的昏睡，持續時間超過四個月，而當他「醒」過來時，父母親發現他產生了非常大的變化。他的臉變得毫無表情，也幾乎無法移動或說話。有好幾年的時間，他都去上一所啟智學校，但是他缺乏平衡感，不斷增加學校的麻煩，最後父母親也就不再送他上學了。「從十一到十九歲期間，他一直待在家裡，杵在一支大大的 Victrola 牌留聲機喇叭前，因為對他來說，音樂（就他父親觀察所得）似乎就是他唯一的享受，也是唯一一件可以讓他「活過來」的東西。1935 年，皮先生住進了紐約的卡梅爾山醫院（Mount Carmel Hospital），如沙克斯所寫，「接下來的三分之一個世紀，在醫院後排的病房中，發生的事只能用『平靜無波』這四個字來描述。」**12**

諾恩德莎的夢

當 umbathalala（科薩族語「災難」的意思），也就是西班牙流感，在 1918 年秋天抵達南非希斯凱地區時，有一個科薩族（Xhosa）的女性病患，名叫諾恩德莎・恩克文夸（Nontetha Nkwenkwe），她在高燒後重新恢復意識時，覺得自己是死過一次又活了回來。大家彎下身去看她，握住她雙手，往她臉上潑水。她開始細述在生病時做的一系列的夢。[13]

在其中一個夢裡，她看到一個用髒布包著的東西懸掛在一棵硬崖椒木的枝椏上。有個聲音告訴她，這是一本聖經，但是已經腐爛了。當她問耶和華是否能給她一頁，讓她印證曾經看過的，祂拒絕了。「我已經把聖經給過人們了，」祂說道，「但是人們忽略它。」她也被告知，人之子正在黃金的礦中邁向死亡，因為他們停止了禱告。她也被指示去到一些有偉大酋長的所在，問他們是否已經做好自由解放的準備，並齊心來自行統治。她去那裡是為了對他們宣傳道理，說服他們好好檢視自己的生活，不要再把自己的苦難怪到歐洲人頭上。

接著又有聲音告訴她，umbathalala 只是神給予有罪的人一個嘗試性的懲罰。神會免除人的罪。審判之日已經到來。「當我抬頭仰望天堂，我發現它們正在搖晃，就像殘忍之人的臉。當太陽升到東方的地面上，火紅似燃燒的木炭。太陽之中有一個人，正在晃著他的拳頭，而天堂正聚合在一起，我因害怕而開始哭泣。有聲音告訴我，我不應該哭泣，應該禱告。」上天降下責任，要她領導眾人走出束縛他們的古老社會，邁向新社會。

諾恩德莎生病的時候四十多歲，她是十個孩子的寡母。她生活的小鎮名叫庫立雷（Khulile），這塊土地曾經一度屬於她的祖先。科薩族跟荷蘭整個十九世紀都在與英國墾荒者交戰，雖然他們偶有大勝，現在卻因最後的戰敗

而付出慘痛代價。1913 年的土地法將南非黑人共享國土的權利限制在總國土面積的百分之七點三，一個可笑的比例。許多科薩人擠進了希斯凱和川斯凱保留區（兩個地區以凱河〔River Kei〕為界分隔），很多科薩人發現他們已經無法再單靠土地過日子。男人因此被迫外移出去工作，一年之中有六到九個月留下女人單獨在家持家並照顧家人。諾恩德莎的丈夫班古・恩克文夸（Bungu Nkwenkwe）先在金柏利鑽石礦工作，之後則轉到開普敦北面的一個工業區沙丹哈灣（Saldanha Bay），最後在那裡死去。

諾恩德莎雖然目不識丁，但她在自己的社區裡被尊稱為 ixhwele，意思是「懂藥草功效的人」，當有事件發生，這個角色也兼負解說事件之責，特別是那些令人傷痛的事件，在前一個世紀這樣的人有很多。希斯凱經歷了戰爭、饑荒、洪水，甚至蝗蟲之疫，許多人都還有記憶。在 1918 年的下半年有嚴重的旱災，然後接著又是 umbathalala 的到來，隨著搭火車從礦區逃出、嚇壞的男人而來。在諾恩德莎所在的地區，流感死亡率大概十分之一，死亡人數超過一萬人，幾乎家家戶戶都有人死亡（她自己也因此失去了一個孩子）。

目擊者描述了屍體就躺在他們倒下來的地方，可能在灌木叢裡或路旁，一種怪異而可怕的肅穆降臨這個國家。一位傳教士報告道，「牛隻、羊群和山羊都隨便亂走，沒人放牧，即便人們迫切需要牛奶，卻也自顧不暇無力去照顧牛群，以取得牛奶。」隨著許多人病倒，作物沒人耕種或收割，使得飢餓情況更加惡化。在這樣的情況下，諾恩德莎細細描述了她做的夢，而民眾也聆聽著。有些聽她說話的人一笑置之，不過有些人則認真對待她說的話。「應該可以發覺到，科薩人對夢境是很重視的，」科薩詩人詹姆士・喬洛比（James Jolobe）在他 1959 年的詩作《Ingqawule》中寫道。「它們是這個世界與下個世界之間的冥想方式。」相信她的人回頭再來聽她說話，慢慢的發

展出一些追隨者。諾恩德莎成了預言師。她在室外講道，身穿一件白袍，頭戴頭巾，以一支 *umnqayi*（一種已婚老婦人使用的黑色儀式用杖）來武裝自己。對科薩人來說，白色象徵治療及轉型；對基督徒來說，代表純潔。諾恩德莎傳達的訊息對兩者都具有吸引力，結合起來就同時有引用聖經與科薩的意味。舉例來說，科薩人都知道硬崖椒木含有一種物質，揉在婦女的乳頭上就能吸引她的寶寶去吸吮。在夢境中，諾恩德莎看到聖經懸掛於上，言外之意就是背離上帝的人應該會被吸引，重新回到上帝身邊。她自己的穿著向來都是傳統與西式服飾搭配，雖然沒有隸屬於任何教會，不過，她所有的子女都是受洗過的衛理公會教徒（Methodists），而她本人對於教會的宣傳教化非常尊重。

諾恩德莎不是唯一一個在那個時間竄起的預言師。雖說她本人和政治組織並無聯繫，但是其他很多人都有。他們都在回應聽講人群心裡深沉的不安，普遍的嚮往一個更美好的世界。從 1917 年到 1920 年間，蘭德發生一連串的罷工事件，起因是礦工參與了交易聯合運動，以及剛在萌芽階段、名為非洲民族議會（African National Congress，簡稱 ANC〔非國大〕）的組織。一位名叫喬芬娜（Josephina）的祖魯族（Zulu，譯註 1）女性在疫情期間開始預言，到了 1923 年之前，她已經與在蘭德的非國大（ANC）共享一個平台，用人頭和蠍子尾來預言蝗災。

阿非利卡人（Afrikaners，譯註 2）缺乏安全感。占全國白人人口一半以上的他們，憎恨講英文的少數人支配企業界、軍隊、藝術界以及南非生活的大多數領域。該世紀之初的波耳戰爭（Anglo-Boer war）讓他們積怨未平，在那

譯註 1：祖魯族（Zulu），非洲東南部班圖族的一支。
譯註 2：阿非利卡人（Afrikaners），為南非和納米比亞荷蘭白人的後裔。

場戰爭中有兩萬六千個阿非利卡人死去（^{譯註3}）。另外一場對抗英國失敗的革命則發生在 1914 年。1916 年，一位叫做喬安娜・布蘭得（Johanna Brandt）的女性預言會有一場大瘟疫，將他們引入一個更新更美好的社會。兩年之後，她的預言成真了。阿非利卡人在流感中死亡，雖說人數和以黑人人口為主的地區相比算是損失極小，但這個損失卻讓他們的感受更加敏銳，知道族群遭遇了危險。官方政府在 1922 年知道了諾恩德莎的活動。她的許多訊息——例如，警告要對抗巫術和酒精帶來的危險——對他們也有吸引力，所以傾向於採傾聽態度。但同時，他們對於新興的宗教和披著宗教面具的政治活動極為憂慮，所以他們往往會進行監看。幾年之前在布爾會克（Bulhoek），也就是離庫立雷不到兩百公里的地方有一場基督教活動，成千上萬被稱為希伯來人（Israelites）的信徒聚集在一起，他們聚會的目的是為了一起等待世紀末日的來臨。當末日未如預言所說的發生時，他們逗留在原地不願離開。警方在好說歹說勸他們解散失敗後，便訴諸暴力，造成至少一百六十個希伯來人在隨後到來的大屠殺中死亡。官方人員以布爾會克事件的角度來審視諾恩德莎。他們認為她的立場既具顛覆性，又反白人，已經足以構成逮捕的條件。他們以她發瘋為理由，宣稱她不適合站在法庭上接受審判，直接讓她進了一家位於博福特港（Fort Beaufort）的精神病院，那裡離庫立雷約八十公里。

　　她被診斷患了早發性失智症，但在她忍住不再佈道之後不久就獲得釋放。地方上的行政長官要求科薩的耆老們要強制這項禁令，不過他們沒辦到，部分原因是她的女性追隨者們違抗了他們。諾恩德莎佈道，追隨者就來聽她講。她再度被捕，又一次被送進了博福特港的精神病院，但是這樣的舉動並未讓她的

譯註 3：波耳人為阿非利卡人的舊稱，此戰爭為殖民的英國殖民政府與當地波耳人及所屬邦聯因金礦與鑽石利益發動的戰爭。

追隨者喪志，他們不斷的出現在醫院，惹惱了醫院的行政單位。所以在 1924 年，諾恩德莎被移到了惡名昭彰的威斯寇皮斯精神病收容所（Weskoppies lunatic asylum），這家精神病院位於普勒托利亞（Pretoria），離她的家鄉有一千公里之遙。在那裡，她親眼目睹了移工體系的黑暗面，因為這家威斯寇皮斯精神病收容所就是一個收容營，專收那些一心要到礦區發財，夢碎後心碎發瘋的人。

諾恩德莎發現自己的處境極其艱難。她每次堅持自己受到神的啟發，醫師群就再次肯定了他們的診斷，並以此當成無法釋放她的理由。不過追隨者並未忘記她，他們也不接受她發瘋的說法。1927 年，他們之中有一群人步行了兩個月之久，來到了普勒托利亞，雖說請求釋放她的要求被拒絕了，但這群人被准許探視她。之後，恩典朝聖團被遣回，不過 1935 年諾恩德莎便死於癌症，切斷了與社群的聯繫，或許在她在痛苦時也一直沒能離開過醫院。她死後被埋葬在未標名的墳墓裡，官方拒絕把她的遺體交給她的隨眾。

1948 年右翼的國家黨（National Party）掌權，在南非施行種族隔離政策（該黨也力求促進阿非利卡人的文化，並改善他們的健康）。非洲民族議會在 1960 年被禁，禁令一直持續到 1990 年。在後種族隔離時代的南非，一位名為羅伯特・愛德格（Robert Edgar）的美國歷史學家對之前一直被封鎖、無法追問的諾恩德莎・恩克文夸遺骨所在之地數次提出追查的要求。他追蹤到一個位於普勒托利亞的窮人之墳，發現是她和一個不知名男人的共葬墓。這個男人被裝入棺材後（儘管只是算是一口箱子）下葬，而她卻連這樣的遮蓋都沒有，所以當他的棺木腐朽之後，兩人的骨頭便混在一起了。因此在把她挖出來後，必須把兩個極可能是陌生人的遺骨進行拆分，屬於她的遺骨才能被送回庫立雷，在家人和追隨者的面前重新安葬。1998 年十月二十五日，有好幾千人參加了她的喪禮，那天是「黑色十月」的第十八週年紀念日。

另一個人生

「痛苦不堪的重新調適、道德的淪喪、無法無天：這樣的情況正是社會從瘟疫的震撼後恢復時出現的症狀。」[1] 歷史學家菲力普‧齊格勒（Philip Ziegler）寫下這段文字來形容的是黑死病的悲慘後果，不過我們也能拿來套用在西班牙流感上。地球上，三人之中就有一個人生病，這些人之中，十個人有一個人死亡，甚至或許高達五個人有一個。如果人類顯示了某些程度的復原跡象，那也只是從人口的觀點進行遠觀所得到的情景而已。當你走近，近到能看到個人的狀況時，就無法不被人類為了恢復所付出的代價而受到沉重的打擊。

家庭被迫自行重新組合。從遙遠的一百年距離來看，一切似乎都在以它應該發生的方式發生，今日我們許多人之所以能活著是因為音樂響起，搶椅子坐下的強迫遊戲，那麼的隨機又無奈。我們用直線的方式回溯我們活著的祖先來追溯自己。但是往前看的他們當時可能也想像過不同的未來、不一樣的家庭。1982 年，一個住在瑞典松茲瓦爾（Sundsvall）附近的農夫安德斯‧厚柏（Anders Hallberg）在整修他家時，在牆壁裡找到一包封在磚裡的信。他的家族在這個屋子已經居住好幾世代了。他拆開信封包，發現是祖父尼爾斯和他第一任妻子克拉拉之間的情書。克拉拉是村子裡美麗的「村花」，尼

爾斯總愛為她彈奏鋼琴。在之後一封標著 1918 年一月十七日的信中，克拉拉寫道：「我最摯愛的尼爾斯……我多麼渴望擁抱你，告訴你我多麼想念你。我坐的火車在禮拜六的五點鐘抵達了。送給你一千個溫暖的問候和我的吻。你的克拉拉。又，我今天和英格拉說了，她要我問候你。」[2] 尼爾斯和克拉拉在 1918 年的八月結婚，但是來年的春天，克拉拉便死於西班牙流感。尼爾斯在幾年之後再婚，娶的就是英格拉，1924 年英格拉產下一子，就是安德斯的父親。不過，尼爾斯再也沒碰過鋼琴，很顯然的，他也下不了手去毀掉那些信。

「菲拉會是最漂亮的一個，」傑洛斯羅・伊瓦什凱維奇（Jarost aw Iwas-zkiewicz）在《威爾科的女僕》（*The Maids of Wilko*）書裡寫道。這個故事由波蘭導演安德烈・華依達（Andrzej Wajda）在 1979 年拍成電影，講述的是菲拉因西班牙流感過世，而五個活下來的姊妹心中糾結難解的故事。（譯註1）幾十年之後，人們心中還是不斷想著，那個人如果還活著，會有什麼不同的「另一個人生」。很多人死了，而死亡顯然是如此無常的打擊。如果沒有這樣的打擊呢？這種想法會先入為主的占據倖存者的心，或許成為倖存者心裡的罪惡感。年老的父母在沉默中送走了他們已成年的子女，原本期望的不應是白髮人送黑髮人，而是如席勒的畫作《全家福》（*The Family*）中所歡慶的景象，而我們卻對席勒之母瑪麗的悲傷一無所知，她比兒子多活了十七年。

在全球這波重新洗牌的重組中，有些人被忽視遺忘了，他們長期病痛纏身，包括了患憂鬱症的、無法再工作的、以及如退伍軍人罹患「創傷後壓力症候群」（Flanders blues）而被誤解的人（雖說實際人數可能比退伍軍人還

譯註 1：本片獲得了第 52 屆奧斯卡金像獎的最佳外語片提名。

多）；無望再找到另一個丈夫的寡婦；沒有人願意收養的孤兒。由於流感針對的目標是二十到四十歲這個年齡層，因此很多依附他人而活的人發現自己失去了經濟支柱。有些人被困在非常脆弱、又非常陳舊的安全網裡，他們之中有因壽險政策而幸運受惠的：美國壽險業在疫情之後被申請給付了將近一億美元的金額，相當於今日幣值的二百億左右。還有人則是因為在遺產贈予上有列名，舉例來說，有個移民到美國的德國人因為流感死亡，他的寡婦和兒子就收到了一筆錢，他們將這筆錢投資在房地產上，直到今天，這位移民的孫子已經變成房地產大亨，財富有數十億美元。他的名字叫做唐納・川普（Donald Trump）。不過大部分人倒是沒有這樣的粉紅色未來可期盼。瑞典的一項研究發現，每有一個人死於流感，就有四個人要搬進政府的救濟院。[3] 在那時候，被允許搬入公立救濟院的人可以收到食物、衣服、醫療照護以及喪葬費用，但是他必須符合法律上的無經濟行為能力資格。

　　這樣的研究非常稀少。這些死者留下來的大部分資訊都是傳聞而已，甚至在當時，聲音也非常微弱。孤兒的困境更是十分麻煩，雖說並未留下什麼和他們相關的確切資料，而這段期間出生的孩子也比和平時期來得少，不過，流感針對的正是青壯年（其中包括了年輕的父母），這代表孤兒的人數應該相當龐大。當時的收養制度不像今日那麼完善，許多孩子就被家族的其他人接收，或是受到州政府的監護。安提・法蘭尼西維克（Ante Franicevic）出生於克羅埃西亞內雷特瓦河（Neretva River）畔的一座小村莊，他們四個小兄弟姊妹在幾天之內，因為流感失去了雙親和奶奶。一些冷漠的親戚輪流照顧他們，直到安提到了年紀，決定和一個朋友一同離開克羅埃西亞，到非洲為自己掙一個新生活。在他們到了北羅德西亞（尚比亞）之前不久，英美礦業公司（Anglo American mining company）正投入資金，沿著銅帶（Copperbelt，譯註2）發展礦業。他們發現這個地區實際上是沒有住人的，為了要開始工作，

他們便在蛇類出沒的叢林紮營而居，但是他們的財富也隨著公司的發展與日俱增，特別是第二次世界大戰對於銅的需求成長很快。安提在英美礦業公司工作了二十五年，他結婚、養家，之後退休，舒服的搬到南非去。

　　沒有人收容的孤兒，前景實際上是很淒涼的。在 1970 年代，德國的一個老婦人寶琳・漢梅（Pauline Hamme）寫信告訴理查・克里爾（Richard Collier），她在 1919 年因為流感失去了雙親。她十八歲的姐姐曾努力想讓全家人——包括八歲大的寶琳、兩個其他的手足，以及一個收養的兄弟——在一起，「但是大約九個月後，我們不得不分開。」她並未解釋發生了什麼事，只說失去雙親在她的人生中留下了陰影。政府會良心不安嗎？雖然難以證明，不過這是有可能的，流感孤兒的出現促使法國政府在 1923 年針對未成年兒童的領養進行了立法，而英國的兒童領養法，在經過一世紀徒勞無功的活動後，在三年之後立法。這些法律讓好幾百萬的兒童受惠，不過還是出現得太晚，沒能幫到許多西班牙流感孤兒。

　　AIDS 也產生了好幾百萬的孤兒，伊波拉則是數千。社會福利組織報告這些孤兒在學校的學習很容易跟不上、他們營養不良、居無定所住街上，容易被成年人利用剝削，也容易被拉去賣淫或犯罪。這是今日的情況，在 1918 年肯定也沒好到哪裡去。據估計，單單南非一個國家在黑色十月期間就產生了五十萬個孤兒。南非政府，以及警方、郵局、鐵路局和一些固定的宗教機構啟動了一套很有雄心壯志的計畫，要建孤兒院，不過主要是為了服務極少數的白人，他們為成千上萬的黑色或是有色皮膚孤兒所做的事情非常少。這些孩子如果沒有被收容，通常最後會變成契約勞工（當地人的僕人或是農場上

譯註 2：銅帶（Copperbelt），尚比亞中部的一個省。

的幫工），或是，四處流浪。

　　一個有色人種的「流感倖存者」被控偷竊，開普敦一位檢察官則畫了一幅生動的畫來闡述這份控訴：「他沒有家，對自己的父母一無所知。他不知道自己幾歲，也不知道自己到底叫什麼名字、姓什麼，他什麼都不知道。他和其他一些人睡在橋下，在破舊的箱子裡，在鐵路的包廂裡，如果機會允許，最愛頭等座。他看起來處於半飢餓狀態，吃垃圾或是任何可以拿到手的東西，他還說從來沒上過學。他們幾十個年齡相近的男孩，在城市中四處遊盪，不拘地方，倒頭便睡。」地方的首席行政長官發現男孩的確有罪，把他送進感化院四年。

　　於是，棘手的部分被去除了，在社會的行進中被引導上復原的正途。新生兒誕生了——在 1920 年代是破紀錄的數字——人口再度自行回填。有些國家，至少還有些國家，能看到經濟回溫。在美國由於流感，1918 年產業的輸出和商業活動受到嚴重的衝擊（除了和醫療產品相關的生意），不過當經濟學家伊莉莎白・布蘭納德（Elizabeth Brainerd）和馬克・席格勒（Mark Siegler）逐一檢視每州的流感死亡率，並和接下來十年的個人收入預估相比，他們發現一個讓人震驚的關連性：州的死亡率愈高，該州在 1920 年代的每人平均所得成長就愈高。這不是新的財富，但卻是社會容量的一個指標，是社會在經過強烈的衝擊後產生的回彈。[4]

　　並非所有的社群都恢復了。島國萬那杜（Vanuatu）今天除了英文、法文和他們的國語比斯拉馬語（Bislama）之外，還說著超過一百三十種以上的當地語言，讓它成為全世界語言密度最高的國家（每一種當地語言平均有一到兩千人使用）。萬那杜部分的群島在西班牙流感期間，死亡率高達百分之九十，而疫情伴隨著天花和痲瘋病等其他疾病，在 1900 年代橫掃了不少島嶼，

導致大約二十種的當地語言滅絕。他們的人口在災難性的崩潰之後至今仍在恢復當中，但是這二十種語言以及相關的文化也就永遠滅絕了。[5]

　　有些人把今日許多小型社會的社會問題，歸罪到疾病的大流行上，其中就包括了西班牙流感（雖說與外界接觸除了引來新的疾病，但在其他更多方面也改變了他們的生活）。當約翰·胡爾丁在 1997 年回到阿拉斯加布瑞維格米申村，打開村裡當年流感死亡村民的合葬墓時，他發現那裡是個令人悲哀又失去希望的地方，和他在 1951 年拜訪時已經大不相同了。當時，當地民眾還在捕鯨、打獵，生活也還能自給自足；不過現在只能依賴福利金補貼過日子。[6] 捕鯨和打獵當然是危險的行業，不過胡爾丁的印象有可能是錯的，精明的村民當然可能選擇接受政府給的錢，然後把時間和精力投在危險性較低，但還是能讓生活豐足的活動上。由阿拉斯加原住民委員會（Alaska Natives Commission）做的一份報告中就提出這樣的發現。這個報告在三年之前發表，把阿拉斯加人描述成「文化與精神上都已經殘廢的人」，依賴他人供養、教育並指導他們。[7]

　　委員會把一部分的責任歸罪在疫情上，認為流感害死了薩滿教巫師和耆老（他們被視為阿拉斯加文化的知識與傳統寶庫），同時產生了許多孤兒。在二十世紀初期，把這些孤兒從他們的社區帶出來，安置到集中化管理的機構是一個常見的作法。當初的想法是，這樣可以鼓勵他們融入一個更大、更多元化的社區，開闊他們的視界。結果，報告指出他們反而經歷了「長期的文化斷層」。這些問題在遇上與外來者在天然資源與當地就業市場上的競爭時更加被激化，還造成一種情況，也就是「政府原想進行計畫，讓原住民的社交與心理狀況都能獲得協助而成長，沒想到卻往逆向發展了。」換個方式來說，也就是政府投入越多錢，阿拉斯加酗酒、犯罪和自殺的比例就愈高。

1994 年報告，尤皮克族的耆老，哈洛德・那波里昂（Harold Napoleon）是多位貢獻者之一。在報告出現之後的兩年，他因酒後殺死自己襁褓中的幼子還在費爾班克斯（Fairbanks）的行為矯正中心服刑時，寫了一篇標題為《*Yuuyaraq*》的論文。「*Yuuyaraq*」字面上的意思是「為人之道」（The way of being a human being），它是尤皮克人傳統居住世界的名稱，一個充滿動物與人類靈魂的世界。那波里昂的論文是對失落世界的悲歎，他也試圖去了解族人到底發生了什麼事。他的論文以自己以及同期囚友的經驗為基礎，講述了將他們打垮了將近兩個世紀的疫情是如何摧毀了他們的文化，讓他們受創慘烈。他們的傷痛之深，甚至無法開口談及。「至今『*nallunguaq*』依然是尤皮克人處理生活中問題，或是不愉快事情的一種方式，」他寫道，「老人家告訴年輕人要『*nallunguarluku*』，也就是『假裝事情並未發生』。他們要假裝不知道的事情很多。畢竟，他們失去的不僅僅是摯愛的人，他們還看見了自己的世界崩壞。」[8]

反科學，科學

1901 年，當古斯塔夫・克林姆（Gustav Klimt）揭開了畫作《醫學》（*Medicine*）時，維也納社會震撼了。這是他接受委託，為裝飾維也納大學大廳天花板而作的系列畫作之一。這個系列的主題是劃過黑暗的勝利之光，不過克林姆的畫在多個以瀑布式長串排列的赤裸身體（也就是生命之河）之間，放置了以骨骼呈現的死神。他的意思很清楚：講到醫治的藝術時，黑暗持續戰勝光明。教育部拒絕將《醫學》安置到天花板上，而克林姆辭退了委託，表示這幅作品他要自己保留。教育部害怕他的用意是要拿到國外展出，因此便聲稱那是公家財產，派了人去奪取。克林姆持槍威脅他們，他們最後空手而返。[1]

這位藝術家目睹了他父親、兄姊的死亡，也因母親和另外一個妹妹發瘋而失去了她們。就和許多出名的（還有更多沒能出名的）男人女人一樣，疾病讓他們的生命枯萎了。他也不是唯一一個在二十世紀初，對醫學專業人員的狂妄自大提出警告的人。1906 年，蕭伯納（George Bernard Sha）寫下了《醫生的兩難抉擇》（*The Doctor's Dilemma*）劇本。在書中，名醫寇雷恩索・利德吉翁（Colenso Ridgeon）爵士以神的姿態，操弄病人的命運（據說書中主角的原型阿爾姆羅斯・萊特〔Almroth Wright〕在表演當中直接離場）。不

過在病菌說的搖籃——歐洲，卻在逆勢對抗潮流。一直到西班牙流感之後，這種強勢反應才平靜下來。1918 年十月二十八日，倫敦《泰晤士報》（*Times*）隱晦的抱怨作法上太過輕忽也缺乏遠見，期待「有人能出來為國家的健康負責」。全球各國中談論科學最熱烈的報紙《紐約時報》（*New York Times*）表示，「科學守護已經失敗了。」[2]「別再下藥／毒了！」反對西藥的人在各地大聲疾呼。

　　醫學社群的狂妄自大受到了懲罰，至少在已經工業化的世界是如此。非正規性的醫療人員宣稱他們的治癒率比正規人員的更高，而擁護他們的人數也在成長。在接下來的二十年間，當科學家們忙著爭執引起西班牙流感的病因是什麼時，他們壯大了起來，也贏得了尊敬，包括一個更值得尊敬的標籤「替代醫學」（alternative medicine）。1920 年代，在美國的某些城市，有三分之一去看傳統西醫的人也會去看替代療法的醫者。

　　整脊按摩治療師在那十年之初抵達了歐洲大陸，到了十年之末，唯一一塊沒有這種治療師的大陸只有南極洲。至於順勢療法，在疫情期間曾經負責紐約市民健康的人、外科與順勢療法兩個領域都有涉獵的醫師——羅益爾‧S‧柯貝蘭，在擔任紐約州參議員時立法讓它合法化，他也確定該領域所使用的處方箋和藥物都必須受到 1938 年美國聯邦食品、藥品和化妝品法案（Federal Food, Drug, and Cosmetic Act）的規範及批准。

　　非正規性的醫療在健康的觀念上和埃黎耶‧梅契尼可夫的觀念，有一個基本上的差異。對這位巴斯德研究院的中尉來說，人體的本質無法與病菌和諧共處，需要外力來協助誘導才能變得健康，而這幫手很顯然就是疫苗。而對非正規醫療的人來說，疾病就是自然和諧被破壞的結果，疫苗也是，所以他們是強烈反對疫苗的。班尼迪克‧路斯特（Benedict Lust）是自然醫學

（naturopathy）之父，他稱病菌說為「現代最大的騙局」。[3] 當非正規醫學取得了重要地位後，他們的某些想法便會深入一般人心，事實上連傳統醫學的人也會擁抱這些想法。這些觀念中最重要的便是強調預防，而這種預防已經超出衛生的範疇、講求運動、身體意識以及飲食。在菁英階層的祝福和鼓勵之下，這些觀念普及到大眾，菁英分子並把這些觀念視為讓下層民眾分心，不受共產主義危險引誘的便捷方式。而西班牙國王阿方索十三世，也就是那位高調的流感病患，流感大流行因他而冠上西班牙之名的國王，則在 1920 年把他的皇家認可頒給了馬德里足球俱樂部，建立皇家馬德里足球俱樂部，並把足球變成全國性的消遣娛樂。

回歸自然的運動在十九世紀起飛，就像工業化的解藥一樣，不過他們曾經也是讓人產生優越感的事件。1920 年代，德國有一些運動，例如 *Lebensreform*（生活重塑）——擁護素食主義、裸體及順勢療法——擴大了範圍，將那些在西班牙流感期間受苦最深的人口區段給吸引進去。1918 年，紐約義大利裔的美國人和敖德薩的猶太人都把自己的窗戶緊緊關上，相信精靈或壞空氣會引起疾病。而現在，陽光和新鮮空氣變成了健康的代名詞，到了 1930 年，自然和乾淨的觀念已經緊密的進駐人心。而與大家的預期相反，在戰後一度勁道強大的反菸運動崩潰了。軍隊裡曾經鼓勵抽菸，因為和其他罪行相比，這是危害程度最低的替代品，不過抽菸也被推廣成對抗西班牙流感的預防措施，添加了正面的屬性後，它就更時髦了，女性也開始接受這些觀念。

傳統西方醫學最厲害的敵人當屬基督教科學家們，他們幾乎拒絕一切醫藥的介入。疫情結束後，他們宣稱，光是祈禱就勝過傳統醫學的各種治療方式，而當時他們的追隨者人數也迅速成長，在美國本土和海外皆然。

新的信仰治療運動於是誕生。費城的流感疫情曾經非常嚴重，1918 年十月（時間點就和紐約時報大聲宣稱科學已敗一樣）以費城為基地的信心會幕教（Faith Tabernacle）的喉舌刊物《精神之劍》（Sword of the Spirit），以頭條「上帝親眼見證的神療」，刊出了「治癒」西班牙流感的證據。那一年，信心會幕教在黃金海岸（迦納）成立——不過也出現一個糟糕的狀況，他們在六個月之間就失去了大約十萬人——迅速的擴散到多哥（Togo）與象牙海岸（Ivory Coast）。信心會幕教在 1920 年代晚期前於西非傾覆，不過卻在非洲五旬節運動中繼續存留下來，這運動強調的是神療與口操靈言（speaking in tongues）。許多非洲人在 1918 年都曾經有理解上的問題，因為總是被人與西方傳統醫學聯想在一起的基督教傳教士以及他們地方的傳統醫者，都不能為這天災負責。[4] 新一代的預言家們出現了，提供了不同的世界觀。流感倖存者諾恩德莎·恩克文夸是其中的一個，在南非她的故事在與西方醫學衝撞後以悲劇作收。不過，非洲人顯然不是唯一有智識危機（Intellectual crisis）的一群。「維多利亞時期的科學留給世界的也是堅硬、乾淨、又光禿禿的，一如月球表面的風景。」1921 年亞瑟·柯南·道爾爵士（Sir Arthur Conan Doyle）寫道，「不過這科學的確是在真理之中，但有如黑暗中的一點微末之光，而在真知灼見那有限的圈子之外，我們看到了圍繞在我們周圍那龐大絕美可能性的朦朧與陰暗，以我們很難忽略的方式，持續的困惑著我們的意識。」[5]

創造出科學偵探福爾摩斯（Sherlock Holmes）的英國作者——柯南·道爾，在西班牙流感中失去了兒子，自此封筆不再寫小說，全心投入於「唯靈主義」，相信活著的人可以跟死去的人溝通。唯靈主義在十九世紀相當流行，但是在 1918 年信仰的人數再度回升，這種思想有部分是受到愛因斯坦理論的鼓勵，他把時間描述成第四次元（如果有四，為什麼不能有更多，而其中停

駐著不安的靈魂？）。1926 年，柯南・道爾爵士受邀到劍橋大學對一個科學社團的成員進行演講，就算他們對他所形容的「靈的外質」（ectoplasm）是所有精神現象的物質基礎一事抱持懷疑態度，還是很有禮貌的聽著。[6]

　　一般來說，1920 年代是智識開放的年代，測試並踐踏著界線。愛因斯坦在 1915 年出版了相對論的一般性理論後，還介紹了「觀察者的主觀性」這個觀念。尼爾斯・波耳（Niels Bohr）和維爾納・海森堡（Werner Heisenberg）在西班牙流感的十年內不斷爭論，沒有不確定性就沒有知識。所有經歷過疫情的科學家，特別是如果還記得艾密爾・魯關於「理性的存在（*êtres de raison*）」（有機體的存在只能從它們發揮的效果上被推論出來）那充滿見地的想法的，會發現好的科學需要有開放性的思考、實驗的嚴苛性以及相當的人性。

　　這樣的想法能在當時流傳，部分原因得感謝教宗。1919 年，在戰前相當興盛的國際科學社團，當時已經蕩然無存。那一年如果開國際科學會議，德國和奧地利一定會被排除在外。教廷因為兩方的緣故不勝其擾，在 1914 年宣布中立。到了 1921 年，教宗本篤十五世則希望雙方能重拾和平，並重新建立與他的關係，於是讓已經廢止的義大利猞猁之眼國家科學院（Lincean Academy）重新運作——這是宗座科學院（Pontifical Academy of Sciences）的前身。他賦予學院重建國際科學關係的責任，把他不感興趣的，對於真理的探索視為對談的完美工具，即使這樣，他對這些探索還是頗為挑剔。只有「純粹」或是具有實驗性質的科學才夠資格成為院裡的研究項目，就像物理、化學和生理學。就他的觀點來看，目標定為解決人類問題的應用科學是主觀的，容易產生緊張，從一開始就引起紛爭。[7]

　　最後，這個協定還是擴充到所有科學學科，在 1930 年之前，醫學在某些

程度上，也算是順其自然恢復的。病毒學以專業科目的方式設置，第一支流感疫苗即將上線，而弗萊明（Fleming）已經在反覆培養菲氏桿菌，他在不斷的嘗試與失敗中，在培養皿中發現了青黴素（盤尼西林〔penicillin〕）。在那之前，由於美國的自然療法師（naturopath）兼摔角運動員傑西・莫奈・蓋門（Jesse Mercer Gehman）在發行自然療法期刊時取得了成功，累積的財富比媒體大亨威廉・藍道夫・赫茲（William Randolph Hearst，其母菲比死於西班牙流感）還多。而在德國已經掌大權的納粹把自然的觀念認定為純淨，利用立法來保持德國人口的純度，並在二次大戰期間推行這個計畫，而當納粹黨衛軍（Schutzstaffel，簡稱 SS，原是希特勒的護衛，後來成為納粹菁英護衛部隊）在戰爭結束撤退時，放了一把火燒掉了奧地利城堡，該城堡當時正存放著貝維德雷宮博物館（Belvedere Museum）為了安全起見，安置在那裡的作品，而克林姆的畫作《醫學》也在其中。所以今天，那些作品殘留於世的只有一些草稿和品質不佳的照片。藝術家克林姆沒有機會去發現作品的命運如何，因為他在 1918 年二月就過世了。他不但中風，在醫院時又得到肺炎，有些人認為他的情況是西班牙流感的初期病例。

全民的健康照護

　　如果要說健康主管機關曾經從大流行中學到了什麼，那就是他們明白，去怪罪民眾個人為何染病，或是只將他／她隔離起來，不再是一件合理的事。1920年代，許多政府紛紛採用了公費醫療制度，也就是提供所有的民眾免費的醫療照護服務。

　　普及化的全民照護系統不是一蹴可及的。這樣的系統需要時間來發展建置，才能真正普及化。第一步，也是最重要的一步，就是先研究出要如何支付這筆款項。德國在這方面是先驅，德國宰相奧托‧馮‧俾斯麥（Otto von Bismarck）在1883年開始設置一套國家醫療保險計畫。在國家出資、中央集中管理的模式下（這繼續存在於國家現代的健保制度精神之中），德國人預期可以收到最高十三個禮拜的治療和病假津貼。英國和俄羅斯的保險制度建於1910年代，但是一直到之後的十年，大部分西歐與中歐的國家才跟進。

　　資金到位後，下一步就是去重新組織提供醫療照護的方式。德國在西班牙流感期間，醫療照護七零八落。雖說想法在1914年已經提出，但是還沒有全國性的健康政策，醫師們不是自行努力，就是靠慈善機構或宗教團體基金贊助——這個模式在所有工業化的世界被一再重複。1920年，德國巴

登（Baden）一位名叫恩斯特・昆慈（Ernst Künz）的社會衛生學者（social hygienist）提出一套從根到枝的改造法，建議政府訓練並資助地區性的醫師，而國家每個行政單位階層都各自選出自己階層的醫療政務會。[1] 昆慈的提議並未被採用，或許提議的某些部分已經有人建議過了，因為如果他們早已認清有改變的需要，那就代表德國的醫師承認他們在處理西班牙流感時是失敗的，而他們還沒做好這種心理準備。

因此，1920 年，俄羅斯是第一個實施中央集中式、完全公共化健康照護系統的國家。這個系統並未普及全國，鄉村人口並沒有涵蓋在內（他們最後在 1969 年被納入），無論如何，這都是一個很大的成就，而在幕後驅策的動力是列寧（Vladimir Lenin）。他很清楚，雖然革命已經成功，不過由於饑荒、疫情和內戰，付出的代價卻是近乎滅絕——勞工階級的滅絕。醫師們對新政權的迫害心懷恐懼（布爾什維克派對於知識分子沒什麼好感），不過列寧卻在建構每一層新的衛生行政組織時請求他們的參與，讓他們大為訝異。而在早期，作法上還特別強調疫情與饑荒的防範。

蘇維埃政府對未來醫師的官方願景，在 1924 年清楚的公諸於世；政府號召醫學院訓練培養醫師，他們重視的是，「具備能力，能研究引起疾病的職業與社會狀況，而不限於治療疾病本身，要能提出預防的方法。」[2] 列寧認為醫學不應該只偏限於生物和實驗層面，社會學也應該被納入，而這時候正好是流行病學（疾病模式、起因及影響的科學，也是公共衛生的基石）開始被全面認可為一門科學的時候。

流行病學需要數據，在流感疫情後的多年間，健康數據的報告變得更加系統化。1925 年之前，全美就已開始採行一種全國通用的疾病報告系統。在 1918 年付之闕如到令人悲歎的早期警告設置開始逐漸成形，而公共衛生的官

員也開始對於民眾健康的基礎底線感到更大的興趣。在美國，第一次全國性的健康普查在 1935 年舉行，這是在當年「可怕的前例」（horrible example）後十八年再度進行的，當年陸軍新兵入伍時進行了普檢，檢查出來可預防和可治療的疾病以及身體畸形的殘缺比例令人震驚。

美國政府強化了流行病的準備工作，但做得並未比中國出色。在中國，從 1911 年滿州疫情爆發後的幾年間，伍連德幾乎是單槍匹馬的將一個現代化的衛生體系基礎建構起來。1912 年，他建立了北滿防疫處及附屬醫院。接下來的一年，在醫學院進行解剖被合法化，1915 年中華醫學會成立，為的是提升西醫在中國的影響力，而他則擔任第一任祕書長。當蔣介石從軍閥手中取得政權後，他的政權將收集健康資料這項工作集中化，1930 年全國海港檢疫管理處在中國成立，由第一任總監兼所長伍連德管理，負責全中國主要海港的檢疫工作，並將流行病的定期報告送回位於日內瓦的國際聯盟（League of Nations）。這同時，波斯的禮薩汗將軍在自立為波斯王之後的兩年間，經過一番爭鬥後將波斯灣的防疫工作從英國人手中搶了回來，在 1923 年至 1936 年之間，他的政府把國家的衛生基礎建設財政預算提高了二十五倍。[3]

當更多人投入全面性的健康照護「網」，流行病學的範圍變寬之後，就能取得更多的疾病資料了。一開始，重點集中在傳染性疾病，但是很快就把非傳染性疾病（non-communicable diseases）和慢性病也納入了。到了 1970 年之前，流行病學者感興趣的是所有與健康相關的結果，甚至連殺人也包括在內。這個進化同時反映出科學的進步以及人數統計上的變化，例如心臟病、癌症，以及更近期的失智症（dementias），這些疾病都超越傳染病，成為最大的殺手。

當英國在 1948 年設立國民保健署（National Health Service）時，仍然有

大量人口死於肺炎、肺結核、小兒麻痺症和性病，二十個嬰兒之中就有一個在一歲之前死亡（比今日高出十倍）。醫學的水準遠比不上今日的程度，但無論如何，從 1918 年開始已經大大的往前邁出了許多步：現代的抗生素出現了，從 1955 年起，小兒麻痺症疫苗出現。這正是國民保健署和一些類似的系統之所以能改頭換面的原因。之前，窮人完全無法擁有醫療照護，他們得自求多福，有時候靠危險的民俗療法，有時靠醫師的慈悲心，而現在，很多病都能獲得治療了。老人家的改變最大，因為他們很多人過去曾經被判待在被人冷落的「後排病房」或貧民工坊裡了此殘生。國民保健署成為英國老人醫學研究的先驅。

今天我們很多人把免費的健康照護視為理所當然，很容易就忘記這個觀念在 1920 年代一些工作或居住的場所，還是極不受歡迎的。醫師們在國民保健署成立之前，還試圖阻擋了它兩年，認為會對他們的收入和獨立性造成威脅。而它看起來和社會主義有異曲同工之處——是一種「社會主義情節」——保守黨的溫士頓·邱吉爾（Winston Churchill）在下議院攻擊了勞動黨衛生大臣安奈林·貝文（Aneurin Bevan），稱他為「對國家的詛咒」。事實上，對「社會主義情結」的恐懼感正是美國人直至今日並未擁有全面性健康照護系統的原因。從 1930 年代開始，以雇主為基礎的保險體系開始在美國擴增。

許多國家在 1920 年代開始設置或重新安排衛生部長的職位，這是流感大流行直接造成的影響，因為流感期間，各公共衛生領導人不是被完全排除在內閣會議之外，就是被裁減，以換得款項及來自其他部門的權力。現在他們在主賓席上有了一席之地，因此公共衛生也逐漸成為國家的職責。這同時，政客還發現公衛的措施能擴大他們對民眾的影響力。衛生與健康成了政治性議題，而德國更是其中之最。

雖然恩斯特・昆慈的改造提議被忽視了，不過德國在醫療照護上的重點也逐漸從私人執業轉換到在威瑪共和國（Weimar Republic，1919-1933 年）監督下的公共衛生，而到了納粹黨掌權之前，德國醫師被當成與政府之間在提供醫療照護上的合作對象。當然了，優生學長久以來一直是思想上的一股強勢潮流，但在 1930 年代的德國，被納粹大力宣傳的優生學理論成為醫療業務執行上的主流。

1933 年納粹要通過的律法中，有一條就是防止後代有遺傳性疾病的法，也就是被稱為「消毒法」（sterilisation law）的法條，目的是為了禁止基因被認為是次等的人進行繁衍。由法官和醫師（醫師擔負了「擁護國家」之責）組成的「基因健康法庭」（Genetic health courts）下決定，對於這類人進行強迫性的消毒，開庭時不允許公眾進入，而有時開庭時間不到十分鐘就結束。此法之後一連串的擴張動作讓他們得以下令將懷孕高達六個月的胎兒予以流產。[4]

國民的健康狀況被認為是現代化或文明化的指標。而當疾病的監測程度提升，在非洲和亞洲殖民地的健康問題就更被突顯出來，成了殖民地勢力之恥。這同時，殖民地上的原住民對於自己的狀況心生怨怒，責怪殖民者沒能提供適當的醫療照護，他們對俄國體系的全面覆蓋程度投以羨慕渴望的目光。西方的資本家必須提出解決方案，而解決方案就是由洛克斐勒基金會（Rockefeller Foundation）來提供。

洛克斐勒基金會是標準石油（Standard Oil）慈善組織的分支，由公司的老闆約翰・D・洛克斐勒（John D. Rockefeller）、他的慈善顧問菲德烈克・泰勒・蓋茲（Frederick Taylor Gates），以及兒子小約翰・D・洛克斐勒（John D. Rockefeller Jr.）於 1913 年在紐約創立。這個基金會在六個禮拜後成立了國

際健康部門，後來成為兩次大戰期間最重要的國際公衛成員，幫助對抗疾病，而範圍不僅僅包括許多殖民地和新近成立的州，還包括西歐。舉例來說，1922年他們就和西班牙政府簽署了一項交易，在該國置入一套現代化的健康系統建構模組。基金會在幫助伍連德全面檢修在中國的西方醫學教育上，也頗有影響力，該會主要是透過他所捐資成立的北京協和醫學院。

洛克斐勒並不孤單。巴斯德研究院那些年也將羽翼擴展出去，1922年它在德黑蘭設立前哨站，這是與艾密爾・魯以及波斯代表在巴黎和談會議商談後的直接成果，西班牙流感對他們國家造成的摧毀太大，讓他們精神受創過深。緊接著戰爭之後，歐洲疫情還在肆虐，流行的不僅是流感，還有斑疹傷寒和肺結核，宗教團體組織了人道救援團體趕到感染區，而這同時，拯救孩童組織（Save the Children Fund）在1919年成立，提供救助給衰弱、疾病纏身的奧地利與德國兒童，他們都是戰爭以及協約國封鎖下的受害者。

在這些立意良好，但是未經協調的行動內容中，國際衛生組織倒是察覺到一個新的需求。以巴黎為基地的國際公衛辦公室在1907年成立，帶著歐洲二十三國的祝福，不過它的功能主要在收集並普及傳染病相關的資訊，而非實施任何公共衛生的計畫案。而當下，1919年在總部位於日內瓦的國際紅十字會支援下，需要去做一件更積極的事，那就是在維也納成立一個國際事務局，火速進行對抗疫情的任務。

就在這裡，兩個形成公共衛生的對立勢力——社會化與政治化，發生了國際層級的衝突。抗疫局開設不久，各國就開始爭論戰敗的勢力是否應該被納入，而反猶太的成員也開始遊說，建議把猶太難民集中隔離在東歐的集中營進行檢疫。（「集中營」這個詞即使在當時也不是一個新詞，它早在二十多年前就被用來形容英國建來容納二次波耳戰爭中的婦女和兒童的營區；立

意雖是為了人道庇護，卻在很短時間淪為疾病猖獗之所。）對於仍然身處俄國的戰俘，他們也提出了問題：如果他們之中藏匿著布爾什維克激進份子，那麼應該准許他們回家嗎？

英國拯救兒童組織的創始人艾婕蘭泰·賈伯（Eglantyne Jebb）在這場爭論中站出來，堅持她包容的決心，即使是布爾什維克人也一樣。被政治目的綁架，或是察覺要被綁架的不僅僅是抗疫局。洛克斐勒也被一些披著慈善外衣，卻行新殖民地主義之實的人懷疑。基金會認為自己的任務是把美國式的啟蒙帶給「受到壓迫並被忽視的種族」，而他們也一直緊密的與那些國家的商業及傳道任務綑綁在一起，這些國家正是他們選定要啟蒙的（不過這個名聲在後來涉入納粹優生學計畫後被玷汙了）。

1920 年代早期，國際聯盟設立了自己的衛生組織，而這次的這個——以及抗疫局、舊的泛美衛生組織及以巴黎為基地的組織——正是今日世界衛生組織（World Health Organization，簡稱 WHO）的前身。當國聯與它附屬的衛生分支同時在 1939 年垮台後，就在爆發第二次世界大戰之時，它送了一個很清楚的訊息給未來 WHO 的建構者：新的組織不應該依靠它的母體（也就是聯合國）存活。所以當 WHO 在 1946 年開幕時，就已經是一個獨立的組織。在那之前，優生學已經失去人心，而它的憲章也將完全的平等主義銘記在健康之中。它聲明，「享受最高而能獲致之健康標準，為人人基本權利之一。不因種族、宗教、政治信仰、經濟或社會狀況的不同，而有所差異。」這項聲明一直持續至今。

戰爭與和平

　　領導德軍的將軍埃里希・魯登道夫（Erich Ludendorff）認為，西班牙流感偷走了他的勝利。關於一次世界大戰，有許多「如果⋯⋯，那麼就會⋯⋯」這樣的推測。如果赫伯特・阿斯奎斯（Herbert Asquith）領導的自由黨政府決定不讓英國參戰，就如同 1914 年幾乎要做到的那樣，那麼情形會如何呢？如果美國在三年之後沒有參戰呢？如果弗里茲・哈伯（Fritz Haber）沒有發現從氮氣和氫氣中製造氨的方法，讓德國能不顧協約國海上的封鎖，以船運方式取得硝石，而能繼續製作炸藥呢？事情之所以發生是因為一系列複雜、互相連動的過程，試圖從這種混合在一起的風險中抽出一項是很誤導的想法。魯登道夫不是唯一一位提出這種說法人，就算只為了這一點，他的聲明也值得細細推敲。這種說法在本世紀一再出現，而提出來的卻是靠研究戰爭過生活的學術界。

　　當同盟國在 1918 年三月末發動春季一波攻擊行動時，他們是占上風的。東方戰線的崩潰讓那些在戰場上實際操練過的軍隊被大量騰移了出來，加以重新訓練後，擁有滲透敵方的現代技巧，這群人就是行動快捷的風暴突擊隊（stormtroopers）。雖然由於封鎖，無論是在家或在壕溝中，食物都是不足又珍貴的，德軍還是覺得他們已經到了一個引爆點，情勢樂觀。而從另一方

面來看，協約國的士氣低落，他們人力上非常吃緊，幾年來對另一方失敗的攻擊也讓他們既疲憊又厭倦。前一年秋天，埃塔普勒還爆發了兵變，最後被粗暴的平定。

德軍第一階段的攻擊行動是成功的，到了四月初期，德軍已經把協約國軍隊往後推了大約六十公里。四月九日，他們發起了第二波進攻攻勢，也就是格爾奧格蒂戰役（Operation Georgette），並取得更多收穫。在憂心蕭穆的心情下，英國的陸軍總司令道格拉斯・黑格（Douglas Haig）爵士呼籲他的軍士們要「奮鬥」到最後。但是格爾奧格蒂作戰開始讓大家筋疲力盡，而那一波攻擊在四月底結束。五月二十七日，第三波布呂歇爾戰役（Operation Blücher）又開始，但是布呂歇爾在六月初之前已經搖搖欲墜。法國在七月一次成功的反擊將皇帝會戰（Kaiser's Battle，[譯註1]）停住，從八月開始協約國發動了一連串攻擊，將同盟國力量趕出法國，結束戰爭。

六月之前，同盟國的供給線已經無法負荷，而人員也已筋疲力竭。但是正如這些事件的時間表所展示，更早的時候，大約在四月中，事情就開始不對了。這是流感第一次出現在壕溝的時間。兩方都因這個疾病持續死亡慘重，但是德軍的一位風暴突擊隊員恩斯特・榮格（Ernst Jünger）和他的同伴被一起送到法國北部阿拉斯（Arras）南邊二十公里處去防守一片小樹林（英軍稱它為夜鶯樹林〔Rossignol Wood〕，德軍則稱它125號矮林〔Copse 125〕），那時他就覺得自己這一方受害情形比較嚴重。每天，他的人都會有幾個掛病號，他之後回想，一個本應要紓解他們狀況的營，卻幾乎被「整個橫掃」。「不過，我們曉得這病也在敵對陣營中傳播，即使如此，由於我們

譯註1：皇帝會戰（Kaiser's Battle），又稱魯登道夫攻勢或春季攻勢。

的配給非常匱乏，所以更容易染病，特別是年輕的男性，有時在一夜之間就失去了性命。我們全天都必須處於備戰狀態，因為 125 號矮林那邊籠罩著一團如同巫婆的大湯鍋上那散不去的黑煙。」[1]

雖然大部分的歷史學家都同意流感加速了戰爭的結束，卻都不願意去提出流感決定戰爭勝負的說法。不過倒是有兩位抱持不同的意見，他們表示，流感「處罰」同盟國的程度比協約國嚴重，因此結果才會偏斜。軍事史學家大衛・扎貝茨基（David Zabecki）對榮格的說法是贊同的，德軍營養不良導致他們的流感疫情更加嚴重，[2] 而政治學家安德魯・普萊斯－史密斯（Andrew Price-Smith）則認為秋天那波流感是壓垮奧匈帝國的最後一根稻草。[3] 魯登道夫可能已經看到了失敗的徵兆，而這徵兆與德國有關：到了九月底，他發生了類似精神崩潰的情況，幕僚還幫他叫了精神科醫師。

到了 1918 年秋天，同盟國的情況非常糟糕，雖然對他們國內的人來說，情況真正的嚴重性得等到戰爭結束後才能清楚，但作家史蒂芬・褚威格（Stefan Zweig）在停戰之後的幾個月，坐車要回到他的祖國奧地利時已經先感受到了。他的火車在瑞士邊境被迫停了下來，在那裡，他被要求要離開「整潔乾淨的」瑞士車廂，走到奧地利車廂去：

必須進入其中才能先明白這國家發生了什麼事情。幫我們帶位的守衛形容枯槁、面黃肌瘦、衣衫襤褸；破破爛爛的制服鬆鬆垮垮的掛在他們垂下來的肩上，他們的腳步移動得很緩慢。用來開關窗子的皮帶早已被剪下，因為這些物資每一吋都很珍貴。配匕首或帶刀的人對於選座位有自己的主意。車廂內的皮椅罩幾乎都被他們粗魯的移除一空，用來修理皮鞋之類的皮件。只要能取得所需的皮革，從哪裡取得，他們根本不在乎。類似情況的還有消失的菸灰缸，菸灰缸被偷是因為上面有小小一塊的鎳

片或銅片。**4**

英國經濟學家約翰‧梅納德‧凱恩斯 (John Maynard Keynes) 在他的書《和平的經濟結果》（*The Economic Consequences of the Peace*，出版於 1919 年）中對於戰敗國悲慘的情況提出了警告。「幾個月過去了，關於同盟帝國國民的健康狀況報告有一個特色，那就是想像力變得非常遲鈍，讓詢問他們的人，幾乎都要產生罪惡感，」在繼續引用維也納一家報紙之前，他寫道：「在戰爭的最後幾年，單單奧地利一地，就至少有三萬五千人死於肺結核，光維也納一個城市就占了一萬兩千人。今天我們必須推斷，城裡至少有三十五到四十萬人需要進行肺結核的治療⋯⋯而營養不良的結果讓蒼白的一代在成長時，肌肉發育不良、關節發育不良、大腦也發育不良。」我們知道，肺結核患者特別容易染上流感，如果情況真是如此，瑞士和法國是從東戰線接受到的第二波流行，一如某些來源所指，那麼奧匈帝國曝露在流感疫情的時間一定比這些國家都長，而且根據比例，損失也更大。因此，無論是魯登道夫聲明的一些價值，以及流感對協約國特別留情，可能性似乎都很低。

那麼和平呢？流感是否也插了一手？有些歷史學家認為的確如此。就在和平會談的過程中，第三波流感衝擊了巴黎，涉入各個階層既困難又漫長協商的代表們紛紛受到影響，無論是直接或間接的。中國代表顧維鈞當時正在奮戰，力求讓上海歸還中國，最終目的是要恢復中國的尊嚴，他的妻子卻因西班牙流感死亡。「阿拉伯的羅倫斯」——T. E. 羅倫斯（T. E. Lawrence）當時伴隨王子（後來成為伊朗國王費薩爾一世〔King Faisal I〕）帶領阿拉伯代表團，因為聽到他父親罹患流感即將過世的消息，曾經短暫缺席赴英。他在老羅倫斯死亡後兩個鐘頭抵達，之後立刻掉頭返回會議桌，因為他不希望離開太久，當時正在討論阿拉伯領土的主權問題，一直到不久之前，該片土地

都還屬於奧圖曼帝國。[5]

　　大衛‧勞合‧喬治（David Lloyd George）已經從前一年秋天的流感中恢復過來了，不過法國首相喬治‧克里蒙梭（Georges Clemenceau）在整個三到四月之間卻飽受「風寒」之苦。克里蒙梭在二月份逃過一次暗殺行動，他的問題雖說有可能是子彈卡在肩胛骨引起的後遺症，但也可能是因為西班牙流感。

　　不過，那年春天在巴黎，西班牙流感最重大的受害者可能要算是美國總統伍德羅‧威爾遜（Woodrow Wilson）了。他個性堅忍不拔，但是觀察者發現這位平常冷靜，做事深思熟慮的人偶而竟變得健忘、暴躁，容易匆促下結論（不巧的是，和他最密切的顧問愛德華‧豪斯〔Edward House〕也有同樣的壞情況）。威爾遜有一個潛藏的神經弱點——暫時性腦缺血（transient ischaemic attacks），也就是小中風，他患這病可能已經好幾年了。[6] 當代的神經學專家們研究他的病例，認為那年春天的流感讓他的小中風進一步發作（也有人不同意，回溯性診斷一直是名聲不好的麻煩事，陷阱頗多），如果真是如此，那麼會影響協商的結果嗎？

　　威爾遜在這些協商中絕對扮演了重要的角色。為了現代的和平以及國際聯盟，他以十四點原則作為武裝，和他報復心重的歐洲夥伴辛苦協商，而這通常是一場場孤獨的抗爭。但是最近的一位傳記作者小約翰‧米爾頓‧庫珀（John Milton Cooper Jr）並不認為他那年春天不穩定的健康狀況有持續性的影響。除了一個重要的例外，那就是關於將山東讓給日本，以交換他們加入國家聯盟，這一項讓中國暴怒，威爾遜自己也很懊惱，庫珀認為他基本上已經達成了他在巴黎和會上想達成的目標。談到戰敗國的賠款問題時，可以說是和議過程中損害性最大的一項，因為它加諸在德國身上的是羞辱和艱辛，

所以代表們只在原則上取得了同意，並沒有談到確切的付款數字。這些都留待之後由批准條約的各國代表進行安排，而結果卻變成，美國不在其中。[7]

　　不過，如果專家們對 1919 年春天威爾遜在神經方面的狀況無法取得一致意見，那麼接下來的十月，他發生嚴重的中風，大家倒是在某些程度上都是同意的。他們相信，他早先感染西班牙流感對這個發作肯定有影響。從庫珀的觀點來看，該次中風在威爾遜（讓他左下身半身不遂）和全球的政治上都留下了無法抹除的印記，因為這件事導致他無法說服美國政府批准凡爾賽合約（Treaty of Versailles），或是加入國家聯盟。德國被迫付出懲罰性的賠款，激起嚴重的民怨，如果當初美國能參與發表意見，情況可能不至於此。威爾遜變成自己達成目標的最大障礙，西班牙流感在這方面肯定有影響，這件事間接引發了第二次世界大戰。

　　先不談和談，西班牙流感也造成了其他重大的政治事件。1919 年三月，全俄羅斯中央執行委員會（All-Russian Central Executive Committee）主席雅科夫・斯維爾德洛夫（Yakov Sverdlov）得病了，並在一週之內死亡。這位矮小、蠻橫傲慢的人有著嚴肅的聲音，喜歡從頭穿到腳都穿上黑色皮革。他從前一年的八月，列寧被暗殺中彈而嚴重受傷後就成為列寧的重要助手。列夫・托洛斯基（Leon Trotsky）曾說，列寧打電話到革命軍事委員會給他，告知斯維爾德洛夫的死訊：「『他走了。他走了。他走了。』有一刻鐘，我們每個人手握聽筒，都可以感受到另一端的安靜。然後，我們把電話掛上。沒什麼好說的。」[8] 斯維爾德洛夫的喪禮在紅場上舉行，是布爾什維克第一個國葬。代替斯維爾德洛夫的人來來去去，沒有人有他那令人難以招架的精力，也沒有人可以承擔將共產黨國家從頭建起的重責大任，直到 1922 年，約瑟夫・史達林（Joseph Stalin）開始承接這個角色。

在他 1918 年五月生病之前的兩個月，西班牙國王阿方索十三世勉強避過一個政變。從病床上爬起來後，他想方設法拼湊出一個新的聯合政府，請求敵對的派系上談判桌，並威脅他們，如果不來就視同放棄。這是他試圖保住「和平輪替」（turno pacífico）的最後殺手鐧，是一種妥協，確保自由黨和保守黨能輪流掌管由他選擇的政府，以結束十九世紀以來的紛亂。有些人認為如果國王沒有康復，或是他的恢復期再長一點，西班牙可能就提早幾年變成獨裁制度。而實際的情況則是，米格爾‧普里莫‧德里維拉（Miguel Primo de Rivera）將軍在 1923 年發動政變，把西班牙帶進了一段獨裁時期，而西班牙人可以說是在 1918 年就展現了他們對於一個衛生專權需求的胃口。他們渴望擁有一隻強大的手來掌舵，一個能帶領他們駛離一灘死水，重回歐洲主流國的人。[9]

1918 年秋天出現了一波工人的罷工潮，全世界都出現反帝國主義的抗議聲浪。不滿的情緒從 1917 年俄國革命之前就在民眾心中慢慢累積，但是流感將這火焰煽起，加速惡化已經非常悲慘的供應情況，顯露出不平等。它在全球拋出一道閃電，完全照出了殖民主義及資本主義有些時候的不公平。滿腦子優生學的人注意到低下階層的人在遭受苦難時，是多麼容易怪罪自己的低下階級。但是低下階層也注意到這種不平等，把它解釋成是富貴方剝削他們的證明。例如，在法國的殖民地塞內加爾，就不難發現，殖民地醫師會開香檳給歐洲人、卻開葡萄酒給當地人。[10]1918 年，革命在德國爆發，當時德國正遇上秋天的疫情，連一向秩序良好的瑞士都因左翼團體譴責，在政府及軍方統治的軍隊流感死亡人數太高，而差一點爆發內戰。

當受到感染的紐西蘭蒸汽船〈塔輪恩號〉在 1918 年十一月抵達西薩摩亞的首都阿皮亞（Apia）後，西薩摩亞失去了超過五分之一的人口，是全世界

流感死亡率最高的地區之一。這個大災難加深了原住民對於島上行政統治者紐西蘭的怨恨，在 1920 年代出現了一波名為「堅定不移」（the Mau）的非暴力抗議運動，後來轉成對抗島上之前占據者——德國的運動（紐西蘭在戰爭爆發時，從德國人手中奪走了控制權）。1929 年，在阿皮亞一波和平示威活動中，警方試圖逮捕「堅定不移」運動的領導人物——最高酋長圖帕‧塔馬塞斯‧里阿洛菲（Tupua Tamasese Lealofi），結果發生了抗拒掙扎。警方對群眾開槍，殺死了塔馬塞斯和十個其他人士。在這之後，「堅定不移」的歡迎度只增不減，在一連串失敗的嘗試後，西薩摩亞（現在的薩摩亞）終於在 1962 年獲得獨立，而緊鄰著的美屬薩摩亞則依舊屬於美國領土。

在韓國，如我們之前提過，大韓民族感染西班牙流感的死亡率是他們殖民地主人日本人的幾乎兩倍。這同時，在埃及，流感的死亡率則大約是英國人的兩倍。1919 年三月，韓國人發起獨立運動，日本人立刻進行鎮壓（韓國在二次世界大戰之後終於獲得了獨立），而同一個月份，埃及與蘇丹人則揭竿而起，對抗他們的「保護者」英國，這場革命引領埃及在 1922 年取得獨立。這同時，到了 1919 年三月，印度的緊張情況到達了爆發點，而主要原因就是因為流感。不過在印度，他們直到下個月才進入關鍵時刻。

甘地與草根性

1918 年整個夏天，印度聖雄甘地都在忙著籌組軍隊，為發起戰爭對抗英國進行準備。到了秋天他已經筋疲力竭，當他在古吉拉特邦的第一大城艾哈邁達巴德（Ahmedabad）外圍，自己的阿什拉姆聚會所（ashram，[編註]）時，

編註：印度教的靜修處。

他覺得自己染上了溫和的痢疾（dysentery）。他下定決心要用飢餓將這外來勢力逐出體外，但是他沒抵擋住誘惑，吃了一碗由妻子卡司杜巴（Kasturba）為他準備的甜粥。「這已經足以成為死亡天使發出的邀請了，」他在之後寫道。「不到一個鐘頭，痢疾就以急症的形式出現。」[11]

他患的不是痢疾，而是西班牙流感，在他身上以腸胃道症狀出現。這讓甘地在印度為獨立而戰的緊要關頭，氣力全失，無法工作。1918 年，他四十八歲。他在三年前回到了他祖先之地，之前則花了二十年時間在南非學習民權行動主義（civil rights activism）的種種。從那時候起他的目標就只有兩個：募集對抗英國的軍力，並透過各種非暴力抗爭手段（也可以稱作 satyagraha），來組織印度人。有些獨立運動的人認為這些目標相互排斥，但是甘地不這麼看。對他來說，印度對於協約國戰爭付出的貢獻，在戰爭勝利之後也足以成為交換的籌碼，取得某些程度的自治——至少也是自治領（dominion，[譯註2]）的狀態。非暴力抗爭是一種恩威並施的手段，提醒英國，印度已經做好和平抗爭的準備，而這是屬於他們的權力。

甘地最早期在印度土地上組織的兩次非暴力不合作抗爭活動是在古吉拉特邦——他出生的地方，也是他從南非返回印度後，建立自己聚會所的所在。第一次活動是私下組織的，時間在 1918 年二月，動員的是艾哈邁達巴德的紡織廠工人，抗爭的是低薪。幾個月後他說服了柯達區（Kheda district）的農民，他們因為季風不調，已經接近食不果腹的飢餓邊緣，而政府依然要求他們繼續付土地稅。

兩次不合作抗爭結果，即使抗爭者的訴求無法完全滿足，但也多少取得

譯註 2：自治領（dominion），大英帝國殖民地制度下的特殊體制，可說是殖民地走向獨立的最後一步。

一些回應。在甘地因為病情倒下來之前，他在知識份子圈已經被視為國家未來的領導者。麻煩的是，他缺乏草根性的支持。在柯達區，他動員的人數只有數千之譜，而非數十萬。他認為這只是個開始，是古吉拉特邦農民政治上覺醒的開始。只不過，他必須走多遠的路才能讓家鄉父老支持他？那年六月，當他回到柯達並鼓勵農民加入軍隊時，他們拒絕了。「你是一個非暴力（ahimsa）的支持者，」他們指出，「你怎麼能要求我們加入軍隊呢？」

當第二波西班牙流感在九月爆發，旱災的情況更嚴重了。水在炎熱、乾燥的秋天短缺得令人絕望。「民眾都在求水，」美國一位傳教士報導，「他們彼此打架就是為了要水；他們還偷水。」**12** 在鄉下，牛隻因為缺草而死亡，小公牛必須看好，以免他們跳入井中追求潮溼的氣味而跌死。第一批年收的作物即將要收割，第二批要播種，但是半數的人口都生病了，沒有人力來完成這些工作。在孟買管轄區（Bombay Presidency，^{譯註 3}），也就是古吉拉特邦所屬的省分，食物價格飛漲雙倍。政府只在十月份暫停了小麥的輸出，而十月正是疫情的高峰。在那之前，民眾已經跳到移動中的貨運火車上偷糧食了，飢餓的難民湧入孟買城，在那裡，霍亂也在等著狩獵他們。河流中充斥著屍體，因為沒有足夠的木頭可以進行火葬。

殖民地的官方現在得為了他們長久以來漠視原住民的健康付出代價了，因為他們在面對災難時，絕對是赤手空拳，沒有任何防護的。在管轄區內，公共衛生的準備並未擴及城市之外，而且由於許多醫師離開參戰，所以人力不足。護士在印度是新興行業，唯一有護士訓練的地方就在孟買市。雖說在城市的死亡人數多於鄉村，不過也只有在城市才能夠獲得幫助。村莊和遙遠

譯註 3：孟買管轄區（Bombay Presidency），英屬印度的一個省。

的社區被拋棄了，大部分地方只能自求多福。

政府呼籲大家幫忙，而這些幫助也來得很及時——大部分來自與獨立運動有密切關連的組織。這些人很多在社會改造中都相當活躍，意思是他們很容易就能動員許多當地的種姓以及社區組織。他們可以募款，組織流感舒緩中心，分發藥物、牛奶和毯子。一般來說，他們的付出也並未超出城市的範圍，不過古吉拉特邦是個例外。該邦有時也被稱作自由印度的搖籃，不僅僅因為那裡是甘地的出生地，也因為長久以來對抗殖民地統治的歷史，這不是一般會發生的事。

當艾哈邁達巴德的市政府拒絕讓學校轉成醫院（儘管把稅提高以增加城市衛生官員的薪水，這是地方媒體很快就指出來的），一個曾經幫忙組織過柯達非暴力抗爭的自治支持組織——古吉拉特邦院（Gujarat Sabha）成立了流感舒緩委員會，回應艾哈邁達巴德區外圍村莊迫切的需求。一位在之前二月曾反對甘地代表紡織工人所提要求的麵粉廠老闆安姆巴拉爾・薩拉巴伊（Ambalal Sarabhai），甚至也捐了一些錢。

往南幾百公里的蘇拉特區（Surat district），自由戰士們也加入這個缺口，值得注意的是，其中有三個抱持理想主義的年輕人：卡立安吉・梅塔（Kalyanji Mehta）和昆瓦爾吉・梅塔（Kunvarji Mehta）這對兄弟，以及達亞爾吉・德沙伊（Dayalji Desai）。他們是獨立運動第一領導者巴爾・甘葛德爾・提拉克（Bal Gangadhar Tilak）的追隨者，而這位領導者的理念是，只要對達成自治有幫助，他並不反對暴力（昆瓦爾吉・梅塔已經組裝出一顆炸彈，只是他從未引爆它）。

不過隨著時間過去，他們已經被甘地較為和平的方式吸引過去了。這三位全都屬於古吉拉特邦鄉村的當地種姓——梅塔屬於中級種姓帕第

達爾斯（Patidars），德沙伊則屬於高級種姓阿那唯爾・婆羅門（Anavil Brahmin）。 在 1910 年代，他們都放棄了在政府的職位，開始了在蘇拉特區聚會所的工作。他們的目標是要教育來自各個不同種姓的年輕人，關於印度為自由而奮鬥的種種，以及對社會改革的需求，尤其是種姓制度。

梅塔和德沙伊的聚會所都提供人力，幫助範圍遍及全區的流感舒緩作業。梅塔設立了一個免費的藥物配發處，由全國性的支持獨立組織提供基金。藥物由他們的學生進行配送，卡立安吉自己則騎著腳踏車挨家挨戶去配送。他們還將屍體移送去火化。而當提拉克組織的蘇拉特分支——家鄉自治聯盟（the Home Rule League）發起一個疫苗計畫時，這兩個聚會所又再次提供了志願者。他們的努力獲得了蘇拉特城市委員的讚許，而表現也比他在艾哈邁達巴德的合作單位活躍，這個單位建立了兩個移動性的配藥室，並在當地醫院設置了一個傳染病病房。

志願的學生幫民眾注射的是什麼疫苗並不清楚。那年秋天，兩個政府的實驗室準備了兩支疫苗，但對提供的方式限制很多，而且一直到十二月才能取得。在那之前，疫情最糟糕的時候已經過去，新的疫苗已經可以廣泛的配發，而且還免費提供。他們配發的藥物可能是阿育吠陀（Ayurvedic）藥物，1918 年，西方的藥物在印度還未被廣泛的接受，大多數印度民眾生病時，靠的仍然是阿育吠陀藥物。和疫苗類似，這些藥物的作用都受到質疑，不過學生們帶著藥物來到該區最遠的偏鄉，這也讓他們接觸到「落後」的社群，包括了第一次接觸到的「阿迪瓦西斯」（adivasis）。

阿迪瓦西斯（後來被指定為「表列部落」，[譯註 4]）帶著懷疑的態度來接

譯註 4：阿迪瓦西斯（adivasis）屬於印度主流社會之外的弱勢族群。

待學生——這些屬於種姓的外來者長久以來都在利用他們，所以很多人拒絕了他們帶來的藥物，有些人質疑阿育吠陀藥物的功效，還有些人認為針對這種疾病，唯一能做的反應就是努力去平息顯然是被引發的神怒。卡立安吉·梅塔的耐心和務實取得了他們的信任，許多人最後都吃了藥（他的兄弟還繼續贏得了奇蹟工作者的名聲，因為他的努力改善了他們的生活）。蘇拉特區的舒緩作業據保守估計，大約服務了一萬人，不分印度教徒、穆斯林、基督徒、偏遠部族和賤民，這讓這些年輕的自由鬥士們贏得了蘇拉特、艾哈邁達巴德和孟買城市居民的尊敬，居民們都從報上讀到他們的功績。[13]

這同時，在甘地的聚會所裡，幾位獨立運動的重要人士都因為那年秋天的流感倒了下來，其中包括了剛烈寡婦娘子甘格彬·馬慕達（Gangabehn Majmundar），她是教導紡紗的老師，甘地把印度衣料自給自足的希望都寄託在她身上；他的朋友英國國教派的牧師查爾斯·安德魯斯（Charles Andrews）；以及在柯達區的運動中擔任重要角色的山卡爾拉·帕瑞克（Shankarlal Parikh）。甘地自己高燒到無法說話或閱讀；他甩不掉那種厄運感：「生活中有趣的事物都消失了。」

醫師為了他好，過來給他建議，但是大多數被他拒絕了。他們之中有許多人規勸他不要再遵守不喝牛奶的誓言了（他不喝牛奶是因為討厭 phooka 這種作法，也就是把空氣用力打進乳牛的陰道，以促進泌乳）。卡司杜巴支持他的決定，不過一位醫師卻表示，如果是因為這種理由，那麼喝羊奶應該沒有異議了吧，因為羊隻身上是不施行這種 phooka 作法的。因此他讓步了，不過後來就痛苦的後悔了。為了活下去而放棄指引自己的哲學對甘地來說是無法接受的事：「這個在我生命中拖了很久，也是第一次持續那麼久的病，讓我擁有一個獨一無二的機會，去好好檢視我個人的原則並進行測試。」當然，

我們很難確定，他復原緩慢是否因為引發了肺炎。不久之後，他生病的新聞以及他的固執態度被傳開了，古吉拉特邦院的喉舌《*Praja Bandhu*》嚴厲的批評他：「甘地先生的生命不是屬於他個人，而是屬於印度。」

　　甘地的病一直拖著沒好，直到十一月他收到德國戰敗的消息。想到終於可以放棄募兵的活動對他來說是一個很大的解脫，不過當他在報上讀到羅拉特（Rowlatt）報告公開的內容時，他的病要開始好轉也難。這份煽動性文件是由總督立法委員會的法官西德尼·羅拉特（Sidney Rowlatt）所提出，建議將軍事法延用到和平時期的印度。在整個大戰時期，公民權利被中止，意思是印度人可以不經審判就被逮捕，不必陪審團就可以被審判。羅拉特發現煽動暴亂的言論以及恐怖主義都足以讓該法繼續延長。印度人期望有更多自由，結果獲得的是更多的壓迫。

　　羅拉特的提案在 1919 年二月通過成為法案，激起了一波不安。甘地還很衰弱，「在那時候，我根本沒力氣在任何會議發聲。無法在會議中發言的情況持續著。我整付身子骨都在顫動，無論時間長短，只要一起身試著說話就會嚴重抽動。」但是他臨危不亂，成功應對倒是無庸置疑的。為了要將這種破滅的幻想引來對抗他所謂的「黑色法案」，他呼籲非暴力抗爭（*satyagraha*）。達亞爾吉·德沙伊和卡立安吉·梅塔在蘇拉特回應了他的呼籲。這兩位種姓之間的障礙通常都會讓他們立場分開，現在卻聯手以「大魯─卡魯」（Dalu-Kalu）的暱稱為自治而戰。針對羅拉特法案的非暴力抗爭活動在 1919 年四月十三日以悲劇事件告收，雷金納德·戴爾（Reginald Dyer）准將命令軍隊在阿姆利則（Amritsar）對沒有武裝的民眾開槍，根據官方說法，殺死了將近四百人（其他來源則估計人數在一千人以上）。英國的歷史學家 A. J. P. 泰勒（A. J. P. Taylor）聲稱這個事故是西班牙流感直接導

致的，因為流感讓這個國家的緊張狀態升高，而被標上「印度人被挑撥，與英國統治離心的決定性時刻」。[14] 十天後，一篇社論出現在支持獨立的《年輕印度》（*Young India*）上，反映出了這國家陰沉的氣氛。這個政府以「公共衛生」之名，在孟買街道上傳達一種感覺，一個容許六百萬人（當代對印度死亡總人數的估計）「像沒有人救的老鼠」一樣死於流感的政府，是不會介意多一些人死在子彈之下的。五月，就在他放棄英國授與的騎士頭銜以抗議阿姆利則大屠殺時，羅賓德拉納特・泰戈爾（Rabindranath Tagore）寫信給一個朋友，告訴他英國有罪，因為他們「和原始民族所表現出來的永恆法（eternal laws）一樣的無知，這些民族去獵所謂的『巫』，把他們在血液中自帶病菌所引發的病症歸咎於巫。」[15]

1920 年，印度國民大會黨（Indian National Congress party）在加爾各答（Calcutta）召開了一個特別會議。梅塔兄弟隨著甘地和一干人從孟買搭乘一輛特別的火車過去。當他保證如果國大黨能支持他全國性的非暴力抗爭呼籲方式，那麼他就承諾在一年之內取得自治權，昆瓦爾吉・梅塔從中得到了啟發。他回到古吉拉特邦，之後讓五個城鎮響應這個原則。據估計大約有五十萬個工人在 1921 年進行罷工，而之後的幾年間則有更多人加入。甘地的承諾言之過早；獨立的痛苦掙扎一直拖延到 1947 年。不過，1921 年，拜西班牙流感大規模流行之賜，他毫無疑問的成為獨立運動的領袖，而且獲得了草根性的支持。

憂傷之思

　　那些整日想著西班牙流感的人經常會思考，當這個流感在世界各地幾乎每一座墓園都留下一堆墓碑之時，為什麼還無法透過時間這門藝術編織出帶有類似風格的作品？這些試圖去描述它、去跳上零號病人列車、談到人類苦難這些看法的藝術家們，人數少到令人覺得不安。為什麼？這是一個少有人關注，但已經成熟到足以進行研究的問題。而現在，我們能夠做的不過是勾勒出一個範圍，並提出一些假設。

　　第一個要說的是藝術在流感之後變得不一樣了。藝術之水表面看似無波，實則暗潮湧動。有個斷開面暴烈如紅海分開。所有藝術皆同，1920 年代看到的是理想與浪漫主義切斷的渴望，去剝離、削減、褪去稍早那誤入歧途時代的榮景。畫家和雕塑家重新拾起古典主題。建築家放棄了繁複裝飾，設計的建築以功能為重。在流行風潮也出現了類似的事，設計師拋棄了色彩和曲線，音樂方面則進行了不少平行的革命。奧地利作曲家阿諾・荀白克（Arnold Schönberg）創造了一種名為十二音體系（dodecaphonics）的全新音樂系統，而俄國出身的作曲家伊果・史特拉汶斯基（Igor Stravinsky）在爵士樂的影響之下，開始以節奏代替情感。

在這個十年間，藝術界背離了科學與進步，藝術家們說在這十年，人類畢竟也沒古代過得好。這種新的悲觀主義通常得歸因於戰爭。我們被告知，這是人類在面對無法想像的死亡規模時，所出現的人性反應。不過，還有另外一場規模更大得多的屠殺，是所有科學成就在面對時證明是無力的：西班牙流感。流感與戰爭在心理層次的影響，對活在那時代的人來說是一種糾結，解不開，但是或許也沒必要解。挑戰難度沒那麼高就好：展示西班牙流感會使人產生心理轉變（psychological shift）。

最令人感到困惑的沉默或許來自於文學界。舉例來說，阿爾弗雷德·克羅斯比（Alfred Crosby）在研究美國的流感時注意到，當時在他的國家裡，「應該要非常敏感」的作者居然沒有人出來處理這個課題。法蘭西斯·史考特·費茲傑羅（F. Scott Fitzgerald，在流感要結束前掃到尾巴，那時他正在為第一本小說《天堂的這一邊》〔This Side of Paradise〕進行收尾）沒有；恩尼斯特·海明威（Ernest Hemingway，當時他的女友愛格妮·凡，庫羅瓦斯基〔Agnes von Kurowsky〕在義大利照護得到流感的士兵）沒有；約翰·多斯·帕索斯（John Dos Passos，他自己在一次跨越大西洋的軍隊運輸途中也病倒了）沒有；而醫師威廉·卡羅斯·威廉斯（William Carlos Williams，他在危機高峰時期，一天要打六十個電話）也沒有。這些作家們為什麼都選擇忽略呢？

再次引用安德烈·莫洛亞（Maurois）的話，「不同世代的心靈每一個都是無法穿透的個體，就如同萊布尼茲的單子（monads of Leibniz）一樣。」不過，有兩件事情值得注意。首先，幾乎所有叫得出名號，而在 1918 年又已經成年的作家，都已經直接或間接接觸過重大疾病。費茲傑羅得過肺結核，俄國女詩人安娜·阿赫瑪托娃（Anna Akhmatova）和紐西蘭小說家凱瑟琳·曼斯菲爾德（Katherine Mansfield）也得過；德國詩人與小說家赫爾曼·赫塞

（Hermann Hesse）在 1914 年被拒絕入伍，這個令人半信半疑的名聲是他和海明威分享的；印度詩人泰戈爾的妻子和幾個孩子因病去世；義大利劇作家路伊吉・皮藍德羅（Luigi Pirandello）以及美國詩人與評論家 T・S・艾略特（T. S. Eliot）都有被認為發瘋的妻子。當克林姆拿槍對著來將他從畫作《醫學》中解救出來的人時，可以說是在為他們所有人「發聲」。

其次，在 1918 年已經成年的作家生長於被湯瑪斯・曼（Thomas Mann）的《魔山》（*The Magic Mountain*）優化過的浪漫傳統下，湯瑪斯・曼從 1912 年開始寫這部作品，不過到 1924 年才出版。在這本小說裡，疾病折磨了阿爾卑斯山一座療養院的住民，這代表歐洲在第一次世界大戰前夕道德的敗壞。對浪漫派來說，疾病是一種象徵，有靈魂生病的隱喻。就疾病本身來看，並不有趣，或許因為他們本身就陷在其中。這對他們來說太密切了；他們看不見。不過，事情不斷產生變化。在《魔山》面市一年之後，總是體弱多病的英國作家維吉尼亞・吳爾芙（Virginia Woolf）寫了一篇叫做《在病中》（*On Being Ill*）的論文。在文章裡，她問道為什麼文學不去探索疾病這個豐富的地帶：「想想看，疾病多麼常見，它對心靈帶來的改變有多麼巨大、多麼驚人，當健康之燈熄滅後，一個未曾被發現的國度便在那時開始揭開……所以疾病未能像愛、戰爭、嫉妒等在文學的主題中占有一席之地，真的很奇怪。」

她的問題現在無法被回答，因為從 1920 年代開始，疾病已經移到了文學的中心舞台，而且不再是個象徵（或者說，不再只是具有象徵意義），而是存在於所有不光彩、平淡無奇、可怕的真實中。她本人就對這項轉變有所貢獻，她在《達洛維夫人》（*Mrs Dalloway*）中對精神病進行了探討。《尤利西斯》（*Ulysses*，1922 出版）裡面充滿了對身體功能以及功能發生障礙時的各種影射。而美國劇作家尤金・歐尼爾（Eugene O'Neill）的劇本《稻草》（*The*

Straw，1919 年出版），靈感來自於他自己住在肺結核病療養所的經歷，這個病不代表地獄——它本身就是地獄。「他眼中的生命是無常的，是黑色的。」一位評論家在 1921 年對歐尼爾做了這樣的評論。[1]

那麼這個轉變是如何被激起的？有可能是在 1918 年橫掃全球的病毒，將傳染病強迫灌入人類的意識中，並且點出由醫學做出的勝利宣言與失望現實之間的差距？流感病毒不是唯一一種在當時引發不幸的病菌，還有另外兩個聲名狼藉的雙重詛咒——肺結核和性病。但這些都是慢性病，慢慢燃燒，它們不會匆匆而來，引起毀滅後再次離開，讓病人在醒來時受到了無生趣與絕望的海嘯衝擊。

俄國 1890 年代的流感疫情，對玩世不恭和厭倦無聊的末世心態（*fin de siècle* mood）是否有影響，還在爭論中。[2]該次流感殺死了一百萬人；而西班牙流感至少有它的五十倍之多！我們不知道，有多少倖存者事後還患有後病毒疲勞症候群，但是數字肯定非常龐大。 而他們不像會忘記流感侵襲時那令人困惑的隨機性，如同致命的樂透。心理學家有種表達方式可以形容那些在隨機恐懼下人們的心態，稱為「習得無助感」（learned helplessness），他們告訴大家，這會讓我們變得抑鬱消沉。

如果你仔細看，會發現這些曾生活在西班牙流感期間的人，寫作時字裡行間有流感的痕跡，或許那是改革即將到來的先兆。這個病讓羅倫斯（D. H. Lawrence）的心肺功能衰弱，而這一點他留給了《查泰萊夫人的情人》（*Lady Chatterley's Lover*，1928 年出版）中的獵場看守人梅羅斯（Mellors）。凱薩琳・安・波特（Katherine Anne Porter）二十八歲那年，在科羅拉多州的丹佛市得到了流感（她的黑髮掉了，再度長出來後卻成了白髮），之後她寫了《蒼白的馬，蒼白騎士》（*Pale Horse, Pale Rider*，1939 年出版）。而在世界

的另外一邊，日本前衛白樺派（Shirakaba）的成員武者小路實篤（Saneatsu Mushanokoji）寫了一個故事，內容講述一個年輕人從歐洲旅行回來後，才得知他的女友已經死於流感，這本書名為《愛與死》（愛と死，1939 年出版）的小說至今依然受到歡迎，描述的是一個本來充滿幸福與光明的世界突然在一夕之間化為黑暗。

1918 年九月，T・S・艾略特發表了一首詩集《夜鶯群中的史維尼》（Sweeney among the Nightingales），詩中可能跟西班牙流感有關：

晦暗的獵戶座和天狼星
罩上了面紗；讓縮小的海洋變得靜寂
穿著西班牙斗篷的人
試著坐上史維尼的膝
Gloomy Orion and the Dog
Are veiled; and hushed the shrunken seas;
The person in the Spanish cape
Tries to sit on Sweeney's knees

到十一月之前，流感已經干擾了英國大大小小城市的正常生活。艾略特和妻子薇薇安都得病了，病情顯然讓薇薇安的精神狀況惡化，嚴重到夜不成眠。她住在馬洛（Marlow），就在倫敦外面，而他則住在市區，對這荒涼、鬼影幢幢之城進行仔細觀察，後來寫成了《荒原》（The Waste Land，1922 年出版），詩集本身應該是受到那段期間他感受到的奇怪氣氛影響。

有趣的是，後病毒疲勞症候群比流感本身留下更多痕跡，就好像作家們把這病錯當成隱喻使用，然後又用了一些手段，給它一個正確的治療。1920

年代，歐洲最暢銷的小說之一，麥可‧阿倫（Michael Arlen）的《綠帽子》（*The Green Hat*，1924 年出版）就很能引起一個世代人的興趣。他書中的主人翁艾莉絲‧史東（Iris Storm）是個不顧後果、縱情享樂、跟世界脫節的女子，是現代許多話題的化身：疏離、高敏感、自我懷疑。這個角色的靈感來自於女繼承人南西‧康納德（Nancy Cunard），她在 1919 年初得到流感，發展成肺炎，在漫長的復原過程中因為抑鬱變得很固執——阿倫認識她就在這段時間。

在這段時間成形的另外一個獨行俠是達許‧漢密特（Dashiell Hammett）在《馬爾他之鷹》（*The Maltese Falcon*，1929 年出版）書中的私家偵探，山姆‧史培德（Sam Spade）。史培德是後來許多小說中偵探的原型，在一篇鮮為人知的短篇小說《假日》（*Holiday*，1923 年出版）中可以找到雛形。這是患了肺結核的漢密特在得到西班牙流感，經過艱苦漫長的復原期之後寫的作品。描寫的是一個罹患了肺結核的士兵有一天從軍醫院被放出來的故事，這孤獨的男人只為那一刻而活。在《馬爾他之鷹》中，史培德說了福力克福特（Flitcraft）講的一個寓言，這個人在差點被一根落下的橫樑打死之後，改變了他的人生：「他那時才知道，人隨時會因為那種危險而身亡，能活下來純粹因為命運之神饒過了他們。」

在戰爭之前就出現的現代主義，提供了語言讓藝術家與思想家去探索吳爾芙所描述的豐富地帶。將他們從現實主義中解放出來，從一直是外來客的身分往裡看，而裡面的內容有心理分析的影響，心理分析則有很大的程度倚重在夢之上。或許，不斷記起發燒的夢境對於讓潛意識產生這種新的迷人想法也有貢獻。波蘭作曲家卡羅爾‧席曼諾夫斯基（Karol Szymanowski）在 1918 年秋天住在在黑海休閒勝地，他得了西班牙流感後產生靈感，開始寫他的歌劇《羅傑王》（*King Roger*）。他稱這劇為「西西里劇」（Sicilian drama），「在一個失眠的夜晚，西班牙之夜就這樣從我腦海彈跳出來」，在那之前，他和堂弟，歌劇腳本家傑洛斯羅・伊瓦什凱維奇（Jaros aw Iwaszkie-wicz）才在蔚藍的海邊悠閒散步。「對我來說，」伊瓦什凱維奇之後寫道，「和這永恆之海相同的無形元素，似乎在同一時間鎮靜、卻又不安靜的化成了卡司，進入後來寫出來的音樂裡。」[3]「沒有光了，或許再也不會出現光了，而與之前她在海邊看到時相比，那時藍色的海洋靜謐的沿著她天堂的海岸延伸，而光一直是在的，」波特在《蒼白的馬》（Pale Horse）裡面寫道。「還有比較美好的夢呀，」艾莉絲・史東的頌歌裡唱著。

但是在後流感、後戰爭時的年代裡，透過這種對潛意識的探索，還是有一條新的黑色縫線穿過。心理分析之父西格蒙德・佛洛伊德（Sigmund Freud）在 1920 年寫過一篇名為《超越快樂原則》（Beyond the Pleasure Principle）的短文，在其中介紹了死亡衝動（death drive），也就是死亡本能（Todestrieb）這種觀念，以及性衝動（sex drive）。那時，他否認了他懷著第三胎的愛女蘇菲因西班牙流感而死的事情，對這個理論的發展有影響，但是後來則承認，這事情應該也起了一些作用。「你還記得有像現在這樣充滿了死亡感覺的時候嗎？」他寫信給友人恩斯特・瓊斯（Ernest Jones）時提到，時間應該就在蘇菲剛過世不久，而在給成為鰥夫的女婿的信中，他對山姆・史培德這個角色做出回應，他寫道，「無感、野蠻的命運之劇」。[4]

性與死亡的心理分析主題瀰漫在 1920 年代製作的第一批恐怖電影裡。由德國導演 F・W・穆瑙（F. W. Murnau）執導的《吸血鬼》（Nosferatu，1922 年上映）重述的是德古拉爵士傳奇，不過添加了一些包含瘟疫的支線情節。吸血鬼從離黑海不遠的家鄉——羅馬尼亞的特蘭西瓦尼亞（Transylvania）往德國出發，沿途散播瘟疫（諷刺的是，西班牙流感也可能是從德國傳到黑海

的，而帶回這病的是返鄉的戰俘）。

　　嘲諷代替了憐憫，在像皮藍德羅（《六個尋求作者的劇中人》〔*Six Cha-racters in Search of an Author*〕，1921 出版）以及稍後的薩繆爾・貝克特（Samuel Beckett，《墨菲》〔*Murphy*〕，1938 出版）這樣的作家手中，傾向了荒謬。卡夫卡長久以來對於隨機與沒意義的東西一直有鑑賞的眼光，而西班牙流感顯然是以這類型中的翹楚之姿侵襲了他。「發燒作為哈布斯堡王朝的一個課題，而且還是消失後又捲土重來的，就像捷克民主治下的市民一樣，雖說有點滑稽，但絕對是令人感到恐怖又詭異的，」[5] 他的傳記撰寫員寫道。逐漸復原的他，出門走到布拉格的街道上，發現街道上滿滿曾經是敵人的人──法國人、義大利人、俄國人。法蘭茲・約瑟夫（Franz Joseph，[譯註1]）火車站已經不復存在，現在已經被改名為 Nádraži Wilsonovo（威爾遜〔Wilson〕火車站），不過現在有個十月二十八日街，標記捷克斯洛伐克（Czechoslovakia）的生日。他不是唯一一個感覺進入兔子洞（[譯註2]）而消失的人。渴望參與德國革命的社會學家古斯塔夫・蘭鐸（Gustav Landaue），與代理總理馬克斯・馮・巴登（Max von Baden）各自從發燒中醒來後，發現自己已經錯過了很多事。哲學家，也是頂尖的錫安主義者馬丁・布伯（Martin Buber）在歐洲猶太人寄望由他領導巴勒斯坦相關事宜時──該國最近的控制權由奧匈帝國手中轉給英國──他卻病倒了，而猶太人一直在想巴勒斯坦是否能成為他們夢想的家鄉之地呀。

　　西班牙作家和思想家的認同感，雖非己願，但卻已經和流感糾結難分了，這反應在他們自己獨特的行事方式。拜馬德里舞台上的輕歌劇之賜，當春天

譯註 1：法蘭茲 ・ 約瑟夫（Franz Joseph）一世，奧地利皇帝兼任匈牙利國王，極受國民敬愛。
譯註 2：指複雜奇異且未知的情景。

那波流感侵襲時，由於對國家狀態的深沉憂慮，這種病在西班牙人心目中就和唐吉軻德糾纏不清了。而唐吉軻德這個集合各種優缺點於一身、無可救藥的浪子，為了眾人之故試圖力挽狂瀾，這就是西班牙精神。依照西班牙的傳統，每年的諸聖節（All Saints' Day）都要表演一版唐吉軻德傳奇，也就是名為唐・璜・特諾里奧（Don Juan Tenorio）的劇。而 1918 年十一月，時間到了，西班牙人卻沒心情。「這一年唐璜來的時機很不巧，」評論員荷西・愛司寇菲寫道，「我們都無法參加。」[6]

流感大流行之後，不少西班牙作者不是仿唐吉軻德，寫出一些嘲弄的作品，就是進行分析重新改造。哲學家米蓋爾・德・烏納穆諾（Miguel de Unamuno）就是其中之一，做同樣事情的還有他的朋友，名醫葛雷寇利歐・馬拉紐（Gregorio Marañón），以及一些曾參與管理疫情的知識份子。馬拉紐和當代許多人一樣是優生學家，相信西班牙人人種「血統強健旺盛」，只是礙於環境的生活條件不佳，特別是一批不幸福的女人和小孩。為了要讓種族血統的潛力得以發揮，一定得摧毀對唐吉軻德的崇拜，同時要摧毀的還有對男性亂交的隱晦許可。1924 年，他寫了一篇文章指出花花公子沒有子嗣，也暗示他可能已經不孕，甚至娘娘腔。這可以說是一個最嚴重的毀謗，可能已經足以摧毀十九世紀最偉大的浪漫主義英雄之一。

在歐洲，死於戰場的人數高於死於流感的，但是在其他大陸上，結果剛好相反。如果流感大流行對歐洲文學的心理轉變產生影響，那麼應該可以認為在其他更大的範圍裡也是一樣。在巴西，西班牙流感的消失是一個時間的分界點。從奧斯瓦爾多・克魯茲在 1904 年施行了天花疫苗計畫後，醫師就非常不受歡迎，但是當里約市民看到流感失控，席捲里約時，他們卻要求另外一位知名的衛生專家卡羅斯・恰加斯（Carlos Chagas，被視為克魯茲精神

之子）介入相助。他一接手疫情就湊巧開始舒緩，從那時起巴西人民便以一種全新的尊重眼光看待醫師。[7]

1889 年從殖民地掌控中脫身後，巴西便一直在找尋國家的認同感，而現在醫師給了一個。是什麼定義了巴西人，成為他們的特色？據巴西人說，是疾病。[8] 是疾病，而不是種族，也不是氣候，是一件讓巴西社會各階層團結起來的事。他們說是傳染讓巴西「巴西化」了，巴西這個國家整個是一個無限大的醫院，而這種想法便滲進了文學裡，或許，還被那些 1919 年里約嘉年華會以流感為主題的遊行記憶強化了，當時還有社群稱呼自己為「午夜之茶」（Midnight Tea）或「聖屋」（Holy House），高唱淫穢的「西班牙淑女」（Spanish lady）之歌。

1928 年，作家馬里奧‧德‧安德拉德（Mário de Andrade）出版了小說《馬庫納伊瑪》（Macunaíma），講述有個生在巴西叢林的年輕人名叫庫納伊瑪，擁有神奇的力量。黑色、淫穢、肉欲、奸詐，代表的是巴西人的人格，他重複了以下這個口號，「健康太少、螞蟻太多，就是巴西的詛咒。」有些作家對於占有優勢的白人醫師心存疑慮，不過他們把「傳染讓巴西巴西化了」當成稍加偽裝的優生學。如果巴西人生病了，他們會立刻反擊，因為那是巴西社會心中深藏的不平等。因此，文學上的反潮流出現了，讓大家注意到這些不平等。對這件事有貢獻的眾人之中包括了混血作家阿方索‧亨利克斯‧得‧利馬‧巴雷托（Afonso Henriques de Lima Barreto），他的中篇小說《活人公墓》（Cemetery of the Living，1956 年出版）把精神病院比喻成公墓或地獄的所在。

西班牙流感抵達中國時，新文化運動正在挑戰中國的傳統價值。要把某種疾病的大流行從當時也襲擊著這國家的許多流行疾病中單獨挑出來是很難

的。但是整體來說，雖然仍有爭議之處，他們還是增添了邁向現代化的動力。新文化大肆嘲弄傳統中醫中藥，中醫中藥被視為中國社會無一是處的象徵，他們還呼籲掌權者要大力擁抱西方的科學理念。這個運動的領導者中有一位當時比較不為人知的作家，名叫魯迅。他跟著老是生病、酗酒的父親長大，個人對中醫師有些很不好的經驗。每次中醫上門，總是收取極高的出診費外，還要叫魯迅去採集治療用的藥材。其中包括了一對蟋蟀，醫師還特別規定，「蟋蟀必須是原配，出自同一個洞穴。」魯迅父親的健康狀況持續惡化，直到死前都沒有好轉，留下十四歲的兒子支撐整個家庭。[9]

魯迅在日本學西醫，但是後來他認為自己可以用筆創造出更大的不同。1919 年，他出版了一篇短故事名為《藥》，裡面講述一對老夫妻花了畢生積蓄去買一顆剛用被處死罪犯的血液泡過的饅頭，相信這顆血饅頭能醫好他們患了癆病的兒子，不過，他們的兒子還是死了。故事其中一段節錄如下：

「喂！一手交錢，一手交貨！」一個渾身穿著黑色衣物的人，站在老栓面前，眼光正像兩把刀，刺得老栓縮小了一半。那人一隻大手，向他攤著；一隻手卻撮著一個鮮紅的饅頭，那紅的還是一點一點的往下滴。」[10]

現今，魯迅被視為中國的現代文學之父。

最後還有印度，一個因為西班牙流感強襲導致大量印度人民死亡，因此而立國的國家。疾病在 1920 年代成為該國寫作的主要重點，文章主要呼應種姓制度需要改革的理念，以及丟棄英國統治時的牛軛。在中國，推行現代化的作家學者進行了白話文運動，用口語白話文來代替文言文，這樣一來，一般民眾也能接觸中國文化，這相當於歐洲在文藝復興時代，以法文或英文來

取代拉丁文。在印度也發生了類似的事。新一代的作家首度開始用農民也能了解的語言來描述農民生活的艱辛，這型作家中最重要的首推穆席・普列姆昌德（Munshi Premchand）。他和得到諾貝爾文學獎的泰戈爾不同，在世界的舞台上幾乎無人知曉。普列姆昌德在印度可能比較受到喜愛，不過這點還有爭論餘地。舉例來說在《牛奶的代價》（The Price of Milk，1934年出版）中，他講述了曼格爾（Mangal）的故事。曼格爾是印度社會階層最低的賤民出身的孤兒，父親死於瘟疫，母親則是死於蛇咬。曼格爾住在地主屋子前面的一棵樹下，靠殘羹剩飯為生。地主的妻子不會去碰他，因為害怕弄髒，即使曼格爾的母親是她兒子的乳母也一樣。這樣的差異是不需要解釋的，因為正如一位牧師下的註解，「邦主（Rajas）和大君（maharajas）可以想吃什麼，就吃什麼……規矩和限制是給小老百姓去遵守的。」

普列姆昌德在1918年成了自成一格的「鄉村生活編年史作家」，那時候他住在聯省共和國（北方邦〔Uttar Pradesh〕），在那裡單單西班牙流感的死亡人數估計就有二到三百萬人。那時候一起在那邊生活的還有詩人尼拉拉（Nirala），他被稱為「奇怪的人」，他的未婚妻和家中許多成員都死於西班牙流感。「這是我生命中最奇怪的時刻。我家人在眨眼之間就消失了。」[11]

這些事件都在尼拉拉年僅二十二歲時發生，讓他留下極為深刻的印象。身為印度現代化運動領導之光的他，沒有耐心去理會之前受苦的種種宗教性說法，其中包括了因果報應以及前生的作為。對他來說，宇宙就是個殘酷的所在，沒有多愁善感的餘地。1921年他寫了一首名為《乞丐》（Beggar）的詩，裡面訴盡了這種情緒，他寫下的不僅僅是當時印度作家們的心境，也是全世界作家的。詩中有下列幾句：

當他們的雙唇因飢餓而皺縮
從慷慨命運之主賜下的回報是什麼呢？
哎，他們可以飲下自己的淚。

When their lips shrivel up from starving
what recompense
from the generous Lord of destinies?
Well, they can drink their tears.

第八卷：

洛斯可的
遺惠

1995 年的電影《危機總動員》（*Outbreak*）講的是一個虛構病毒的故事，病毒名叫莫塔巴（Motaba），先是出現在非洲的薩伊，接著傳到了美國的一個小鎮。莫塔巴很像現實世界的伊波拉病毒，會引起致命的出血性高燒，開始時是由體液傳播的，不過在某個時間點發生異變，變成了空氣傳播，就跟流感一樣。為了將病毒限制在已經受到感染的小鎮，不讓它擴散出去，美國總統批准了將小鎮炸毀的計畫。謝天謝地，這計畫後來中止了。

　　這個令人毛骨悚然的情景並沒有過去。伊波拉殺死了一半受感染的人，不過它並非空氣傳染，所以傳播的難度比流感高得多。從另一方面來看，記錄上毒性最強的流感——西班牙流感——也「只不過」殺死了幾個百分比的受感染病人。然而，《危機總動員》的科學技術顧問堅持這樣的情節是可能發生的。顧問中有一位名叫大衛‧莫倫斯（David Morens）的流行病學家，他和病毒學家傑佛瑞‧陶賓柏格（Jeffery Taubenberger）為西班牙流感取了個名字叫做「大流行之母」。他甚至還表示，《危機總動員》的劇本還能再更誇張一點。「我不覺得劇本聳人聽聞。真要說的話，還算太溫和了。」[1]

　　未來全球健康風險架構建立委任組織（The Commission on Creating a Global Health Risk Framework for the Future，簡稱 GHRF），一個由美國國家醫學院（US National Academy of Medicine）召集組成的獨立國際專家小組，在 2016 年發表的一篇報告表示，在接下來的一百年間，大約有百分之二十的機率會出現四次或四次以上的大流行，而其中有極高的可能性至少會出現一次流感。[2] 大部分的專家認為出現另外一次流感大流行應該是無可避免的事。只不過問題是，什麼時候出現？規模多大？我們要怎麼做才能讓自己做好準備？從西班牙流感得到的教訓應該可以有助於我們回答上述三個問題。

　　首先，我們來看第一個問題，何時。西班牙流感的發生是因為某個有毒

的病毒株首先獲得了感染人類的能力，接著變得具有高度人傳人的能力。就是後面這個步驟引發了致死的秋季波流感，科學家們現在則在被監控的流傳病毒株中，試圖預測這些病毒株什麼時候能夠取得這種能力。他們現在所採用的技術之一，再次以分子時鐘為基礎。理論背後的想法很簡單：當變異隨著時間逐漸累積，有些就會產生一株特別的病毒株，比其他株更適合或不適合人傳人。這些適合度的改變會反應在流感家族譜的形狀和分支中，因為病毒株的適合度高，後代就多。所以，從理論上來看，可能可以預測某個特別的病毒株何時可取得一定程度的適合度，擁有成為大流行的潛力。

事實上，病毒株可能已經出現這種潛力了。這類病毒株屬於 A 型流感的 H5N1 亞型，也就是 1997 年在香港殺死幼兒的流感亞型。直到今日，人類全部的 H5N1 禽流感病例幾乎都是直接從禽鳥類感染得來的，但是有些已經轉成人傳人，所以有些人害怕病毒變成傳染性很高的人傳人只是時間問題（另外一株病毒 H7N9 也是基於同樣的理由，正在監控之中）。這樣的事情還沒有發生，也可能永遠不會發生，不過既然 H5N1 的感染者致死率高達百分之六十，所以現在被列為全球大流行的最高威脅之一。

外在因素，特別是氣候，可能也會影響大流行出現的時機。例如，2013年發表的一份研究顯示，在西班牙流感和後面三個大流行的流感之前，太平洋的溫度循環正值反聖嬰現象期（La Niña phase）。[3] 在反聖嬰現象期（也稱作聖嬰—南方振盪現象〔El Niño-Southern Oscillation〕，簡稱 ENSO）的「變冷」階段，北回歸線和南迴歸線之間的太平洋水域變冷了，而在另一階段，聖嬰現象（El Niño）期，相同的水域則是溫暖的。洋流和氣流是互相連動的，因為兩者都會重新分配地球表面的熱氣，讓地球周圍的天氣型態產生連鎖反應。這也正是氣象專家們要如此密切追蹤聖嬰—南方振盪現象的原因。（這

些在西班牙流感之前就被發現的先兆，包括枯萎的玫瑰、貓頭鷹遷移到新的地點，是否是人們對真正的大氣現象感受力提高了？）

聖嬰現象（El Niño，西班牙文是「小男孩」的意思）的發生沒有規律性，但是平均來說每二到七年發生。雖說並非絕對，但之後有時會伴隨反聖嬰現象（La Niña，西班牙文「小女孩」之意）。不過，反聖嬰現象持續的時間有比聖嬰現象長的傾向——在一到三年之間，剛好和聖嬰現象的一年不到相反——兩者都有在北半球冬天重合的情況。沒有人知道為什麼出現反聖嬰現象時比較可能發生大流行，不過可能與候鳥遷移時路徑上氣流改變產生的效應，以及它們接觸的家禽有關。

知道世界即將如 2016 年八月那樣進入反聖嬰現象期，可能有助於我們預測下次大流行發生的時間，雖說這只不過是一個更大、更複雜難題中的一部分。如果我們能了解候鳥遷移路線與流感間的關係，可能就能決定我們燃燒石油的方式對時間點、地理位置起源，以及未來所有可能的大流行造成的影響。畢竟，我們已經進入了人類世（Anthropocene epoch），這個世紀始於人類對地球造成衝擊，我們的車子、核子武器、丟棄的雞骨頭都留在這星球上造成痕跡。全新世（Holocene），現在的前一紀元，從上次冰河時期算起已經一萬兩千年了，這個時間點正好是農耕時代革命期，也是流感開始成為人類疾病的開始。在人類世中，我們已經進入了未知的領域。古氣候學家威廉‧拉迪曼（William Ruddiman）是這麼說的，「我們人類已經終結了 275 萬年歷史的北半球冰河期週期，進入了一個超出想像之外的未來。」2014 年，美國奧杜邦協會（Audubon Society of America，[譯註1]）發現在過去的四十八年間，隨著地球氣溫的升高，候鳥遷移的路線每年平均往北偏六十四公里。[4] 地球暖化對於流感病毒本身甚至可能有直接的影響，是否真是如此我們不知道，

但是有些線索顯示有此可能。病毒一般偏好乾冷的環境狀況，但是現在流傳中的一些病毒株顯然也能適應較溫暖的世界。例如，亞洲的 H5N1 流感就是在夏季爆發。

對於「何時」已經講了很多了。那麼「規模多大」呢？這是個值六萬四千美元的問題，因為能決定流感大流行規模的因素有很多。如果當初引起西班牙流感的病毒株今日再度出現，那麼引發的病情可能會比較溫和，因為我們的免疫系統對它已經多少有準備了。如果在我們身邊出現了新的病毒株，而活著的人都不曾曝露於其中，那就危險了。即使如此，要預測大流行造成的因素也很困難，因為人類從 1918 年之後也在繼續移動。當初西方戰線中盛行的條件以及因一次大戰而產生的大量人口移動現象很可能不會再重現，從另一方面來看，地球上彼此之間的聯繫也比從前好。人類的交通運輸以及會感染人類的病菌的傳播，移動都比之前快速，我們因地理環境隔離而出現的天然衛生封鎖線也變少了。我們對疾病的監測變好，也有了一些有效的藥物，包括疫苗，世界的人口也老化了，雖然年齡會讓免疫系統衰弱，不過年紀大的人對某些種類的流感也會有免疫「記憶」，而我們尚不清楚這兩者之間彼此抵消的作用如何。

2013 年，一家專門研究災難建模的美國公司 AIR Worldwide，以一株和 1918 年一樣危險的流感病毒株為基礎，嘗試將所有因子全部納入，結果推算出來的全球死亡人數在在二千一百萬到三千三百萬之間。全球人口數從 1918 年來大約成長了四倍，所以這樣的數字代表的是一個比西班牙流感規模小很多的災難，但是死亡人數依舊高得令人震驚。和過去幾年評估出來的估算相

譯註 1：美國奧杜邦協會（Audubon Society of America），重要的自然保育民間團體，早期以賞鳥與研究為主。

比，這樣的數字還是偏低的，死亡人數的差異從少到一百萬，高到一億之間。對於這樣幅度極大的反應，有人表示，未來的大流行沒什麼好恐懼的，但是也有些人因大家不曾做好準備而悲歎。前者控訴後者杞人憂天，後者控訴前者鴕鳥心態。兩類人之間的分歧可以顯示出，我們對於傳染病大流行大致上還有多少需要好好去學習，尤其是在流感大流行方面。

除了所有的不確定性，還是有一些事情是我們可以預先做好準備的。2016 年未來全球健康風險架構建立委任組織的報告呼籲各國政府以及私人與慈善團體，每一年要撥出大約美金四十億左右的預算來作為傳染病大流行的準備，並建議這筆錢應該投資在四個方面：技巧熟練又有積極性的醫療公衛人員、健全有效的疾病監測系統、有效率的實驗室聯網、以及與各個社區的契約合作。

西班牙流感和接下來的大流行都證實，就算有適當的激勵與訓練，醫療人員在堅守崗位，執行他們治療病人的神聖職責同時，通常也冒著很高的個人風險。因此，醫療人員必須盡可能獲得最好的支持，在疾病來襲的事件中受到照護。而支持他們最好的辦法就是以有效的疫情監測與預防方式來武裝他們，確保他們要面對的是被清楚告知狀況並服從指示的大眾。這三個部分從 1918 年以來已經有了長足的進步，但是仍然有改進的空間。

這時候，疾病監測單位，如疾病管制局（CDC）以及世界衛生組織（WHO）都要好好的以一個禮拜的時間來回應資料中大流行的訊號。2009年美國的兩位研究人員，尼古拉斯・克里斯塔基斯（Nicholas Christakis）和詹姆斯・福勒（James Fowler）就想先檢出一批在大流行早期就感染流感的人，讓他們成為傳染的「感應器」，看看是否能打擊疫情。他們在運用羅納德・羅斯（Ronald Ross）「發生理論」（theory of happenings）的原理時發現，不

論是病毒還是謎因（meme），任何有傳染性的東西在人類之間散播都得靠人類的社交及網路結構。

他們這種作法的關鍵在於一種稱之為「友誼悖論」（friendship paradox）的現象。概念就是，就平均來說，你的朋友擁有的朋友數比你的多，數字升高是因為我們在計算朋友的方式中有固有偏差（bias inherent）（基本上，人氣高的個人比人氣低的人，比較常被計算到，因為他們被圈在較多人的社交圈裡，所以當每個人要去比較自己的朋友數時，這些人氣高的人，會去膨脹到他要比較的對象的平均值朋友數。就實際操作來看，友誼悖論的意思是，如果你隨機選了一個人，請他們提名一個朋友，這個朋友和提名他的人相比，很可能認識更多的人。（審訂註1）在 2009 年豬流感爆發時，克里斯塔基斯和福勒兩人在兩個群組中進行了感染者的追蹤，一組是隨機挑選的哈佛大學部學生，第二組則是由第一組提名出來的朋友。他們發現朋友組生病的時間平均比隨機組的早兩個禮拜，根據推測，應該是他們比較可能和感染源接觸。[5]

如果你能抓到流感的早期病例，並在比現在的作法提早兩個禮拜實施管控措施，那麼就有可能多救下不少生命。很多易感者都能在兩週內施打疫苗。不過這些「感應器」還有另一種方式能幫助限制大流行的衝擊，甚至完全避開。如果人口中有足夠高的比例在大流行之前就曾施打過疫苗，那麼這些人，就能夠提供給其他人所謂的「群體免疫」（herd immunity）。這是因為他們能阻止病毒的傳播，意思是即使不是每一個人都有免疫力，但是全部的人口都能受到保護。克里斯塔基斯和福勒證明了只要選擇人際關係比較密切的一

審訂註 1：請參考：https://tichung.com/blog/2019/01/no_friends/

小部分「感應器」施打疫苗，就有可能做到群體免疫，因為他們比較可能走進感染源的路徑。

那麼預防又怎麼說呢？年度的流感疫苗一直在改良，但仍然需要每年更新。從 1973 年起，世界衛生組織就開始對哪些病毒株應該列入年度的疫苗提出建議，根據的原則就是疫情監測單位所指出正在人口之間流傳的病毒株。新的流感疫苗研發需要時間，不過最後的疫苗病毒株組成決策一般都是在二月，以便能從十月開始施打疫苗。那麼這裡就產生了一個問題：如果在二月和十月之間有新的病毒株浮出檯面，那麼即使疫苗效果再好，效力也只有部分而已。分子鐘（molecular clocks）或許能防止這樣的問題發生，可以先找出哪些病毒株的流行適合度正在增加中，即便它們尚未構成威脅。（譯註 2）

這同時，在所謂「廣用」疫苗（也就是能保護人類對抗流感，但不需每年更新的疫苗）上的工作仍然持續著。有好一段時間，流感疫苗不會用到整隻的流感病毒，因為曝露在這種形式的疫苗（整隻病毒），有時候引起的副作用，比流感本身還不舒服。為了要刺激人類的免疫系統產生反應，現代的疫苗採用單獨的圓形、迴旋的 H 抗原製作。不巧的是，每年改變的正好是這個部位，所以對陶賓柏格來說，就要尋找替代之法。

在他研究西班牙流感期間，發現 H 抗原有另外一個不會每年產生變化的部位：柄。這是因為它必須把頭部好好定住，也就是說，它的結構必須受到一定的機械式限制。於是，在病毒的各種研究中，他的小組開始把焦點放在這個基本、但是相對來說不會改變的組件上，嘗試去研發出一種有保護力，不僅能對抗所有過去引起大流行的病毒株，也可能對抗未來病毒株的疫苗。

譯註 2：也就是使用分子鐘預測未來可能會流行的病毒株，先把它做成疫苗。

在未來的流感大流行時，官方衛生單位一定會實施管制措施，像是檢疫隔離、關閉學校和禁止群聚等。這些是為了大家的共同利益著想，所以我們要如何確保大家都能乖乖遵守呢？在假設群體免疫是對抗流感大流行最佳保護辦法的前提下，我們要如何勸說大家每年都去施打疫苗呢？經驗告訴我們，大家對於強迫性的公衛措施容忍度很低，而這類措施只有在大家願意配合、尊重、並出自於自主選擇、不用動用警方公權力時，效果才會最好。2007 年，疾病管制局發佈了指南，指示在大流行時要怎麼做，才能確保公衛的防疫措施能獲得民眾最大程度的配合。這是以 1918 年學得的教訓為基礎，並建議在疾病致死率達百分之一以上時，才將這些防疫措施轉為強制（別忘了西班牙流感是百分之二點五）。以 2016 年的數字來看，疾病管制局會建議美國死亡人數達到三百萬之後，才採取這樣的步驟。看起來組織單位認為這種強制措施會引起很大的反彈呀。

如果民眾能自發性的配合防疫措施，那麼效果最好；不過，要這麼做一定得告知民眾疾病的本質，以及可能產生的風險。這是為什麼把西班牙流感的故事告訴大家會如此重要的原因之一，這也是合理化像《危機總動員》這樣的電影的其中一個論點。為這類影片辯護的人聲稱，把最嚴重的後果呈現出來，就是說服大眾去注射疫苗，並繼續透過所繳的稅金和個人募款去維持科學研究所需基金的最佳方式。不過，這到底是一個有爭議性的策略，不僅因為這類影片有引起「啟示疲乏」（apocalypse fatigue）的危險，也因為科學家能準確預測最嚴重後果的能力取決於他們對於問題現象的了解程度。H5N1 是有可能轉變成和虛構的莫塔巴病毒一樣危險的，我們必須等時間來評判。不過二十世紀初期那些優生學電影，把原本對社會而言應該是只能暗示表達的生育選擇，未來可能會產生問題的生育選擇（也就是讓「有缺陷」的人擴散繁衍）明白的演出來讓大家看，把很多人都嚇壞了，而從那時起，優生學

便徹底失去了大眾的信任。

　　無論這類嚇人的技巧是對是錯，在未來任何一個大流行中，媒體顯然會扮演一個批判的角色，1918 年也給我們在這方面上了寶貴的一課：無論是新聞審查制度，還是小看了疫病的危險性都沒用：只有將準確的資訊用客觀、即時的方式傳遞出去才有效。不過，了解資訊和實際去遵守是兩碼子事。就算大家對如何防疫都有所了解，但是未必會去實行。幾年前，當歐盟委員會（European Commission）下令要摧毀義大利南部普利亞大區（Puglia）的橄欖樹，以避免一種危險的植物病原體擴散開來時，當地居民站出來抗議，並上法庭挑戰這個決定。在義大利，橄欖樹具有深刻的情感意義，很多人家種樹是為了把世代家人的出生和姓名都刻到樹幹上。EC 在協商時，並未請橄欖樹的主人一起參加，而樹的主人也拒絕了這項作法所提倡的科學性論點。[6] 兩方之間的信任崩壞，或許也可以說，從未建立。但是信任不是短期間就能建立的東西。如果在大流行到來時，政府與民間沒有信任感，那麼就算流通的資訊再好，大家可能還是不會去注意。

　　1918 年教會我們的另一件事就是，有時候大家忽視忠告的原因就藏在過去。本世紀，南非總統塔博・姆貝基（Thabo Mbeki）拒絕承認愛滋病是由病毒所引起，他還規定公衛部長要建議民眾用大蒜、甜菜根和檸檬汁去治療。沒多久，愛滋病患者因為得不到有效的治療，就死在醫院前方的草皮上。姆貝基的行為看似令人百思不得其解，不過如果你從過去白人向來怪罪黑人是國家疾病之源的悠久歷史來看就明白了。怪罪的後果對南非黑人來說經常是既粗暴而長期的，正如他們在 1918 年時承受的一樣。大流行迫使南非對一個討論了十年的問題採取了行動：沿著膚色線將城市劃分開來。1923 年，原住民（都會區）法案（Natives〔Urban Areas〕Act）通過，六十年之內不會被廢除。

透過這樣第二次的悲劇，西班牙流感在人類身上造成了長遠的陰影。這些悲劇，即使是擁有極佳的疾病管制制度或疫苗，也無法全部避免，不過，有一部分是可以的——後病毒憂鬱症的一波高峰、產生大量的孤兒、損害在母胎中孩子的生存機會。我們現在有能力預防這許許多多的苦難，證明了洛斯可‧蒙罕（在南卡羅萊納州軍營過世）、在阿拉斯加墳墓中的無名女性，以及幾位讓陶賓柏格與安‧瑞德得以取出組織進行流感基因定序的人，不是白白喪生，他們死後仍遺惠人間。

不過，我們不該因此固步自封，因為故事並未就此結束。曾經一度大家以為流感是遙遠星辰牽引所致，後來認為是有種非常小的東西穿入了體內導致身體生病，最後大家終於瞭解，流感原來是宿主與病原體之間互動的產物。經過了好幾個世紀，人類終於把流感視作與魔鬼愈來愈親密的共舞，而且即使已經有所了解，人類和微生物還是繼續影響著彼此。

後話

記憶

無論何時，當有人問起山繆爾父母的事，他會說他們死於西班牙流感。
如果有人再回他，那不太可能，
因為西班牙流感大流行是在二十世紀初來到巴西的，
他就會回答：「啊～可能是亞洲流感吧；我沒問流感拿的是哪一國護照。」

——埃利亞斯・卡內蒂（Elias Canetti），
《倫敦大轟炸下的派對》（*Party in the Blitz*）

　　亞瑟・摩爾（Arthur Mole）是一個擁有不凡視野的男人。在第一次世界大戰期間，他以白旗和擴音器為裝備，將成千上萬的美國軍人設計了排列動作，讓他們成為他口中的「活的照片」。如果你直接在地面上看那一大群男人，或直接從他們上頭看，看到的就只是一群男人。但是如果你從有點距離的二十五公尺高塔往下看，你看到的是他們排成了一個個愛國的形象：自由女神像、山姆大叔、美國總統威爾遜的頭。

　　莫爾了解，要拉出距離才能看得見意義。西班牙流感被稱作「被人遺忘的大流行」，但是它並未被遺忘，只是我們對它的集體記憶還是一件進行式。一百年過去，時間上已經有點距離了，雖然說莫爾可能會讓遊行繼續，直到

目光匯聚所在的透景線能夠產生一個清晰的圖像後才把觀景台降下，但是，時間點一旦過去成為歷史，透景線就無法真正匯聚了，因此莫爾便不斷進行他永恆的追尋，直到自己的生命消逝為止。而從另外一條路回頭一望，（黑死病）也只不過過去七百年，黑死病漸漸進入了視線中。在十四世紀中期，這個人類史上最嚴重的傳染病大流行造成的死亡人數據估有五千萬人，雖說這數字和西班牙流感相比顯得粗略了些，但現實中或許更高得多。黑死病當然不會被遺忘，和它同時發生的英法百年戰爭，在我們心靈上籠罩的陰影也不會，儘管我們對它的集體記憶需要時間來癒合。即使是 1969 年，對黑死病這個瘟疫進行過絕佳描述的作者菲力普・辛格勒（Philip Ziegler）也寫過，「以黑死病為主題，全面性、或甚至針對某單一國家或一組國家中的大型研究都少得出奇。」有些研究可能已經佚失，但是依然存留的研究中有六個是他認為最重要的；最早的一份發表於 1853 年，事件發生之後的 500 年。這個大流行甚至直到十六世紀才有了名稱。在中世紀，它被稱作「藍死病」（Blue Death）。

　　戰爭和瘟疫是被分開記憶的。對戰爭的集體記憶似乎是立刻就產生，而且雖然被加入沒有限度的美化與竄改，但還是完整形成了，然後隨著時間過去而褪去。災難性的疫情記憶建構起來則要緩慢得多，一旦在某個平衡點穩定下來（或許是由相關的死亡規模來決定），一般來說，就不容易被侵蝕。今日對我們來說，對第六世紀查士丁尼大瘟疫（Plague of Justinian）的記憶就比八世紀的中國的安祿山之亂印象深刻，雖說就我們所知，這兩個事件死亡的人數是差不多的。

　　對於二十世紀，我們發現自己在記憶／遺忘的弧線上，處於一個很有趣的點上。兩次世界大戰依然非常真實而強烈，我們提到時都還難以釋懷，

雖說過去的經驗告訴我們，它在我們的心中會逐漸失去光澤，或是被其他的戰爭模糊掉，但也確信我們永遠不會忘記。而這同時，西班牙流感被「遺忘」的情況雖依然不曾動搖，但卻以越來越強勢的姿態介入我們的歷史意識（historical consciousness，[譯註1]）中。

世界最大的圖書目錄 WorldCat 中，列出了大約八萬本和「第一次世界大戰」相關的書（以超過四十個語言），而關於西班牙流感（以五種語言）則有大約四百本。不過這四百本書代表的是在過去二十年間，以這主題為寫作內容的指標性增加。現在，對這個主題表示興趣的學術領域極為廣泛，而且抱持興趣的不僅只有學術界。在二十一世紀，一個作者們堅定的把疾病當成值得好好對待的主題去擁抱的世紀，並列的還有愛、嫉妒與爭戰，西班牙流感現在終於滲透進入了流行文化之中，給小說、電影、和電視劇提供了情節。[1] 例如，在英國有一系列極受歡迎的電視劇《唐頓莊園》（Downton Abbey），裡面三位主要角色在 1919 年四月得到了西班牙流感，而其中一位還因此死去。1921 年，美國社會學家詹姆士・湯普森（James Thompson）比較了黑死病和第一次世界大戰的悲慘後果。[2] 西班牙流感可說是其他瘟疫更當然的參考比對對象，不過由於相隔時間只有兩年，所以他並未使用。當辛格勒在將近五十年之後評論湯普森的文章時，辛格勒的歷史雷達上也沒有把西班牙流感標註上去。這樣的一個疏漏在今天是不太可能發生的。

對於大流行的記憶為什麼要時間來醞釀呢？其中一個理由或許是死亡人數不容易計算。死亡的人沒穿制服，身上沒有人生退場的傷痕，倒下時也不在一定的範圍裡。而是大量在短時間、大面積內死亡，許多人就直接消失在

譯註 1：歷史意識（historical consciousness），指的是與我們生活中的現象產生連接。

萬人塚裡，不僅所患之病尚未得到診斷，而且生命也還沒來得及被記錄。二十世紀大部分的時間裡，大家都認為西班牙流感的死亡人數在二千萬人上下，而實際的數字則是兩倍、三倍、甚至五倍於該數。

再者，西班牙流感是一種很難以歸類的大流行。殺人時非常恐怖，屍橫遍野，比我們所知道的任何流感殺害的病患人數還高，不過，得到該病的人有百分之九十感覺就和得了季節性流感差不多。結果，大家便不知道該如何來看待這個病；到現在依然沒有頭緒。當時許多人誤認它是傳染性肺炎疫病（鼠疫，黑死病），一種能直接人傳人的病，除非接受治療，否則幾乎是必死無疑。今天，他們想到被和它列成相等地位的疾病，例如空氣傳播的伊波拉病毒症，就毛骨悚然。不過一般來說，西班牙流感比那些東西平庸多了。它病情進展非常迅速，在長期折磨心智之前就已經就地自行燃燒殆盡了。對比之下，鼠疫和愛滋病的大流行，在地方的疫情則能纏留數年不去。

記憶是一種活動中的歷程，必須重複講述細節才能被保留，不過有誰願意去重複講述疫情的種種細節呢？戰爭有勝利者（對他來說，這種傷害，也就是屬於他的參戰版本是可以流傳給後代子孫的），但是傳染病的大流行只有戰敗的命運。直到十九世紀，傳染病的大流行都還被認為是神的懲罰，人們只能認命的接受，但是在病菌說出現後，科學家發現，原則上疫病是可以防範的。他們在 1918 年的無能是很丟臉的，是一個提醒，告訴他們早期傳染病疫情降臨時是沒有任何原因或理由的，他們無力阻止。就如同某位流行病學家所形容，「它就像是古代的某種瘟疫又回來了。」[3]

因此，至少美國有個地區（一個因為疫情慘重，而很有話語力的地區）有理由保持沉默，把西班牙流感撇開不談。哲學家華特・班哲明（Walter Benjamin）甚至主張這樣公開的沉默對於繼續前進是很必要的，因為這樣才

有機會讓我們把過去毀滅的殘跡拋諸身後。所以布里斯托爾灣的尤皮克人才會彼此約束要「*nallunguaq*」，意思是要「隻字不提摧毀他們古代文化的流感大流行」。當有人提起西班牙流感的事時，出聲的也是那些受害最輕微的人：白人和富裕的人。除了非常少數的例外，遭遇最嚴重狀況的人、生活在少數民族聚集區或是邊緣的人，都沒有說出他們的故事。有些人，像是語言已經跟隨入土的少數民族，永遠也不可能開口了。不過，或許受害者終究還是找到了某些方式，包括罷工、抗議和革命，來表達他們的感受。

這是為何大流行的記憶還需要時間才能成熟的另一個理由。2015 年，密蘇里州聖路易斯華盛頓大學的兩位心理學家亨利・羅迪格（Henry Roediger）及瑪格達琳娜・阿貝（Magdalena Abel）對一份主體仍算薄弱的集體記憶研究做了總結，他們寫道，它的敘事結構「相當簡單，而且僅由少數幾個明顯的事件組成，分別被當成開始、轉承與結束。」[4] 他們補充道，這些事件如果還具有英雄或神祕元素，那就更有幫助了。戰爭有宣戰、有停戰，有出色的英勇行動，很容易就能嵌入敘事結構裡。而相對之下，流感疫情沒有清楚的開始或結束，也沒有特出的英雄。法國國防部長曾試圖要製造英雄，他把特殊的「疫情貢獻獎章」頒給好幾千個致力對抗流感疫情有功的文職和軍方人員，但是效果不彰。一個戰爭紀念網站這麼寫著，「令人感到好奇的是，這個勳章在該次對戰的一些重要裝飾品中，地位完全不明。」[5]

要講述需要一個不同的敘事結構，以及新的語言。科學家們因為羞憤，所以繼續提供我們一些流感的字彙，還給了一些觀念，像是免疫記憶、基因易感性、後病毒疲勞症候群等。用這種新語言表達之後——這語言或許稱不上詩情畫意，但是能讓你進行預測，並拿來和歷史報告相驗證——性質上根本不同的事件之間開始產生了連結，而其他曾經一度很明顯的連結則開始消

退並死去（不，它不是憤怒之神的懲罰；是的，它至少得為後面接連而來的憂鬱症負部分責任）。這個流感大流行從基本換上了新的形態：也就是今天我們認識的模樣。

這樣的敘事需要時間來醞釀——大約一百年的時間，這是由最近二十年突然爆發的興趣來評判的——直到養成，而各種混亂紛紜雜遝。在奧地利，西班牙流感帶著 1900 年爆發的鼠疫形象由遠而至，進入民眾的心中，部分原因是因為新聞媒體把兩者都稱呼為「瘟疫」。而在日本，它的名聲則被另外一件自然災害蓋過，那就是 1923 年的關東大地震，這場地震摧毀了東京。很多人認為流感是生物戰的產物，在其他方面，流感和戰爭也是糾纏不清，令人意外又心驚。在英國陸軍服役期間死亡的上尉和中尉（也是被薇拉‧布里坦稱作的「失落的一代」）人數約在三萬五千人左右。[6] 但是英國人死於西班牙流感的人數比這高六倍，而其中一半的人正處在生命最美好的時期，這些人無論男女都是既年輕又健康的，前方有大好的前途。流感孤兒和 1918 年秋天仍在母親肚子裡的孩子雖說也因不同的理由，可以被標上「失落的一代」，但是這些人更值得被冠上這個稱呼。

法國劇作家兼詩人埃德蒙‧羅斯丹（Edmond Rostand）之死正好闡釋了戰爭與流感這種想像中的結合。1918 年十一月十日，羅斯丹正準備離開位於巴斯克鄉間的家前往巴黎去慶祝即將來臨的停戰。下午五點鐘，車子來接他，要送他和情婦瑪麗‧馬奎特（Mary Marquet）到車站。在行李被送上車時，這兩人坐在靠近壁爐的地方，看著餘燼逐漸熄滅。他們有些傷感，甚至可以說心情沉重而憂鬱：危險的疾病正在巴黎肆虐，世界舞台上主要的事件正在展開。他們突然聽見靠窗的地方有翅膀拍打的聲音。羅斯丹走過去開窗，一隻鴿子飛了進來，搖搖晃晃的往壁爐邊的地上而去。他彎腰將牠撿拾了起來，

當他用雙手將牠捧在掌心時，牠的雙翅垂了下來。「死了！」他大叫。被嚇到的馬奎特低聲叨唸，真是個壞兆頭。三個禮拜後，這位到巴黎去慶祝停戰的《大鼻子情聖》（*Cyrano de Bergerac*）作者在巴黎死於西班牙流感。[7] 很難想出有什麼能比病死之鴿更適合作為象徵，代表籠罩在人類身上的雙重危險了。

　　1918 年的流感大流行因為發生的期間正值第一次世界大戰，所以至今仍然不斷的在第一次世界大戰的陰影中出現，而且根據我們已經掌握到的了解得知，未來它還是會繼續出現。西班牙流感是我們今天稱為黑天鵝事件（black-swan event）的一個例子，黑天鵝這個詞還剛好帶有鳥類的聯想。從前，沒有任何一個歐洲人會認為黑天鵝的確存在於世，直到 1679 年一位荷蘭探險家在澳洲發現了牠們的蹤跡。他一發現之後，所有的歐洲人便認為黑天鵝肯定是存在的，因為「其他的動物都有不同的顏色呀」。同樣的道理，雖然之前沒有一個類似 1918 年流感大流行的流感疫情，但是 1918 年一旦出現了，科學家們就覺得它以後可能還會再發生。因此，被重建的病毒就被保留在高密閉性的設施中，而科學家們在那裡進行研究，希望能研發出更好的疫苗；藝術歷史學家們則仔細研究著名倖存者的自畫像，想從中找尋後病毒疲勞症候群的蹤跡；小說家則想把自己放進曾安然度過這病之人的腦子裡，嘗試設身處地去了解他們的恐懼。他們就像工蜂，忙著在數百萬次的悲劇中編織網線，製造出集體記憶 —— 一張鮮活的西班牙流感照片。那些網線將會在我們的意識中將其強化，然後協助將它抽離。

致謝

在寫書的想法上，要感謝 Richard Frackowiak。在部分案例的研究與翻譯上，要感謝多位人士提供寶貴的協助，包括 Robert Alexander、Séverine Allimann、Andrey Anin、Pierre Baudelicque、Annette Becker、Charles Linus Black、Elizabeth Brown、Ivana Bucalina、Marta Cerezo Guiu、Upendra Dave、Jean- René 及 François Dujarric de la Rivière、Mark Elgar、Thomas Fischer、Sofie Frackowiak、Paul French、John Garth、Douglas Gill、Anders Hallberg、Claude Hannoun、Jean-Frédéric Henchoz、Laura Jambrina、Peter Johnson、Andreas Jung、Bahri Karaçay、Ana Leal、Ahnie Litecky、Daniel Medin、Jürgen Müller、Sandy Rich、Inna Rikun、Nil Sari、Janice Shull、Maria Sistrom、Stéphanie Solinas、Tim Troll、Malvina Vlodova、Liliya Vukovich，以及敖德薩高爾基研究圖書館（Gorky Research Library）的人員 Jeanine Wine、Negar 與 Mohammad Yahaghi，還有 Patrick Zylberman。感謝 Alex Bowler、Ana Fletcher、Janet Lizop、Michal Shavit 以及 Jeffery Taubenberger 提供編輯上的意見，讓本書能精益求精。感謝 Pamela 及 Gian Luigi Lenzi，提供無盡的熱情相挺。感謝 the Society of Authors' K. Blundell Trust 以及 Authors' Foundation 提供授權，沒有這些許可，許多研究將無法進行。真心的哀悼獻給 David Miller，他充滿智慧、幽默風趣、寬容體貼，只是走得太早，沒來得及見到本書問世。

前言　房中的大象

1. The exact quote is: 'The brevity of the influenza pandemic of August– September 1918 posed great problems to doctors at the time. They had no chance to try out different remedies or to learn anything about the disease before it was over. It has posed great problems to historians ever since.' T. Ranger, 'A historian's foreword', in H. Phillips and D. Killingray (eds.), *The Spanish Influenza Pandemic of 1918–19: New Perspectives* (New York: Routledge, 2003), pp. xx–xxi. This is also the source for Ranger's comments on the need for a new style of narrative.

2. J. Winter, *Sites of Memory, Sites of Mourning: The Great War in European Cultural History* (Cambridge: Cambridge University Press, 1995), p. 20.

3. Ranger, in Phillips and Killingray (eds.), pp. xx–xxi. Ranger is thinking particularly of the female characters in the novels of Zimbabwean writer Yvonne Vera, whose surname was one of the names given to the Spanish flu in her country.

4. L. Spinney, 'History lessons', *New Scientist*, 15 October 2016, pp. 38–41.

第一卷　沒有牆的城市

1　咳嗽打噴嚏

1. N. D. Wolfe, C. P. Dunavan and J. Diamond, 'Origins of major human infectious diseases', *Nature*, 17 May 2007; 447(7142):279–83.

2. Epicurus, *Vatican Sayings*.

3. Book 25, *The Fall of Syracuse*.

4. W. H. McNeill, *Plagues and Peoples* (Garden City: Anchor Press/ Doubleday, 1976), p. 2.

5. D. Killingray, 'A new "Imperial Disease": the influenza pandemic of 1918–19 and its impact on the British Empire', paper for the annual conference of the Society for Social History of Medicine, Oxford, 1996.

6. W. F. Ruddiman, *Earth Transformed* (New York: W. H. Freeman, 2013), ch. 21.

7. C. W. Potter, 'A history of influenza', *Journal of Applied Microbiology* (2001), 91:572–9.

10. *Quick Facts: Munch's The Scream* (Art Institute of Chicago, 2013), http:// www.artic.edu/ aic/collections/exhibitions/Munch/resource/171.

2 萊布尼茲的單子

1. P. de Kruif, *Microbe Hunters* (New York: Harcourt, Brace & Co., 1926), pp. 232–3.

2. *Ulysses*, 2:332–7.

3. Hippocrates. *Ancient Medicine*.

4. T. M. Daniel, 'The history of tuberculosis', *Respiratory Medicine*, 2006; 100:1862–70.

5. S. Otsubo and J. R. Bartholomew, 'Eugenics in Japan: some ironies of modernity, 1883–1945', *Science in Context*, Autumn–Winter 1998; 11(3–4):545–65.

6. G. D. Shanks, M. Waller and M. Smallman-Raynor, 'Spatiotemporal patterns of pandemic influenza-related deaths in Allied naval forces during 1918', *Epidemiology & Infection*, October 2013; 141(10):2205–12.

7. J. Black and D. Black, 'Plague in East Suffolk 1906–1918', *Journal of the Royal Society of Medicine*, 2000; 93:540–3.

8. A. D. Lanie et al., 'Exploring the public understanding of basic genetic concepts', *Journal of Genetic Counseling*, August 2004; 13(4):305–320.

第二卷 解析大流行

3 池塘上的漣漪

1. B. Echeverri, 'Spanish influenza seen from Spain', in Phillips and Killingray (eds.), p. 173.

2. E. F. Willis, *Herbert Hoover And The Russian Prisoners Of World War I: A Study In Diplomacy And Relief*, 1918–1919 (Whitefish: Literary Licensing, LLC, 2011), p. 12.

3. D. K. Patterson and G. F. Pyle, 'The geography and mortality of the 1918 influenza pandemic', *Bulletin of the History of Medicine*, Spring 1991; 65(1):4–21.

4. R. Hayman, *A Life of Jung* (London: Bloomsbury, 1999). But Hayman gives no source for this story, and according to Thomas Fischer, director of the Foundation of the Works of C. G. Jung, there is no documentary evidence for it.

5. E. Favre, *L'Internement en Suisse des Prisonniers de Guerre Malades ou Blessés 1918–1919: Troisième Rapport* (Berne: Bureau du Service de l'Internement, 1919), p. 146.

6. *My Life and Ethiopia's Progress, 1892–1937: The Autobiography of Emperor Haile Selassie I*, ed. E. Ullendorff (Oxford: Oxford University Press, 1976), p. 59.

7. R. Buckle, *Diaghilev: biographie*, translated by Tony Mayer (Paris: J-C Lattès, 1980), p. 411.

8. R. Stach, *Kafka: The Years of Insight*, translated by Shelley Frisch (Princeton: Princeton University Press, 2013), pp. 252–5.

9. S. Słomczyn´ski, '"There are sick people everywhere – in cities, towns and villages": the course of the Spanish flu epidemic in Poland', *Roczniki Dziejów Społecznych i Gospodarczych*, Tom LXXII – 2012, pp. 73–93.

10. A. W. Crosby, *America's Forgotten Pandemic: The Influenza of 1918* (Cambridge: Cambridge University Press, 1989), p. 145–50.

11. French Consul General's report on sanitary conditions in Milan, 6 December 1918, Centre de documentation du Musée du Service de santé des armées, Carton 813.

12. R. F. Foster, W. B. *Yeats: A Life, Volume II: The Arch-Poet 1915–1939* (New York: Oxford University Press, 2003), p. 135.

13. W. Lanouette, Genius in the Shadows: A Biography of Leo Szilard (New York: Charles Scribner's Sons, 1992), pp. 41–2.

14. H. Carpenter, *A Serious Character: the Life of Ezra Pound* (London: Faber & Faber, 1988), p. 337.

15. G. Chowell et al., 'The 1918–1920 influenza pandemic in Peru', *Vaccine*, 22 July 2011; 29(S2):B21–6.

16. A. Hayami, *The Influenza Pandemic in Japan, 1918–1920: The First World War between Humankind and a Virus*, translated by Lynne E. Riggs and Manabu Takechi (Kyoto: International Research Center for Japanese Studies, 2015), p. 175.

4 宛如暗夜之賊

1. N. R. Grist, 'Pandemic influenza 1918', *British Medical Journal*, 22–9 December 1979; 2(6205):1632–3.

2. N. P. A. S. Johnson, *Britain and the 1918–19 Influenza Pandemic: A Dark Epilogue* (London: Routledge, 2006), pp. 68–9.

3. L. Campa, *Guillaume Apollinaire* (Paris: Éditions Gallimard, 2013), p. 764.

4. Letter written to Richard Collier by Margarethe Kühn, 26 April 1972. Unpublished. In the collection of the Imperial War Museum, London.

5. J. T. Cushing and A. F. Stone (eds.), *Vermont in the world war*: 1917–1919 (Burlington, VT: Free Press Printing Company, 1928), p. 6.

6. C. Ammon, 'Chroniques d'une épidémie: Grippe espagnole à Genève', PhD thesis (University of Geneva, 2000), p. 37.

7. M. Honigsbaum, *Living with Enza: The Forgotten Story of Britain and the Great Flu Pandemic of 1918* (London: Macmillan, 2009), p. 81.

8. The title of Porter's story, from which this book takes its own title, references an African-American spiritual, which in turn references Revelations 6:8: 'And there, as I looked, was another horse, sickly pale; and its rider's name was Death, and Hades came close behind. To him was given power over a quarter of the earth, with the right to kill by sword and by famine, by pestilence and wild beasts.'

9. M. Ramanna, 'Coping with the influenza pandemic: the Bombay experience', in Phillips and Killingray (eds.), p. 88.

10. P. Nava, *Chão de ferro* (Rio de Janeiro: José Olympio, 1976), ch. 2: 'Rua Major Ávila'.

11. S. C. Adamo, 'The broken promise: race, health, and justice in Rio de Janeiro, 1890–1940', PhD thesis (University of New Mexico, 1983), p. iv.

12. H. C. Adams, 'Rio de Janeiro – in the land of lure', *The National Geographic Magazine*, September 1920: 38(3):165–210.

13. T. Meade, *'Civilising' Rio: Reform and Resistance in a Brazilian City, 1889–1930* (University Park: Penn State University Press, 1996).

14. A. da C. Goulart, 'Revisiting the Spanish flu: the 1918 influenza pandemic in Rio de Janeiro', *História, Ciências, Saúde – Manguinhos*, January–April 2005; 12(1):1–41.

15. Ibid.

16. R. A. dos Santos, 'Carnival, the plague and the Spanish flu', *História, Ciências, Saúde – Manguinhos*, January–March 2006; 13(1):129–58.

第三卷　嗎呼，那是什麼？

5　十一號疾病

1. World Health Organization Best Practices for the Naming of New Human Infectious Diseases (Geneva: World Health Organization, May 2015), http://apps.who.int/iris/bitstream/10665/163636/1/ WHO_HSE_FOS_15.1_eng.pdf?ua=1

2. R. A. Davis, *The Spanish Flu: Narrative and Cultural Identity in Spain, 1918* (New York: Palgrave Macmillan US, 2013).

3. J. D. Müller, 'What's in a name: Spanish influenza in sub-Saharan Africa and what local names say about the perception of this pandemic', paper presented at 'The Spanish Flu 1918–1998: reflections on the influenza pandemic of 1918–1919 after 80 years' (international conference, Cape Town, 12–15 September 1998).

6　醫生的兩難處境

1. N. Yildirim, *A History of Healthcare in Istanbul* (Istanbul: Istanbul 2010 European Capital of Culture Agency and Istanbul University, 2010), p. 134.

2. Dr Marcou, 'Report on the sanitary situation in Soviet Russia', Correspondance politique et commerciale, série Z Europe, URSS (1918–1940), Cote 117CPCOM (Le centre des archives diplomatiques de la Courneuve, France).

3. H. A. Maureira, '"Los culpables de la miseria": poverty and public health during the Spanish influenza epidemic in Chile, 1918–1920', PhD thesis (Georgetown University, 2012), p. 237.

4. B. J. Andrews, 'Tuberculosis and the Assimilation of Germ Theory in China, 1895–1937', *Journal of the History of Medicine and Allied Sciences*, January 1997; 52:142.

5. D. G. Gillin, *Warlord: Yen Hsi-shan in Shansi Province 1911–1949* (Princeton: Princeton University Press, 1967), p. 36.

6. P. T. Watson, 'Some aspects of medical work', *Fenchow*, October 1919; 1(2):16.

7. N. M. Senger, 'A Chinese Way to Cure an Epidemic', *The Missionary Visitor* (Elgin, IL: Brethren Publishing House, February 1919), p. 50.

8. A. W. Hummel, 'Governor Yen of Shansi', *Fenchow*, October 1919; 1(2):23.

7　神的懲罰

1. R. Collier, *The Plague of the Spanish Lady: October 1918–January 1919* (London:

Macmillan, 1974), pp. 30–1.

2. P. Ziegler, *The Black Death* (London: Penguin, 1969), p. 14.

3. In Phillips and Killingray (eds.), 'Introduction', p. 6.

4. A. W. Crosby, p. 47.

5. Letter written to Richard Collier, 16 May 1972. Unpublished. In the collection of the Imperial War Museum, London.

6. Survey published by the Pew Research Center in 2007: http:// www.pewresearch.org/ daily-number/see-aids-as-gods-punishment-for- immorality/.

7. J. de Marchi, *The True Story of Fátima* (St Paul: Catechetical Guild Educational Society, 1952), http://www.ewtn.com/library/MARY/ tsfatima.htm.

8. *Boletín Oficial de la Diócesis de Zamora*, 8 December 1914.

9. J. Baxter, *Buñuel* (London: Fourth Estate, 1995), p. 19.

10. J. G.-F. del Corral, *La epidemia de gripe de 1918 en al provincia de Zamora. Estudio estadistico y social* (Zamora: Instituto de Estudios Zamoranos 'Florián de Ocampo', 1995).

11. *Boletín Oficial del Obispado de Zamora*, 15 November 1918.

第四卷　求生直覺

8　用粉筆在門上畫個叉

1. V. A. Curtis, 'Infection-avoidance behaviour in humans and other animals', *Trends in Immunology*, October 2014; 35(10):457–64.

2. C. Engel, *Wild Health: How Animals Keep Themselves Well and What We Can Learn From Them* (London: Phoenix, 2003), pp. 215–17.

3. F. Gealogo, 'The Philippines in the world of the influenza pandemic of 1918–1919', *Philippine Studies*, June 2009; 57(2):261–92.

4. 'Ce que le docteur Roux de l'Institut Pasteur pense de la grippe', *Le Petit Journal*, 27 October 1918.

5. G. W. Rice, 'Japan and New Zealand in the 1918 influenza pandemic', in Phillips and Killingray (eds.), p. 81.

6. R. Chandavarkar, 'Plague panic and epidemic politics in India, 1896– 1914', in Terence Ranger and Paul Slack (eds.), *Epidemics & Ideas: Essays on the Historical Perception of Pestilence* (Cambridge: Cambridge University Press, 1992), pp. 203–40.

7. Ibid., p. 229. From a report written by an executive health officer in Bombay.

8. N. Tomes, '"Destroyer and teacher": managing the masses during the 1918–1919 influenza pandemic', *Public Health Reports*, 2010; 125(S3):48–62.

9. Ibid.

10. E. Tognotti, 'Lessons from the history of quarantine, from plague to influenza A', *Emerging Infectious Diseases*, February 2013; 19(2):254–9.

11. C. See, 'Alternative menacing', *Washington Post*, 25 February 2005.

12. F. Aimone, 'The 1918 influenza epidemic in New York City: a review of the public health response', *Public Health Reports*, 2010; 125(S3):71–9.

13. A. M. Kraut, 'Immigration, ethnicity, and the pandemic', *Public Health Reports*, 2010;125(S3):123–33.

14. L. M. DeBauche, *Reel Patriotism: The Movies and World War I* (Madison: University of Wisconsin Press, 1997), p. 149.

15. J. Stella, *New York*, translated by Moyra Byrne (undated).

16. A. M. Kraut, *Silent Travelers: Germs, Genes, and the 'Immigrant Menace'* (Baltimore: Johns Hopkins University Press, 1995), p. 125.

17. Excess mortality rates (a measure of the number of people who died over and above what might have been expected in a 'normal' or nonpandemic year) were 40 and 55 per cent higher, respectively, in Boston and Philadelphia than in New York.

18. Olson D.R. et al. 'Epidemiological evidence of an early wave of the 1918 influenza pandemic in New York City, *Proceedings of the National Academy of Sciences* 2005 Aug 2; 102(31):11059–11063.

19. A. M. Kraut, 'Immigration, ethnicity, and the pandemic', *Public Health* Reports, 2010; 125(S3):123–33.

20. R. J. Potter, 'Royal Samuel Copeland, 1868–1938: a physician in politics', PhD thesis (Western Reserve University, 1967).

21. Percy Cox to George N. Curzon, Tehran, 8 March 1920, insert # 1, Anthony R. Neligan to Percy Cox, FO 371/3892 (London: Public Records Office).

22. W. G. Grey, Meshed Diary No. 30, for the week ending 27 July 1918. British Library, London: IOR/L/PS/10/211.

23. M. G. Majd, *The Great Famine and Genocide in Persia, 1917–1919* (Lanham: University Press of America, 2003).

24. The Meshed pilgrimage, P4002/1918, India Office Records (London: British Library).

25. W. Floor, 'Hospitals in Safavid and Qajar Iran: an enquiry into their number, growth and importance', in F. Speziale (ed.), *Hospitals in Iran and India, 1500–1950s* (Leiden: Brill, 2012), p. 83.

26. W. M. Miller, *My Persian Pilgrimage: An Autobiography* (Pasadena: William Carey Library, 1989), p. 56.

27. R. E. Hoffman, 'Pioneering in Meshed, The Holy City of Iran; Saga of a Medical Missionary', ch. 4: 'Meshed, the Holy City' (archives of the Presbyterian Historical Society, Philadelphia, undated manuscript).

28. L. I. Conrad, 'Epidemic disease in early Islamic society', in Ranger and Slack (eds.), pp. 97–9.

29. Document number 105122/3, Documentation Centre, Central Library of Astan Quds Razavi, Mashed.

30. W. M. Miller, p. 61.

31. Hoffman, p. 100.

9 安慰劑效果

1. G. Heath and W. A. Colburn, 'An evolution of drug development and clinical pharmacology during the twentieth century', *Journal of Clinical Pharmacology*, 2000; 40:918–29.

2. A. Noymer, D. Carreon and N. Johnson, 'Questioning the salicylates and influenza pandemic mortality hypothesis in 1918–1919', *Clinical Infectious Diseases*, 15 April 2010; 50(8):1203.

3. Nava, p. 202.

4. B. Echeverri, in Phillips and Killingray (eds.), p. 179.

5. Report by Mathis and Spillmann of the 8th Army, Northern Region, 16 October 1918; and 'Une cure autrichienne de la grippe espagnole', memo dated 2 November 1918, Centre de documentation du Musée du Service de santé des armées, Carton 813.

6. P. Lemoine, *Le Mystère du placebo* (Paris: Odile Jacob, 2006).

7. V. A. Kuznetsov, 'Professor Yakov Yulievich Bardakh (1857–1929): pioneer of bacteriological research in Russia and Ukraine', *Journal of Medical Biography*, August 2014; 22(3):136–44.

8. A. Rowley, *Open Letters: Russian Popular Culture and the Picture Postcard 1880–1922* (Toronto: University of Toronto Press, 2013).

9.   *Odesskiye Novosti* (Odessa News), 2 October 1918.

10. J. Tanny, *City of Rogues and Schnorrers: Russia's Jews and the Myth of Old Odessa* (Bloomington: Indiana University Press, 2011), p. 158.

11. V. Khazan, *Pinhas Rutenberg: From Terrorist to Zionist, Volume I: Russia, the First Emigration (1879-1919)* (in Russian) (Moscow: , 2008), p. 113.

12. There is often confusion over dates in Russia in early 1919. The Soviets had imposed the Gregorian calendar in 1918, but in the brief interlude in which the Whites were in power in 1919, they re-imposed the oldstyle Julian calendar. Dates relating to Vera Kholodnaya's illness and death are given according to the Gregorian calendar. To obtain the Julian equivalent, subtract 13 days.

13. Kuznetsov.

10   仁慈的撒瑪利亞人

1.   J. Drury, C. Cocking and S. Reicher, 'Everyone for themselves? A comparative study of crowd solidarity among emergency survivors', *British Journal of Social Psychology*, September 2009; 48(3):487–506.

2.   D. Defoe, *Journal of the Plague Year* (1722).

3.   J. G. Ellison, '"A fierce hunger": tracing impacts of the 1918–19 influenza epidemic in south-west Tanzania', in Phillips and Killingray (eds.), p. 225.

4.   S. J. Huber and M. K. Wynia, 'When pestilence prevails . . . physician responsibilities in epidemics', *American Journal of Bioethics*, Winter 2004; 4(1):W5–11.

5.   W. C. Williams, *The Autobiography of William Carlos Williams* (New York: Random House, 1951), pp. 159–60.

6.   M. Jacobs, *Reflections of a General Practitioner* (London: Johnson, 1965), pp. 81–3.

7.   *La Croix-Rouge suisse pendant la mobilisation 1914–1919* (Berne: Imprimerie Coopérative Berne, 1920), pp. 62–3.

8.   Dos Santos.

9.   S. Caulfield, *In Defense of Honor: Sexual Morality, Modernity, and Nation in Early-Twentieth-Century Brazil* (Durham and London: Duke University Press, 2000), p. 2. See also Dos Santos for commentary.

10. K. Miller, 'Combating the "Flu" at Bristol Bay', *The Link* (Seattle, WA: Alumni Association of Providence Hospital School of Nursing, 1921), pp. 64–66.

11. H. Stuck, *A Winter Circuit of Our Arctic Coast: A Narrative of a Journey with Dog-Sleds*

Around the Entire Arctic Coast of Alaska (New York: Charles Scribner's Sons, 1920), p. ix.

12. J. W. VanStone, *The Eskimos of the Nushagak River: An Ethnographic History* (Seattle and London: University of Washington Press, 1967), pp. 3–4.

13. M. Lantis, 'The Religion of the Eskimos', in V. Ferm (ed.), *Forgotten Religions* (New York: The Philosophical Library, 1950), pp. 309–39.

14. H. Napoleon, *Yuuyaraq: The Way of the Human Being* (Fairbanks: Alaska Native Knowledge Network, 1996), p. 5.

15. J. Branson and T. Troll (eds.), *Our Story: Readings from South-west Alaska* (Anchorage: Alaska Natural History Association, 2nd edition, 2006), p. 129.

16. Report of L. H. French to W. T. Lopp, 8 April 1912, Department of the Interior. In Branson and Troll (eds.), p. 124.

17. E. A. Coffin Diary, 1919–1924. Alaska State Library Historical Collections, MS 4–37-17.

18. J. B. McGillycuddy, *McGillycuddy, Agent: A Biography of Dr Valentine T. McGillycuddy* (Stanford: Stanford University Press, 1941), p. 278.

19. Ibid., republished as *Blood on the Moon: Valentine McGillyCuddy and the Sioux* (Lincoln and London: University of Nebraska Press, 1990), p. 285.

20. K. Miller.

21. S. Baker. Warden's Letter to the Commissioner of Fisheries, Bureau of Fisheries, Department of Commerce, Seattle, WA, 26 November 1919. National Archives, Washington DC. Record Group 22: US Fish and Wildlife Service. Also the source of the previous quote.

22. Coffin.

23. A. B. Schwalbe, *Dayspring on the Kuskokwim* (Bethlehem, PA: Moravian Press, 1951), pp. 84–85.

24. Report of D. Hotovitzky to His Eminence Alexander Nemolovsky, Archbishop of the Aleutian Islands and North America, 10 May 1920. Archives of the Orthodox Church in America. Also the source of the following quote.

25. Nushagak was a village across the Nushagak River from Dillingham.

26. Report of C. H. Williams, superintendent, Alaska Packer's Association, in Branson and Troll (eds.), pp. 130–31.

27. VanStone.

28. K. Miller.

第五卷 疫情之後

11 尋找零號病人

1. E. N. LaMotte, *Peking Dust* (New York: The Century Company, 1919), Appendix II.

2. A. Witchard, *England's Yellow Peril: Sinophobia and the Great War* (London: Penguin, China Penguin Special, 2014).

3. Y-l. Wu, *Memories of Dr Wu Lien-Teh, Plague Fighter* (Singapore: World Scientific, 1995), pp. 32–33.

4. L-t. Wu, 'Autobiography', *Manchurian Plague Prevention Service Memorial Volume 1912-1932* (Shanghai: National Quarantine Service, 1934), p. 463.

5. For one exposition of this theory, see: M. Humphries, 'Paths of infection: the First World War and the origins of the 1918 influenza pandemic', *War in History*, 2013; 21(1):55–81.

6. U. Close, In the Land of the *Laughing Buddha: the Adventures of an American Barbarian in China* (New York: G. P. Putnam's Sons, 1924), pp. 39–42. Upton Close was Josef Washington Hall's pen name.

7. J. S. Oxford et al., 'World War I may have allowed the emergence of "Spanish" influenza', *Lancet Infectious Diseases*, February 2002;2:111–14.

8. J. Stallworthy, *Wilfred Owen* (London: Chatto & Windus, 1974).

9. J. A. B. Hammond, W. Rolland and T. H. G. Shore, 'Purulent bronchitis: a study of cases occurring amongst the British troops at a base in France', Lancet, 1917; 193:41–4.

10. A. Abrahams et al., 'Purulent bronchitis: its influenza and pneumococcal bacteriology', *Lancet*, 1917; 2:377–80.

11. Personal correspondence with local historian Pierre Baudelicque.

12. Personal correspondence with Douglas Gill.

13. J. M. Barry, 'The site of origin of the 1918 influenza pandemic and its public health implications', *Journal of Translational Medicine*, 2004; 2:3.

14. D. A. Pettit and J. Bailie, *A Cruel Wind: Pandemic Flu in America, 1918–1920* (Murfreesboro: Timberlane Books, 2008), p. 65.

12 計算死亡人數

1. Patterson and Pyle, pp. 17–18.

2. 2.5 per cent is the case fatality rate often quoted for the Spanish flu. Note, however, that it doesn't fit with either Patterson and Pyle's or Johnson and Müller's updated death tolls. If one in three people on earth – roughly 500 million human beings – fell ill, and the 2.5 per cent figure is correct, then 'only' 12.5 million people died. On the other hand, if 50 million people died, as per Johnson and Müller's most conservative estimate, then the case fatality rate (global average) was actually closer to 10 per cent.

3. V. M. Zhdanov et al., *The Study of Influenza* (Reports on Public Health and Medical Subjects, Bethesda: National Institutes of Health, 1958).

4. Report of E. Léderrey on the sanitary situation in Ukraine in 1919, Centre des Archives Diplomatiques de la Courneuve: correspondance politique et commerciale, série Z Europe, URSS (1918–1940).

5. W. Iijima, 'Spanish influenza in China, 1918–1920: a preliminary probe', in Phillips and Killingray (eds.), pp. 101–9.

6. Watson.

7. N. P. A. S. Johnson and J. Müller, 'Updating the accounts: global mortality of the 1918–1920 "Spanish" influenza pandemic', *Bulletin of the History of Medicine, Spring* 2002; 76(1):105–15.

第六卷　科學亡羊補牢

13　流感嗜血桿菌

1. R. Dujarric de la Rivière, *Souvenirs* (Périgueux: Pierre Fanlac, 1961), p. 110.

2. Archives de l'Institut Pasteur, fonds Lacassagne (Antoine), Cote LAC.B1.

3. R. Dujarric de la Rivière, 'La grippe est-elle une maladie à virus filtrant?', Académie des sciences (France). Comptes rendus hebdomadaires des séances de l'Académie des sciences. Séance du 21 octobre 1918, pp. 606–7.

4. É. Roux, 'Sur les microbes dits "invisibles"', *Bulletin de l'Institut Pasteur*, 1903(1):7.

14　留意庭院

1. J. van Aken, 'Is it wise to resurrect a deadly virus?', *Heredity*, 2007; 98:1–2.

2. Intriguingly, in 1977, H1N1 was found to have re-emerged in the world. When scientists analysed its genome, they found that it was 'missing' decades of evolution

– as if it had been kept in suspended animation somewhere. In fact, though the theory has never been proven, many suspect that a frozen laboratory strain was accidentally released into the general population.

3. R. D. Slemons et al., 'Type-A influenza viruses isolated from wild free-flying ducks in California', *Avian Diseases*, 1974; 18:119–24.

4. C. Hannoun and J. M. Devaux, 'Circulation of influenza viruses in the bay of the Somme River', *Comparative Immunology, Microbiology & Infectious Diseases*, 1980; 3:177–83.

5. For ease, the seasons mentioned in this discussion of the virus's evolution over the course of the pandemic are those of the northern hemisphere.

6. D. S. Chertow et al., 'Influenza circulation in United States Army training camps before and during the 1918 influenza pandemic: clues to early detection of pandemic viral emergence', *Open Forum Infectious Diseases*, Spring 2015; 2(2):1–9.

7. M. A. Beck, J. Handy and O. A. Levander, 'Host nutritional status: the neglected virulence factor', *Trends in Microbiology*, September 2004; 12(9):417–23.

8. P. W. Ewald, 'Transmission modes and the evolution of virulence, with special reference to cholera, influenza, and AIDS', *Human Nature*, 1991; 2(1):1–30.

9. M. Worobey, G.-Z. Hana and A. Rambaut, 'Genesis and pathogenesis of the 1918 pandemic H1N1 influenza A virus', *Proceedings of the National Academy of Sciences*, 3 June 2014; 111(22):8107–12.

10. F. Haalboom, '"Spanish" flu and army horses: what historians and biologists can learn from a history of animals with flu during the 1918–1919 influenza pandemic', *Studium*, 2014; 7(3):124–39.

11. J. K. Taubenberger and D. M. Morens, '1918 influenza: the mother of all pandemics', *Emerging Infectious Diseases*, January 2006; 12(1):15–22.

15　人為因素

1. S.-E. Mamelund, 'A socially neutral disease? Individual social class, household wealth and mortality from Spanish influenza in two socially contrasting parishes in Kristiania 1918–19', *Social Science & Medicine*, February 2006; 62(4):923–40.

2. C. E. A. Winslow and J. F. Rogers, 'Statistics of the 1918 epidemic of influenza in Connecticut', *Journal of Infectious Diseases*, 1920; 26:185–216.

3. C. J. L. Murray et al., 'Estimation of potential global pandemic influenza mortality on

the basis of vital registry data from the 1918–20 pandemic: a quantitative analysis', *Lancet*, 2006; 368:2211–18.

4. C. Lim, 'The pandemic of the Spanish influenza in colonial Korea', *Korea Journal*, Winter 2011:59–88.

5. D. Hardiman, 'The influenza epidemic of 1918 and the Adivasis of Western India', *Social History of Medicine*, 2012; 25(3):644–64.

6. P. Zylberman, 'A holocaust in a holocaust: the Great War and the 1918 Spanish influenza epidemic in France', in Phillips and Killingray (eds.), p. 199.

7. V. N. Gamble, "There wasn't a lot of comforts in those days": African Americans, public health, and the 1918 influenza epidemic', *Public Health Reports*, 2010; 125(S3):114–22.

8. G. D. Shanks, J. Brundage and J. Frean, 'Why did many more diamond miners than gold miners die in South Africa during the 1918 influenza pandemic?', *International Health*, 2010; 2:47–51.

9. M. C. J. Bootsma and N. M. Ferguson, 'The effect of public health measures on the 1918 influenza pandemic in US cities', *Proceedings of the National Academy of Sciences*, 1 May 2007; 104(18):7588–93.

10. A. Afkhami, 'Compromised constitutions: the Iranian experience with the 1918 influenza pandemic', *Bulletin of the History of Medicine*, Summer 2003; 77(2):367–92.

11. A. Noymer, 'The 1918 influenza pandemic hastened the decline of tuberculosis in the United States: an age, period, cohort analysis', *Vaccine*, 22 July 2011; 29(S2):B38–41.

12. C. V. Wiser, 'The Foods of an Indian Village of North India', *Annals of the Missouri Botanical Garden*, November 1955; 42(4):303–412.

13. F. S. Albright et al., 'Evidence for a heritable predisposition to death due to influenza (2008)', *Journal of Infectious Diseases*, 1 January 2008; 197(1):18–24.

14. M. J. Ciancanelli, 'Infectious disease. Life-threatening influenza and impaired interferon amplification in human IRF7 deficiency', *Science*, 24 April 2015; 348(6233):448–53.

第七卷　後流感的世界

16　回春的綠芽

1. A. Ebey, 35th annual report for the year ending 29 February 1920, Church of the Brethren, p. 16.

2. S. Chandra, G. Kuljanin and J. Wray, 'Mortality from the influenza pandemic of 1918–1919: the case of India', *Demography*, 2012; 49:857–65.

3. S.-E. Mamelund, 'Can the Spanish Influenza pandemic of 1918 explain the baby-boom of 1920 in neutral Norway?', Memorandum No. 01/2003 (Oslo: Department of Economics, University of Oslo, 2003).

4. For example: H. Lubinski, 'Statistische Betrachtungen zur Grippepandemie in Breslau 1918–22', *Zentralblatt für Bakteriologie*, Parasitenkunde und Infektionskrankheiten, 1923–4; 91:372–83.

5. A. Noymer and M. Garenne, 'The 1918 influenza epidemic's effects on sex differentials in mortality in the United States', *Population and Development Review*, September 2000; 26(3):565–81.

6. J. W. Harris, 'Influenza occurring in pregnant women, a statistical study of thirteen hundred and fifty cases', *Journal of the American Medical Association*, 3 April 1919; 72:978–80.

7. D. Almond, 'Is the 1918 influenza pandemic over? Long-term effects of in utero influenza exposure in the post-1940 US population', *Journal of Political Economy*, 2006; 114(4):672–712.

8. Personal correspondence with Sue Prideaux.

9. K. A. Menninger, 'Influenza and schizophrenia. An analysis of postinfluenzal "dementia precox," as of 1918, and five years later further studies of the psychiatric aspects of influenza', *American Journal of Psychiatry*, June 1994; (S6):182–7. 1926.

10. Wellcome Film of the Month: *Acute Encephalitis Lethargica* (1925), http://blog.wellcome.ac.uk/2012/11/02/acute-encephalitis-lethargica- 1925/.

11. D. Tappe and D. E. Alquezar-Planas, 'Medical and molecular perspectives into a forgotten epidemic: encephalitis lethargica, viruses, and highthroughput sequencing', *Journal of Clinical Virology*, 2014; 61:189–95.

12. O. Sacks, Awakenings (London: Picador, 1983), pp. 105–7.

13. R. R. Edgar and H. Sapire, *African Apocalypse: The Story of Nontetha Nkwenkwe, a Twentieth–Century South African Prophet* (Johannesburg: Witwatersrand University Press, 2000).

17 另一個人生

1. Ziegler, p. 199.

2. Personal correspondence with Sofie Frackowiak.

3. M. Karlsson, T. Nilsson and S. Pichler, 'The impact of the 1918 Spanish flu epidemic on economic performance in Sweden: an investigation into the consequences of an extraordinary mortality shock', *Journal of Health Economics*, 2014; 36:1–19.

4. E. Brainerd and M. V. Siegler, 'The Economic Effects of the 1918 Influenza Epidemic', Discussion paper no. 3791, February 2003 (London: Centre for Economic Policy Research).

5. S. A. Wurm, 'The language situation and language endangerment in the Greater Pacific area', in M. Janse and S. Tol (eds.), *Language Death and Language Maintenance: Theoretical, Practical and Descriptive Approaches* (Amsterdam: John Benjamins Publishing Company, 2003).

6. G. Kolata, *Flu: The Story of the Great Influenza Pandemic of 1918 and the Search for the Virus That Caused It* (New York: Touchstone, 1999), p. 260.

7. 1994 Alaska Natives Commission report, volume 1, http://www. alaskool.org/resources/anc/anc01.htm#undoing 8. Napoleon, p. 12.

18 反科學，科學

1. M. Bitsori and E. Galanakis, 'Doctors versus artists: Gustav Klimt's Medicine', *British Medical Journal*, 2002; 325:1506–8.

2. *New York Times*, 17 October 1918.

3. J. C. Whorton, *Nature Cures: The History of Alternative Medicine in America* (Oxford: Oxford University Press, 2002), p. 205.

4. T. Ranger, 'The Influenza Pandemic in Southern Rhodesia: a crisis of comprehension', in *Imperial Medicine and Indigenous Societies* (Manchester: Manchester University Press, 1988).

5. A. Conan Doyle, 'The Evidence for Fairies', *Strand Magazine*, 1921.

6. M. Hurley, 'Phantom Evidence', *CAM*, Easter 2015; 75:31.

7. M. Launay, *Benoît XV (1914-1922): Un pape pour la paix* (Paris: Les Éditions du Cerf, 2014), p. 99.

19 全民的健康照護

1. W. Witte, 'The plague that was not allowed to happen', in Phillips and Killingray (eds.),

p. 57.

2. S. G. Solomon, 'The expert and the state in Russian public health: continuities and changes across the revolutionary divide', in D. Porter (ed.), *The History of Public Health and the Modern State* (Amsterdam: Editions Rodopi, 1994).

3. A. A. Afkhami, 'Iran in the age of epidemics: nationalism and the struggle for public health: 1889–1926', PhD thesis (Yale University, 2003), p. 462.

4. M. Micozzi, 'National Health Care: Medicine in Germany, 1918–1945', 1993, https://fee.org/articles/national-health-care-medicine-in- germany-1918–1945/.

20　戰爭與和平

1. E. Jünger, Storm of Steel, translated by Michael Hofmann (London: The Folio Society, 2012), p. 239.

2. D. T. Zabecki, *The German 1918 Offensives: A Case Study in The Operational Level of War* (New York: Routledge, 2006).

3. A. T. Price-Smith, *Contagion and Chaos: Disease, Ecology, and National Security in the Era of Globalization* (Cambridge, MA: The MIT Press, 2009).

4. S. Zweig, *The World of Yesterday* (New York: Viking Press, 1943), p. 285.

5. A. A. Allawi, *Faisal I of Iraq* (New Haven: Yale University Press, 2014), p. 223.

6. E. A. Weinstein, 'Woodrow Wilson', in *A medical and psychological biography* (Princeton: Princeton University Press, 1981).

7. Personal correspondence with John Milton Cooper Jr.

8. S. Kotkin, *Stalin, Volume 1: Paradoxes of Power, 1878–1928* (London: Allen Lane, 2014).

9. Davis.

10. M. Echenberg, '"The dog that did not bark": memory and the 1918 influenza epidemic in Senegal', in Phillips and Killingray (eds.), p. 234.

11. M. K. Gandhi, *Autobiography: The Story of My Experiments with Truth* (CreateSpace Independent Publishing Platform, 2012), p. 379.

12. A. Ebey, 35th annual report for the year ending 29 February 1920, Church of the Brethren, p. 17.

13. A. Bhatt, 'Caste and political mobilisation in a Gujarat district', in R. Kothari (ed.), *Caste in Indian Politics* (New Delhi: Orient Longman, 1971), p. 321.

14. A. J. P. Taylor, *English History 1914–1945* (Oxford: Oxford University Press, 1965), pp. 152–3.

15. Letter from Tagore to a friend, 11 May 1919, *Young India*, August 1919, volume 2.

21 憂傷之思

1. W. L. Phelps, 'Eugene O'Neill, Dramatist', *New York Times*, 19 June 1921.
2. F. B. Smith, 'The Russian Influenza in the United Kingdom, 1889–1894', *Social History of Medicine*, 1995; 8(1):55–73.
3. J. Iwaszkiewicz, 'The History of "King Roger"', *Muzyka*, 1926, number 6, http://drwilliamhughes.blogspot.fr/2012/05/jarosaw-iwaszkiewiczhistory-of-king.html.
4. P. Gay, *Freud: A Life for our Time* (New York: W. W. Norton & Company, 2006), p. 392.
5. R. Stach, p. 262.
6. Davis, p. 109.
7. L. M. Bertucci, *Influenza, a medicina enferma: ciência e prácticas de cura na época da gripe espanhola em São Paulo* (Campinas: UNICAMP, 2004), p. 127.
8. A. Montague, 'Contagious Identities: literary responses to the sanitarist and eugenics movement in Brazil', PhD thesis (Brown University, 2007).
9. S.Wang, *Lu Xun: A Biography* (Beijing: Foreign Languages Press, 1984), pp. 27–9.
10. Andrews, pp. 141–2. 11. S. T. Nirala, *A Life Misspent*, translated by Satti Khanna (Noida, UP: HarperCollins, 2016), pp. 53–4.

第八卷　洛斯可的遺惠

1. D. A. Kirby, Lab *Coats in Hollywood: Science, Scientists, and Cinema* (Cambridge, MA: The MIT Press, 2010), location 1890 (Kindle version).
2. A. Gulland, 'World invests too little and is underprepared for disease outbreaks, report warns', *British Medical Journal*, 2016; 352:i225.
3. J. Shaman and M. Lipsitch, 'The El Niño–Southern Oscillation (ENSO)–pandemic influenza connection: coincident or causal?', *Proceedings of the National Academy of Sciences*, 26 February 2013; 110(S1):3689–91.
4. Audubon, *Birds and Climate Change Report*, 2014, http://climate. audubon.org.
5. N. A. Christakis and J. H. Fowler, 'Social network sensors for early detection of contagious outbreaks', *PLOS One*, 15 September 2010; 5(9):e12948.
6. R. P. P. Almeida, 'Can Apulia's olive trees be saved?', *Science*, 22 July 2016; 353:346–8.

後話 記憶

1. H. Phillips, 'The recent wave of 'Spanish' flu historiography', *Social History of Medicine*, 2014. doi:10.1093/shm/hku066.

2. J. W. Thompson, 'The aftermath of the Black Death and the aftermath of the Great War', *American Journal of Sociology*, 1921; 26(5):565–72.

3. G. D. Shanks, 'Legacy of the 1914–18 war 1: How World War 1 changed global attitudes to war and infectious diseases', *Lancet*, 2014; 384:1699–707.

4. H. L. Roediger and M. Abel, 'Collective memory: a new arena of cognitive study', *Trends in Cognitive Sciences*, 2015; 19(7):359–61.

5. http://numismatics.free.fr/FIM/FIM%20-%20Medaille%20des%20 EpidemiesV3.0.pdf.

6. D. Gill, 'No compromise with truth: Vera Brittain in 1917', *War and Literature*, Yearbook V, 1999:67–93.

7. M. Forrier, *Edmond Rostand dans la Grande Guerre 1914–1918* (Orthez, France: Editions Gascogne, 2014), p. 414.

國家圖書館出版品預行編目資料

世紀大瘟疫後的變與不變：西班牙流感的歷史借鏡／蘿拉．史賓尼（Laura
  Spinney）著；陳芳智譯. -- 初版 . -- 臺北市：原水文化出版：英屬蓋曼群島商家
  庭傳媒股份有限公司城邦分公司發行 , 2021.05
  面； 公分
譯自：Pale rider : the Spanish Flu of 1918 and how it changed the world
ISBN 978-986-99816-8-2(平裝)
1. 流行性感冒 2. 歷史 3. 流行病學

415.237   110004970

悅讀健康 160

世紀大瘟疫後的變與不變：西班牙流感的歷史借鏡

Pale Rider: The Spanish Flu of 1918 and How It Changed the World

作　　　者／蘿拉‧史賓尼（Laura Spinney）
翻　　　譯／陳芳智
審　　　訂／陳志金
選　　　書／林小鈴
責 任 編 輯／潘玉女

行 銷 經 理／王維君
業 務 經 理／羅越華
總　編　輯／林小鈴
發　行　人／何飛鵬
出　　　版／原水文化
　　　　　　台北市民生東路二段 141 號 8 樓
　　　　　　電話：（02）2500-7008　傳真：（02）2502-7676
　　　　　　E-mail：H2O@cite.com.tw　部落格：http://citeh2o.pixnet.net/blog/
發　　　行／英屬蓋曼群島商家庭傳媒股份有限公司城邦分公司
　　　　　　台北市中山區民生東路二段 141 號 11 樓
　　　　　　書虫客服服務專線：02-25007718；25007719
　　　　　　24 小時傳真專線：02-25001990；25001991
　　　　　　服務時間：週一至週五上午 09:30 ～ 12:00；下午 13:30 ～ 17:00
　　　　　　讀者服務信箱：service@readingclub.com.tw
劃 撥 帳 號／19863813；戶名：書虫股份有限公司
香 港 發 行／城邦（香港）出版集團有限公司
　　　　　　香港灣仔駱克道 193 號東超商業中心 1 樓
　　　　　　電話：(852)2508-6231　傳真：(852)2578-9337
　　　　　　電郵：hkcite@biznetvigator.com
馬 新 發 行／城邦（馬新）出版集團
　　　　　　41, Jalan Radin Anum, Bandar Baru Sri Petaling,
　　　　　　57000 Kuala Lumpur, Malaysia.
　　　　　　電話：(603) 90578822　傳真：(603) 90576622
　　　　　　電郵：cite@cite.com.my

美 術 設 計／劉麗雪
內 頁 排 版／陳喬尹
製 版 印 刷／卡樂彩色製版印刷有限公司
初　　　版／2021 年 5 月 6 日
定　　　價／450 元

城邦讀書花園
www.cite.com.tw

I S B N　978-986-99816-8-2
有著作權‧翻印必究（缺頁或破損請寄回更換）